धरती पर रामबाण औषधि

तीन सबसे अधिक शक्तिशाली पेज, जो आपके जीवन की दिशा बदल सकते हैं !

जी हां! ये बिल्कुल सच है। आपने अभी-अभी जिन पृष्ठों को पढ़ना आरंभ किया है, वे सदा के लिए आपके जीवन को बदल देने की क्षमता रखते हैं क्योंकि मैं आपके सामने इस धरती की रामबाण औषधि का रहस्य प्रकट करने वाला हूं । ये न केवल स्वास्थ्य के बारे में आपकी विचारधारा बदल देगा बल्कि आपको फिर कभी गंभीर रोगों की चिकित्सा के लिए किसी अस्पताल या हेल्थ सेंटर में जाने की आवश्यकता भी नहीं रहेगी।

यह कई युगों से प्रयोग में लाई जाती रही है। पौराणिक गाथाओं व विश्व इतिहास में भी इसका वर्णन व प्रयोग मिलता है। इस विनम्र व नन्ही सी घास के कुछ उल्लेख निम्नलिखित हैं:

1. एक बार भगवान गणेश ने एक शक्तिशाली असुर अनलासुर को निगल लिया और उनके पेट में भयंकर जलन होने लगी। पूरे ब्रह्माण्ड का कोई भी देवता या वैद्य उन्हें इस दर्द से छुटकारा नहीं दिला सका। यह सुन कर धरती के 8800 मुनियों ने उन्हें यह घास खाने की सलाह दी। इसे लेने के बाद उन्हें तत्काल आराम आ गया।
2. जीसस क्राइस्ट ने अपने शिष्यों व मानवजाति को कहा कि वे किसी भी रोग से मुक्ति पाने के लिए इस औषधि का प्रयोग करें।
3. मैसोपोटामिया सभ्यता में मिस्त्री, राजा व सिपाही खुद को स्वस्थ, जीवंत व ऊर्जावान रखने के लिए इस औषधि का सेवन करते थे।
4. 'शल्य चिकित्सा के जनक' व सुश्रुत संहिता के रचनाकार सुश्रुत भी अपने रोगियों के घावों व चोटों की चिकित्सा करने के लिए इसका ही उपयोग करते थे।
5. चंद्रगुप्त मौर्य के शासनकाल में भी चोटों व घावों का इलाज करने के लिए इस औषधि का इस्तेमाल किया जाता था।
6. हल्दी घाटी के युद्ध के बाद महाराणा प्रताप को वन में शरण लेनी पडी। उन्होंने

अपने परिवार के साथ इस घास से बनी रोटियों से पेट भरा।

7. महान अरब यात्री इब्न-ए-बतूता या हाजी अबू-अब्दुल्ला मुहम्मद एक मोरक्कन था। वह अपने तीस वर्षों के रोमांचकारी यात्रा वृतांतों के लिए जाना जाता है। उसने इक्कीस साल की आयु में (1325) अपनी यात्रा का आरंभ किया और उसे 1355 में समाप्त किया। 1348 में दमिश्क सीरिया की यात्रा के दौरान वह बीमार पड़ गया। उस समय पूरी दुनिया में ब्यूबोनिक प्लेग नामक महामारी फैली थी, जिसे ब्लैक-डैथ भी कहते थे। यह मानव इतिहास की सबसे भयंकर महामारी थी। इब्न-ए-बतूता भी इसी प्लेग की चपेट में आ गया। उसके एक प्रोफेसर ने उसके इलाज में मदद की। प्रोफेसर ने उसे इस चमत्कारिक औषधि का जूस दिया व साथ में दूसरे काढ़े भी पिलाए। जल्द ही इब्न-ए-बतूता को आराम आ गया और वह भारत के लिए रवाना हो गया।

8. बेबीलोनिया के राजा नेबूचंदनेज़ार द्वितीय, जिसने अपनी पत्नी, मीडिया की एमीटिस को प्रसन्न करने के लिए बेबीलोन के झूलते बगीचे बनवाए थे क्योंकि उसकी पत्नी को घर की बेहद याद सताती थी। एक बार वह बुरी तरह से बीमार हुआ और मानसिक संतुलन खो बैठा। वह सात साल तक बीमार रहा। लेकिन जब उसके अपने भोजन में फल, सब्जियां, जड़ी-बूटियां व इस औषधि को भोजन में शामिल करके दिया गया तब उसे रोगमुक्त किया जा सका।

9. नासा ने निर्णय लिया है कि मंगल के अगले मनुष्य अभियान पर यह औषधि भी भेजी जाएगी।

धरती की यह नन्ही और विनम्र रामबाण औषधि और कोई नहीं हमारी 'व्हीटग्रास' (गेहूं का ज्वारे) ही है।

बिजली के बल्ब के प्रसिद्ध आविष्कारक, थॉमस अल्वा एडीसन ने कहा भी है, 'जब तक मुनष्य घास का एक कतरा भी कृत्रिम रूप से नहीं बना सकता तब तक प्रकृति उसके तथाकथित वैज्ञानिक ज्ञान की खिल्ली उड़ा सकती है।'

बिल्ली, कुत्ते व दूसरे मांसाहारी पशुओं की आंतरिक बुद्धिमता भी उन्हें बीमार पड़ने पर घास खाने को ही कहती है।

अब आपके मन में एक नया ही प्रश्न आ रहा होगा:-

आखिर व्हीटग्रास उपचार कैसे करती है?

यहां मैं आपका ध्यान व्हीटग्रास के पौराणिक व ऐतिहासिक उल्लेख से हटा कर ठोस तर्कों व तथ्यों पर ले जाना चाहूंगा। साथ ही बताना चाहूंगा कि व्हीटग्रास निम्नलिखित प्रकार से उपचार में सहायक है:

1. क्षतिग्रस्त न्यूरॉन को फिर से बनाती है।
2. क्षतिग्रस्त अंगों का पुन:निर्माण करती है।
3. व्यवहार में बदलाव लाती है।
4. इंट्यूटिव बुद्धिमता में निखार लाती है।
5. माइंड-बॉडी की पूरी तरह से शुद्धि करती है।
6. हारमोनल संतुलन साधने में भी सहायक है।

इस उत्तर को पूरा करने के लिए मैं आपको बताऊंगा कि उपचार में इसकी मदद करते हैं इसमें शामिल तत्व, जो निम्नलिखित हैं:

1. छिपे रूप में सूर्य के प्रकाश की शक्ति
2. कुल 102 पोषक तत्वों में से, उचित अनुपात में 92 पोषक तत्व, जो कि मानव शरीर में संपूर्ण संतुलन के लिए आवश्यक होते हैं।
3. संपूर्ण वाइब्रेशनल ऊर्जा के माध्यम से मन-शरीर-आत्मा का मेल!

आधुनिक चिकित्सा जगत के जनक 'हिप्पोक्रेट्स' ने सच ही तो कहा है, 'चिकित्सा नहीं अपितु प्रकृति आरोग्य प्रदान करती है।'

गेहूं के ज्वारे

एक प्राकृतिक औषधि

डॉ. बिस्वरूप राय चौधरी

डिजाइन स्टूडियो:

डायनैमिक मेमोरी प्राइवेट लि0

बी-121, दूसरी मंजिल, ग्रीन फील्ड्स

फरीदाबाद-121003, हरियाणा (भारत)

रिसर्च एण्ड डेवलपमेंट	: प्रतीक्षा वत्स, रचना शर्मा
हिन्दी अनुवाद	: रचना भोला यामिनी
प्रूफ-रीडिंग	: सुषमा कुमारी
ग्राफिक डिजाइनिंग	: शंकर सिंह कोरंगा
कार्टूनिस्ट	: राहुल, अमित, मनजीत

प्रकाशक:

डायमन्ड पॉकेट बुक्स

समर्पण

मेरे माता-पिता को समर्पित,

जो मेरे सृजनात्मक लेखन की प्रेरणा रहे हैं।

डिस्क्लेमर

यह पुस्तक संबंधित विषय पर विस्तृत जानकारी देने के लिए लिखी गई है। इस विषय पर सूचना प्रस्तुत करने में पूरी सावधानी रखी गई है किंतु प्रकाशक या लेखक किसी भी प्रकार से गलतियों, भूल-चूक या दिए गए विषय के विपरीत विश्लेषण के लिए उत्तरदायी नहीं हैं।

इस पुस्तक का पाठक या खरीदार ही सूचना या सामग्री के प्रयोग का उत्तरदायी है। लेखक व प्रकाशक, पाठक या खरीदार द्वारा इस सूचना या सामग्री के प्रयोग के प्रति कोई उत्तरदायित्व नहीं रखते।

यह पुस्तक केवल जानकारी देने के उद्देश्य से लिखी गई है। किसी विशेष संगठन या संस्था से सूचना का साम्य महज संयोग है।

इस पुस्तक का उद्देश्य यही है कि आप बेहतर फैसले ले सकें, जीवन की चुनौतियों का मूल कारण तलाश सकें और उन्हें दूर करने के उपाय पा सकें। यह कम से कम समय में, व्यक्तिगत रूप से सेहत का अच्छा स्तर बनाए रखने में सहायक होगी।

विषय सूची

अध्याय-1

यह पुस्तक कैसे पढ़ें?................

प्रकृति की दुनिया में आपका स्वागत है, जहाँ मनुष्य के सिवा इस ग्रह का हर प्राणी उसके समीप है। यह पुस्तक प्रकृति के साथ आपके टूटे संबंध को जोड़ने के लिए एक गाइड का काम करेगी और प्राकृतिक ढंग से सेहत से जुड़ी हर समस्या का समाधान करना सिखाएगी।

यदि इस पुस्तक का पूरा लाभ पाना चाहें तो इसे सही क्रम में ही पढ़ें। कोई भी अध्याय न छोड़ें। मैं आपको सलाह दूँगा कि आप इस पुस्तक को हिस्सों में बांट लें (इसे 10 हिस्सों में बांटें)। इसे एक बार में ही न पढ़ें। प्रतिदिन एक ही हिस्सा पढ़ें और उसे अपनी रोजमर्रा की गतिविधियों से जोड़ने का प्रयास करें।

अच्छी व बढ़िया सेहत पाने की जिज्ञासा के बल पर ही आप इस पुस्तक का भरपूर लाभ ले पाएँगे।

केवल समय बिताने के लिए इसे पढ़ने से कोई लाभ नहीं होगा। इन पन्नों में सेहत के सुधार से जुड़े उपायों के प्रति आपका लगाव, इच्छा व समर्पण भाव ही आपको एक स्वस्थ जीवन की राह देगा। बस, इतना ध्यान रहे कि आपको दिए गए उपायों का पूरे नियम से पालन करना है।

अब जरा बीते दिनों की यादें दोहरा लेते हैं....जरा दस साल पहले का समय याद करें.. ...तो आपने क्या पाया? क्या तब ऐसा भी समय आया था, जब लिए गए कुछ अलग फैसले आपके वर्तमान जीवन को नया रंग दे सकते थे? "द रोड नॉट टेकन" जैसे हालात.....कोई ऐसा फैसला, जो आपके जीवन को बेहतर या बदतर बना सकता था? कहिए....आपने जॉब या कैरियर का कोई फैसला लिया जिसने आपका जीवन बदल दिया या आप चूक गए.......या फिर आपने शादी करने का फैसला लिया (वाऊ!!!) या तलाक लेने का (ऊप्स!!!)। आप कोई ऑडियो टेप या कोई किताब खरीद सकते

थे या कोई सेमिनार अटेंड कर सकते थे, जो आपकी सोच या काम करने की दिशा को हमेशा के लिए बदल देता। हो सकता है कि आपने व्यायाम करने या फिर सिगरेट पीना छोड़ने का फैसला लिया हो..........!

आपके जीवन में वास्तव में चाहे जो भी हुआ हो- चाहे आप किसी चीज से रोमांचित, आनंदित या चैलेंज्ड हुए हों............आपका रिएक्शन, आपका रेस्पांस...... सबकुछ किसी एक डिसीजन या रेजोल्यूशन से ही आरंभ होता है। मेरा तो यही मानना है कि इन पलों में ही आपकी किस्मत एक नया आकार और दिशा ग्रहण करती है।

आपने आज इस किताब के अनुसार चलने का जो फैसला लिया है, वह निश्चित तौर पर आपको सदा के लिए सुपीरियर हेल्थ का तोहफा देने जा रहा है।

अध्याय-2

मृत्यु से भी कहीं भयंकर! (मेडिकल भ्रष्टाचार)

यदि तकनीकी दृष्टि से कहें तो 'मृत्यु' शब्द का प्रयोग उन सभी जैविक क्रियाओं के समाप्त हो जाने पर किया जाता है, जो किसी भी जीवित आर्गेनिज़्म को जीवित बनाए रखती हैं। मौत के साथ ही किसी भी व्यक्ति की पहचान, उसका अस्तित्व, उसका संपूर्ण रूप सब का अंत हो जाता है। किसी भी भयंकर से भयंकर अपराध करने वाले अपराधी को जो सबसे भयंकर सज़ा दी जा सकती है, वह मौत ही होती है। इसे ही अंतिम सज़ा या दण्ड माना जाता है। मृत्यु सभी को भयभीत करती है, फिर चाहे वह मनुष्य हो या फिर कोई भी जीव!!

अब अगर मैं आपके सामने किसी ऐसी चीज़ के बारे में बात करने जा रहा हूं, जो मौत से भी भयानक है, तो वह क्या हो सकती है? आखिर मैं क्या कहना चाहता हूं?

जरा इन उदाहरणों पर ध्यान दें:

हिरोशिमा व नागासाकी की बम दुर्घटनाएं:

6 अगस्त, 1945 की दुर्भाग्यपूर्ण रात को इन शहरों पर बमवर्षा की गई। लगभग 85,000 लोगों ने वहीं दम तोड़ दिया। ऐसा पहली बार नहीं हुआ था कि इतनी बड़ी संख्या में लोग मारे गए थे। यह किसी भी युद्ध के औसत आंकड़े थे। उदाहरण के लिए, 262 ई0पू0 में, कलिंग के युद्ध में एक लाख से अधिक व्यक्ति मारे गए। पहले विश्व युद्ध में नब्बे लाख से अधिक सिपाही मारे गए और दूसरे विश्व युद्ध में, पूरी दुनिया में तकरीबन 48,231,700 लोगों की जानें गईं किंतु हिरोशिमा व नागासाकी की बमबारी को पूरे संसार में एक अलग ही नज़रिये से देखा गया।

वह केवल गिनती के लोगों की मौत नहीं थी। उन तत्काल मौतों के बाद भी, उस समय बच गए लोगों की तीसरी-चौथी पीढ़ी तक बमबारी का प्रभाव पाया गया है। उन शहरों में पैदा होने वाले नवजातों में कोई न कोई जन्मजात विकृति अवश्य पाई जाती है। वे लोग आज भी यह सोच-सोच कर चिंतित होते रहते हैं कि उनके घरों में जन्म लेने वाली संतान किन रोगों के साथ पैदा होगी?

मानसिक व शारीरिक विकृतियों वाले बच्चों के जन्म के कारण ही 66 साल पहले घटी वह दुर्घटना आज भी वहां के लोगों व पूरी दुनिया के लोगों के लिए एक ज्वलंत प्रश्न बनी हुई है। जीवित रहने वालों में कैंसर रोगियों की संख्या बढ़ रही है। मृत्यु के भयानक साये इतने वर्षों बाद भी वहां मंडराते दिखते हैं। संतान के जन्म की खुशी मनाने से पहले माता-पिता को यह देखना पड़ता है कि उनका बच्चा स्वस्थ है या नहीं? लंबे समय तक जीवित रह पाएगा या नहीं? अपने हाथ-पैरों का प्रयोग कर पाएगा या नहीं? अपनी आंखों से इस संसार को देख पाएगा या नहीं? कहीं उन बमों के विषाक्त प्रभाव ने उसे मानसिक रूप से पंगु तो नहीं बना दिया???

भोपाल गैस कांड भी ऐसी ही एक दुर्घटना थी। 3 दिसंबर, 1984 को भोपाल की लगभग 70 प्रतिशत जनसंख्या जहरीली गैस मिथाइल आइसोसाइनेट के संपर्क में आ गई। इसे मानव इतिहास में सबसे बड़ी औद्योगिक विपदा माना गया व 'शांतिकाल का हिरोशिमा व नागासाकी' नाम दिया गया। रातोंरात 20,000 लोग मारे गए और 5.7 लाख गंभीर रूप से घायल हुए। जो लोग बच गए, वे आंखों, फेफड़ों व त्वचा आदि के रोगों से ग्रस्त हो गए। ये प्रभाव इतने व्यापक थे कि आने वाली पीढ़ियों को भी इसके परिणाम भुगतने होंगे। जवाहर लाल नेहरू कैंसर अस्पताल व रिसर्च सेंटर भोपाल द्वारा किए गए अध्ययनों में 1994 से 2002 तक के नमूनों का परीक्षण किया गया। पाया गया कि प्रतिवर्ष कैंसर रोगियों की संख्या में वृद्धि होती जा रही है। यह भी पाया गया कि सभी कैंसर रोगियों में पुरुषों की संख्या 53.2 प्रतिशत व महिला रोगियों की संख्या 46.6 प्रतिशत थी। इनमें से 3.2 प्रतिशत बालक व तीन प्रतिशत बालिकाएं थीं। यह भी पाया गया कि दुर्घटना से बचने वाले व्यक्तियों में कार्सिनोमा ऑफ ब्रेस्ट, कार्सिनोमा ऑफ बुकल म्यूकोसा, कार्सिनोमा ऑफ लंग्स, पेट व आंतों का कैंसर जैसे रोग तेजी से बढ़ रहे हैं।

इन दुर्घटनाओं के प्रभाव लाखों मौतों के बाद भी नहीं थमे। आज की पीढ़ी भी इनके दंश को भोग रही हैं। न जाने कितनी और पीढ़ियों को यह मार झेलनी होगी? ये घटनाएं केवल हिरोशिमा, नागासाकी या भोपाल तक ही सीमित नहीं रहीं। धीरे-धीरे इन्होंने हमारे जीवन में भी घुसपैठ कर ली है। हिरोशिमा व नागासाकी की तरह हमारे चारों ओर भी छोटे **माइक्रोस्कोपिक ऐटम बम** उपस्थित हैं, इन्हें हम खुली आंखों से नहीं देख पाते। अस्पताल हो या दवाओं की दुकान, जाने-अनजाने हम इनका प्रयोग

करते रहते हैं, इनका शिकार होते रहते हैं और दुख की बात यह है कि इसका प्रभाव हमारी आने वाली पीढ़ियों को झेलना होगा।

मैं आपको डीईएस के एक उदाहरण के साथ समझाता हूं। डाईथिलस्टीबेस्टरॉल या डीईएस हारमोन एस्ट्रोजन का एक सिंथेटिक रूप है, जो कि 1940 से 1971 के बीच पूरी दुनिया में गर्भवती महिलाओं को लेने की सलाह दी जाती थी ताकि गर्भपात, असमय प्रसव व गर्भावस्था की जटिलताओं से बचाव हो सके। 1971 में शोधकर्ताओं ने पता लगाया कि जो महिलाएं गर्भावस्था में इस हारमोन का प्रयोग कर रही थीं, उनमें स्तन कैंसर के मामले बढ़ते जा रहे थे.....

इस जानकारी के तुरंत बाद **फूड एंड ड्रग एडमिनिस्ट्रेशन (एफडीए) यूएसए,** के डॉक्टरों ने इसका प्रयोग न करने की सलाह दी पर 1978 तक इसका प्रयोग जारी रहा।

जिन महिलाओं की पुत्रियां डीईएस की चपेट में आईं, वे डीईएस डॉटर्स कहलाईं। इन लड़कियों में लोअर जेनिटल ट्रेक्ट में क्लीयर सेल एडीनोकार्सीनोमा विकसित होने का 40 गुना खतरा अधिक था, सर्विक्स और वेजाइना में असामान्य सेल विकसित होने का काफी खतरा था और स्तर कैंसर होने का खतरा भी दोगुना था। शोधकर्ता डीईएस पोतियों व पोतों पर होने वाले प्रभावों का भी अध्ययन कर रहे हैं। पाया गया कि उनमें भी कैंसर व जन्मजात रोग होने का खतरा काफी अधिक है।

डीईएस के प्रभाव

जिन महिलाओं ने गर्भावस्था में डीईएस का प्रयोग किया

डीईएस पुत्रियों में निम्नलिखित असामान्यताएं हो सकती हैं

ओवरीज़, फैलोपियन ट्यूब्स, गर्भाशय, सर्विक्स, वैजाइना, ब्रेस्ट, उर्वरता, गर्भावस्था, हारमोनल संतुलन, मीनोपाज़, हड्डियां, रोगप्रतिरोध तंत्र

डीईएस पोतियों में निम्नलिखित असामान्यताएं हो सकती हैं

मासिक धर्मसंबंधी, ओवरीज़, गर्भाशय

डीईएस पुत्रों में निम्नलिखित असामान्यताएं हो सकती हैं

टेस्टीज़, पेनिस, प्रोस्टेट, एपीडीडाइमिस, उर्वरता, स्पर्म, सेमिनल वेसीक्लस

डीईएस पोतों में निम्नलिखित असामान्यताएं हो सकती हैं

पेनिस, रेटे - टेस्टीज, सेमिनल वेसीकल्स, प्रोस्टेट

1992 से यूएस में नेशनल कैंसर इन्स्टिट्यूट (एनसीआई) व दूसरे शोध केंद्र इस समस्या के दीर्घकालीन प्रभावों का विस्तार से अध्ययन कर रहे हैं किंतु भारत में आज भी जटिलताओं वाली गर्भवती महिलाओं को इसे दिया जाता है। एक दूसरा उदाहरण है: **एचआरटी यानी हारमोन रिप्लेसमेंट थेरेपी**। यह थेरेपी उन महिलाओं को दी जाती है, जिन्हें मेनोपोज़ के बाद तरह-तरह की स्वास्थ्य समस्याओं का सामना करना पड़ता है। द टाइम्स ऑफ इंडिया(2009) के एक लेख में कहा गया है कि एचआरटी लेने वाली महिलाओं में फेफड़ों का कैंसर होने की संभावना 71 प्रतिशत तक बढ़ जाती है। इस थेरेपी के प्रयोग से स्तन कैंसर, दिल के रोगों व पक्षाघात का खतरा भी पैदा हो जाता है।

इसके दुष्प्रभाव यहीं समाप्त नहीं होते। हमारे जीवन के अंत के बाद जब हमारी पीढ़ियां इस संसार में कदम रखती हैं तो उन्हें हमारे द्वारा ली गई दवाओं के दीर्घकालीन कुप्रभाव झेलने पड़ते हैं। ये दुष्प्रभाव केवल इन्हीं दो दवाओं तक सीमित नहीं हैं। किसी भी तरह की सामान्य दवा भी इस श्रेणी में आ सकती है, जैसे डायबिटीज़ की दवा ही लें; एक्टोज़ लेने वाले रोगियों में ब्लैडर कैंसर का खतरा बढ़ जाता है।

16 जून 2011 को लॉस एंजेल्स टाइम्स के एक लेख में एफडीए ने चेतावनी दी कि मधुमेह के लिए दी जाने वाली दवा एक्टोस लेने से ब्लैडर कैंसर का खतरा 40प्रतिशत तक बढ़ जाता है। **फ्रांस, जर्मनी समेत कई देशों में यह दवा अब प्रतिबंधित हो गई है परन्तु भारत में एक्टोज़ पिओसिस/पिओगलर/ व पिओल आदि नामों से बेची जाती है** जिनमें पिओगलीटाज़ोन हाइड्रोक्लोराइड सॉल्ट होता है। ये दवाएं न केवल ब्लैडर कैंसर में वृद्धि करती हैं बल्कि इनके दुष्प्रभाव एक्टोज़ पुत्र व पुत्रियों के रूप में भी आगे तक जा सकते हैं। आप बिना किसी डॉक्टर के परामर्श के किसी भी दुकान से पैरासीटामोल नामक दवा ले सकते हैं। **द टेलीग्राफ** एक लेख(10मई, 2011) के अनुसार सीटल के **फ्रेड हचिनसन कैंसर रिसर्च सेंटर** के शोधकर्ताओं ने एक अध्ययन के बाद पता लगाया कि जो व्यक्ति एक सप्ताह में कम से कम चार बार पैरासीटामोल लेते हैं, वे कम से कम आने वाले चार सालों तक अपने लिए ब्लड कैंसर के खतरे को 20 प्रतिशत तक बढ़ा देते हैं। फिर भी हम अंधाधुंध तरीके से इन दवाओं का प्रयोग करते जाते हैं। पल भर के लिए भी नहीं सोचते कि ये 'ओवर द कांउटर ड्रग्स' हमारी भावी पीढ़ियों के लिए क्या उपहार ले जा रही हैं।

निम्नलिखित सूची में आसानी से मिलने वाली इन दवाओं के कुछ उदाहरण दिए जा रहे हैं:

दवा का नाम	**प्रयोग**	**मनाही का कारण**	**ब्रांड नाम**
1. निमसुलिड	दर्दनिवारक, बुखार	लिवर फेलियर	नाइस, निमुलिड
2. फिनाइलप्रोपेनोलेमाइन	सर्दी, खांसी	पक्षाघात	डीकोल्ड, विक्स एक्शन-500
3. क्वीनिओडॉक्लर	एंटी-डायरियल	दृष्टि को हानि	एंट्रोक्वुइनॉल
4. एनालजिन	दर्दनिवारक	बोनमैरो डिप्रेशन	नावलजीन

ये दवाएं कई देशों में प्रतिबन्धित हैं पर भारत में अब भी इनका प्रयोग होता है। इसके कारण दवाईयों पर होने वाले अनुमानित खर्च का एक तिहाई हिस्सा दवाईयों के कारण हुए साइड इफैक्ट्स को ठीक करने में होता है।

वर्ल्ड हैल्थ आर्गनाइजेशन (WHO) ने 1998 में एक नए सिंड्रोम का पता लगाया **'इनहेरीटिड मेटाबॉलिक सिंड्रोम' (IMS) ।**

मोटापा, कार्डियोवैस्कुलर रोग, डायबिटीज, श्वसन रोग आदि जीवनशैली से जुड़े विविध रोग खराब जीवनशैली व खानपान की गलत आदतों से ही जुड़े हैं। यही हमारी भावी पीढ़ियों में 'इनहेरीटिड मेटाबॉलिक सिंड्रोम' के नाम से जाने जाते हैं। इसका अर्थ है कि यदि माता-पिता या दादा-दादी मोटापे, मधुमेह, हाइपरटेंशन, डिसलिपडेमिया, इंसुलिन रेजिस्टेंस व इंपेयर्ड ग्लूकोज़ टॉलरेंस जैसे रोगों से पीड़ित हैं तो यही रोग उनकी आने वाली पीढ़ियों और उनसे भी आगे जाएंगे।

इनके यहां जन्म लेने वाले शिशु जन्म से ही रोगग्रस्त होंगे। 22 से 63 प्रतिशत हाइपरटेंसिव रोगी अपने बच्चों को हाइपरटेंशन का उपहार देते हैं, करीब 50 प्रतिशत मधुमेह रोगी अपना रोग देते हैं व 70 प्रतिशत मोटापा रोगी अपने बच्चों को मोटापे का उपहार देते हैं।

बच्चों को ऐसे काम की सजा भुगतनी पड़ती है, जो उन्होंने किया ही नहीं। यह उनका दोष नहीं; उनके माता-पिता यानी मेरा और आपका है। हम सही तरह से अपना ध्यान नहीं रख पा रहे। हम अनुचित जीवनशैली के साथ जी रहे हैं। हम दवाओं पर आंखें

बंद कर भरोसा करते हैं। हम नई दवाओं की खोज के लिए दवा कंपनियों व फार्मेसिस्ट को धन्यवाद देते हैं। जबकि यह नहीं जानते कि हम उनसे अपनी मौत का सामान खरीद रहे हैं।

शाब्दिक रूप से 'फार्मेसी' एक ग्रीक शब्द है, **फार्मेसीज़ का अर्थ है, 'जहर' व फार्मेसिस्ट का अर्थ है, 'जहर देने वाला'।** मैं अपनी बात को स्पष्ट करने के लिए कुछ उदाहरण देना चाहूंगा। सबसे अधिक बिकने वाली **कीमोथेरेपी दवा 'ब्रिटिश मेयर्स स्क्विब'** द्वारा बनाई जाती है। यह कंपनी रिचर्ड एल जेल्ब द्वारा चलाई जाती है। वे ब्रिस्टल बोर्ड-मेयर्स के चेयरमैन हैं। **फिलिप मॉरिस नामक एक और कंपनी है। यह पूरी दुनिया में तंबाकू** बेचने वाली सबसे बड़ी कंपनी है। क्या आप अनुमान लगा सकते हैं कि इन दोनों कंपनियों में आपसी संबंध क्या हो सकता है? आप आसानी से अनुमान लगा सकते हैं! एक कंपनी के कारण कैंसर हो रहा है और दूसरी कंपनी उसकी चिकित्सा का प्रबंध कर रही है परंतु मेरे प्रिय मित्रों! बात तो इससे भी कुछ आगे की है: ब्रिस्टल मेयर्स स्किब के चेयरमैन दुनिया के सबसे बड़े निजी कैंसर चिकित्सा व शोध केंद्र मेमोरियल स्लोन कैटरिंग कैंसर सेंटर के वाइस चेयरमैन भी हैं।

फिलिप मोरिस कंपनी के चेयरमैन, फिलिप मोरिस द मेमोरियल स्लोन कैटरिंग कैंसर सेंटर के डायरेक्टर भी हैं, आप आश्चर्य न करें। इस तरह चिराग तले अंधेरे वाली बात कोई नई नहीं है। पर उपदेशकुशल बहुतेरे होते हैं। वे लोग स्वयं ही दर्द देते हैं और फिर दवा भी बनाते हैं। हम ये आश्चर्यजनक बातें तो आधुनिक कंवेन्शनल एलोपैथी मेडिसीन के आरंभ से देखते आ रहे हैं। 1964 में, कैलिफोर्निया मेडिकल एसोसिएशन के दो वैज्ञानिकों डॉ0 ई मैक्डोनाल्ड व डॉ0 हेनरी गारलैंड ने एक कथन को प्रचारित किया था, **'एक दिन में 24 सिगरेट पिएं व कैंसर को दूर भगाएं'।**

वे लोगों को यकीन दिलाना चाहते थे कि सिगरेट के धुएं से कैंसर नहीं होता। देश के उत्तरदायी नागरिक व जाने-माने वैज्ञानिकों पर लोगों आसानी से भरोसा कर लिया। यह राज़ तो बाद में खुला कि वे दोनों वैज्ञानिक प्रति सप्ताह इस भ्रामक प्रचार के लिए तंबाकू बेचने वालों से मोटी रकम के चैक पा रहे थे। डॉ0 मैकडोनाल्ड कुछ साल पहले एक आग दुर्घटना में मारे गए। जब वे सो रहे थे तो उनकी सिगरेट के कारण ही आग लग गई। डॉ0 गारलैंड इस बात की डींग हांकते थे कि वे चेनस्मोकर थे यानी बचपन से सिगरेट पीते आ रहे थे परंतु फिर भी उन्हें कभी कुछ नहीं हुआ। कहना न

होगा कि उनकी मौत फेफड़ों के कैंसर से ही हुई। केवल अपने ही हितों की रक्षा में लगे रहने वाले इन स्वार्थी लोगों की बदौलत ही स्वास्थ्य उद्योग दुनिया का सबसे तेजी से बढ़ता हुआ उद्योग बन गया है। फार्चून पत्रिका के अनुसार 10 शीर्षस्थ कंपनियों में से चार हेल्थ केयर कंपनियां हैं। यह सेहत का नहीं रोगों का कारोबार है!

आइए,

रोगों की अर्थव्यवस्था को जानने का प्रयत्न करें:

'नेशनल हेल्थ एकांउट्स' के अनुसार भारत सरकार कुल सरकारी व्यय में से 4.4 प्रतिशत स्वास्थ्य पर व्यय करती है। एक और अध्ययन से पता चला है कि चार में से एक परिवार को स्वास्थ्य सेवाओं का लाभ पाने के लिए या तो उधार लेना पड़ता है या फिर अपनी संपत्ति बेचनी पड़ती है। कार्डियोवैस्कुलर रोगों व कैंसर की देखरेख पर होने वाले व्यय के कारण करीब 8 लाख लोग हर साल गरीबी की रेखा से नीचे चले जाते हैं। वर्ल्ड बैंक के अनुसार मधुमेह की देखरेख पर होने वाला व्यय आय का लगभग एक तिहाई होता है।

अब प्रश्न तो यह उठता है कि 'इतना धन व्यय करने के बाद भी क्या लोग जीवनशैली जनित रोगों से मुक्ति पा रहे हैं?' इसका उत्तर है, 'न'। बिल्कुल नहीं! पूरी दुनिया में, पांच में से चार मृत्यु मधुमेह, सीवीडी व कैंसर आदि जीवनशैली से जुड़े रोगों के कारण होती हैं। षड्यंत्र तो यही जान पड़ता है कि दुनिया में अधिक से अधिक लोगों को किस प्रकार रोग, चिकित्सा व मृत्यु के दुष्चक्र में फांसा जाए? जो व्यक्ति यह सोच कर अपने को सौभाग्यशाली मानते हैं कि वे इस दुष्चक्र से बच गए हैं, तो वे भी इससे अधिक दूर नहीं हैं!

मैं आपको बताता हूं, कैसे? कोल्ड ड्रिंक के सबसे लोकप्रिय ब्रांड कोका कोला व पेप्सिको पर ध्यान दें। इन पेय पदार्थों में कैरेमल केमिकल **2एमआई व 4एमआई** होता है। ये दोनों कार्सीनोजनिक प्रकृति रखते हैं। यदि एक दिन में 16 मि0 ग्रा0 से अधिक मात्रा ली जाए तो इनसे कैंसर हो सकता है। कोक की एक बोतल में इन दोनों कार्सीनोजनिक की मात्रा 200 मि0 ग्रा0 होती है।

इंटरनेशनल एजेंसी ऑफ साइंस फॉर पब्लिक इंट्रेस्ट ने एफडीए से अनुशंसा की है कि या तो इन पेय पदार्थों पर रोक लगाई जाए या इन पर वैधानिक चेतावनी डाली

जाए कि इन्हें पीना सेहत के लिए खतरनाक हो सकता है परंतु जब तक वैधानिक चेतावनी लगाने का काम होगा, तब तक तो शायद बहुत देर हो चुकी होगी। तब तक आप इन पेयपदार्थों के कारण किसी न किसी जीवनशैली से जुड़े रोग का शिकार हो चुके होंगे। एक और लेख में कहा गया है कि वे सभी प्रोसेस्ड फूड जिनमें कृत्रिम रंग व प्रिजर्वेटिव पाए जाते हैं, वे कैंसर व जीवनशैली जनित रोगों की संभावना लिए हुए होते हैं।

वर्ल्ड हैल्थ आर्गनाइजेशन (WHO) के अनुसार भारत में कुल जनसंख्या का 11प्रतिशत लोग ओवरवेट हैं तथा यूएसए में करीब 71 प्रतिशत ओवरवेट लोग हैं। अमेरिका में 31.8 प्रतिशत शिशु आप्रेशन (सिज़ेरियन)द्वारा पैदा होते हैं जबकि भारत में इनका प्रतिशत 8.5 है। नतीजतन, ओबामा प्रशासन ने भी अपने राष्ट्र के स्कूलों में से पेप्सी, फ्रेंच फ्राईज़ व स्निकर बार्स को बाहर निकालने की मुहिम चला दी है ताकि स्कूली दिनों से ही मोटापे की चपेट में आने वाले लोगों की संख्या में कमी आ सके। **(न्यूयॉर्क टाइम्स, सितंबर 2010)**

मैं इस स्थिति की भयावहता को समझाने के लिए एक उदाहरण देना चाहूंगा। 6 अगस्त 2011 को **भारतीय पुलिस विभाग** ने कांस्टेबलों को सब-इंस्पैक्टर के पद पर पदोन्नति देने की परीक्षा के रूप में एक फिज़िकल रनिंग व एड्योरेंस टेस्ट आयोजित किया। लगभग 1000 कांस्टेबलों ने इसमें भाग लिया। उन्हें 90 मिनट में 10 कि0मी0 की दूरी तय करनी थी। उस दौड़ में 100 प्रतिभागी बेहोश हुए और 5 ने दम तोड़ दिया। केवल 40 प्रतियोगी ही 90 मिनट में 10 कि0मी0 की दौड़ पूरी कर सके। यह कोई इतना कठिन कार्य भी नहीं था! एक आम आदमी 7 कि0मी0 प्रति घंटे की गति से चल सकता है। यदि कोई पैदल भी चले तो 90 मिनट में 10 कि0मी0 की दूरी आराम से तय हो जाती है। यह घटना हमारे स्वास्थ्य की दुखदायी दशा पर प्रकाश डालती है। यहां तक कि आसान सी चहलकदमी भी मौत को न्यौता दे सकती है? आप केवल चलने भर से ही ज़िंदगी से हाथ धो सकते हैं? यह एक दुर्भाग्यपूर्ण तथ्य है कि **यूनाइटेड नेशन्स के 'ह्यूमन डेवलेपमेंट इंडेक्स'** में भारत का नाम 177 देशों की सूची में 126वें स्थान पर आया है। साथ ही, आपको यह भी बता दें कि यह इंडेक्स अलग-अलग देशों में लोगों के लंबा व स्वस्थ जीवन पाने के अवसरों का पता लगाता है।

विश्व स्वास्थ्य संगठन के अनुसार, भारत में जीवन की संभावित अवधि 100 से 65 वर्ष तक आ गई है। पहले लोग सौ से भी अधिक सालों तक जीवित रहा करते थे। हमारे पूर्वज हमेशा हमें शतायु होने का ही आशीर्वाद देते थे। ऐसा इसलिए था क्योंकि उस समय लोग सौ साल तक तो औसतन जीते ही थे। अब यह औसत आयु घट कर 65 साल रह गई है।

इसका सारा उत्तरदायित्व हमीं पर तो है!!!!!!

वर्ल्ड हैल्थ आर्गनाइजेशन (WHO) की रिपोर्ट 2010 के अनुसार 5 में से 4 लोग रोगों से मरते हैं और केवल एक व्यक्ति की मृत्यु प्राकृतिक रूप से होती है! साठ साल से कम आयु के 48 प्रतिशत लोग जीवनशैली जनित रोगों के कारण जान से हाथ धो बैठते हैं। इन रोगों में कार्डियोवैस्कुलर रोगों का 39 प्रतिशत योगदान; कैंसर का 27 प्रतिशत योगदान; दीर्घकालीन श्वसन रोगों, पाचन संबंधी रोगों व दूसरे जीवनशैली जनित रोगों का 30 प्रतिशत व मधुमेह का 4 प्रतिशत योगदान होता है।

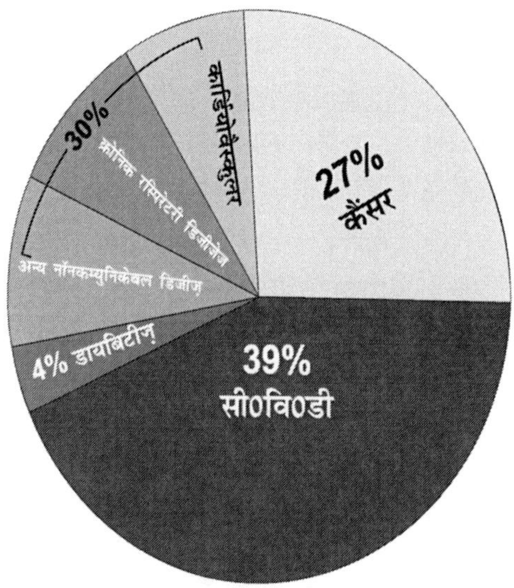

पाई चार्ट

एक अनुमान के अनुसार, 2018 तक प्रति चार में से एक पुरुष प्रोस्टेट कैंसर से पीड़ित होगा। इसका अर्थ हुआ कि प्रोस्टेट कैंसर मोबाइल की तरह एक आम घरेलू नाम होगा। सुनने में यह भले ही यथार्थ न लगे पर ऐसा ही है! दस साल पहले तक मोबाइल एक विलासिता की वस्तु माने जाते थे। कोई कल्पना तक नहीं कर सकता था कि ये घर-घर में पाए जाएंगे और परिवार के प्रत्येक सदस्य के पास अपना-अपना मोबाइल होगा। आज रिक्शेवाले, ऑटोवाले, सब्जीवाले से ले कर मोची व जमादार आदि सभी के पास अपने मोबाइल होते हैं। इसी तरह प्रोस्टेट कैंसर भी घर-घर की कहानी हो

जाएगा। प्रत्येक घर में कोई न कोई पुरुष इस रोग की चपेट में होगा। जब हम 1980 के दशक में टी0वी0 की बात करते हैं तो यह एक ऐसी लक्ज़री थी, जिसे केवल कुछ लोग ही पा सकते थे। 1990 तक केवल दस ही सालों में टी0वी0 ने हर घर में अपनी पैठ बना ली। आज अकसर घर के हर कमरे में एक टी0वी0 होता है। इसी तरह की असाधारण वृद्धि रोगों व उनसे होने वाली मौतों में पाई जाएगी। मैं अपने कथन की पुष्टि के लिए, आपको विश्व स्वास्थ्य संगठन की ओर से दिए गए कुछ और आंकड़ों के बारे में बताना चाहूंगा।

उनके अनुसार **एक्स-रे स्क्रीनिंग को कुल कैंसर भार के 3 प्रतिशत का दोषी ठहराया** जा सकता है। इसी तरह महिलाओं में स्तनकैंसर की जांच के लिए किया गया मैमोग्राफ भी उसमें कैंसर होने की संभावना में वृद्धि करता है। अमेरिकन कॉलेज **ऑफ क्लीनिकल थर्मोग्राफी** का कहना है कि मैमोग्राफी के दौरान होने वाला एक्सपोज़र एक आरएडी के बराबर होता है जो कि एक चेस्ट एक्स-रे से करीब 1000 गुना अधिक होता है। रेडिएशन का प्रत्येक आरएडी ब्रेस्ट कैंसर के खतरे को 1 प्रतिशत तक बढ़ा देता है। जेनेटिक मामलों वाली महिलाओं में ब्रेस्ट कैंसर विकसित होने का खतरा 150 प्रतिशत के करीब होता है।

रेडियोलॉजिकल सोसाइटी ऑफ नार्थ अमरीका की वार्षिक मीटिंग में, एक शोध में बताया गया कि दूसरी महिलाओं में मैमोग्राफी के कारण यह खतरा ढाई गुना अधिक हो सकता है।

टाइम्स मैगज़ीन के एक लेख **'हॉस्पिटल वार्स'** में बताया गया है कि किस तरह डॉक्टर पैसा कमाने के लोभ में फंस रहे हैं। जिन डॉक्टरों के पास जांच के लिए अपने उपकरण होते हैं, वे रोगियों को अनावश्यक रूप से स्कैन करवाने के लिए कह देते हैं। रोगी की असली मांग की बजाय ऐसे महंगे उपचारों से ही डॉक्टर का चुनाव प्रभावित होता है। **अमेरिकन मेडिकल एसोसिएशन** के जर्नल के अनुसार, लगभग 32 प्रतिशत बायोप्सी अवांछित होती हैं। हमें यह भी समझ लेना चाहिए कि बार-बार की जाने वाली बायोप्सी (2 से 3 बार) भी कैंसर के विकसित होने का कारण हो सकती है। **ऑक्सफोर्ड मेडिकल जर्नल** के अनुसार बार-बार बायोप्सी कराने से पुरुषों में प्रोस्टेट कैंसर होने का खतरा बढ़ता है। दो बार बायोप्सी के बाद 50 प्रतिशत पुरुषों में तीन बार बायोप्सी के बाद 62 प्रतिशत पुरुषों में व चार बायोप्सी के बाद 68 प्रतिशत पुरुषों में प्रोस्टेट कैंसर होने का खतरा पाया गया। उन पुरुषों में जिनमें पहली बायोप्सी में प्रोस्टेंट कैंसर का पता नहीं चला, उनमें पहले साल में दूसरी बायोप्सी का

खतरा 11.6 प्रतिशत तथा पांच साल में 38 प्रतिशत था। ठीक इसी तरह **बोस्टन यूनिवर्सिटी स्कूल ऑफ मेडिसीन** के अनुसार, लंग्स की बायोप्सी से 1 प्रतिशत रोगियों में क्लीनिकली हैम्ब्रेज तथा 15 प्रतिशत में न्यूमोथोरेक्स का खतरा पाया गया।

आधुनिकीकरण के इस युग में आधुनिक पारंपरिक रूप से संशोधित अस्पताल तंत्रों ने पूरी दुनिया में रोगों को फैलाने के लिए बहुत ही सभ्य उपाय व तकनीकें विकसित कर ली हैं। रोगों की जितनी विविधता होगी; हेल्थ व्यवसाय उतना ही फलेगा–फूलेगा।

नेशनल कैंसर संस्थान, यूएसए का एक दूसरा आश्चर्यजनक तथ्यः यह देखा गया कि कीमोथेरेपी की तुलना में जिन कैंसर रोगियों की चिकित्सा नहीं हो पाती, उनके लिए बचने की संभावनाएं 4 गुना अधिक होती हैं। **न्यूज़वीक के एक लेख के अनुसार, 75 प्रतिशत कैंसर विशेषज्ञों (ऑनकोलॉजिस्ट) ने माना कि यदि उन्हें कभी भविष्य में कैंसर हुआ भी तो वे कीमोथेरेपी के लिए 'न' ही कहेंगे।** उन्हें अपने तंत्र में इतना ही विश्वास है!!!!

डब्ल्यूएचओ के अनुसारः

रिपोर्ट 2010, भारत 2005-2015 के बीच जीवनशैली से जुड़े रोगों पर 120 लाख करोड़ रुपये व्यय करेगा।

कुल मिला कर यह पूरी तस्वीर बहुत ही निराशाजनक, निरुत्साहित कर देने वाली तथा भयावह है। यदि आप इस दुर्भाग्यपूर्ण जानकारी में एक और उदाहरण जोड़ना चाहें तो मैं आपको एक अविश्वसनीय तथ्य देना चाहूंगा। कुछ स्वार्थी व धनलोलुप व्यवसायी केवल धन को ही अपना ईश्वर मानते हैं, मानवता से कोसों दूर रहने वाले इन लोगों के लिए लोगों के भरोसे और विश्वास से खेलना व उसे चोट पहुंचाना कोई बड़ी बात नहीं है। **पेप्सिको (ref. www.naturalnews.com) के बारे में मिली ताज़ा जानकारी के अनुसार वे कृत्रिम फ्लेवर बनाने के लिए गर्भपात के बाद मिलने वाली भ्रूण कोशिकाएं प्रयोग में ला रहे हैं।** निःसंदेह आपके लिए यह जानकारी काफी रोंगटे खड़े कर देने वाली रही होगी। पूरे संसार में प्रतिवर्ष लगभग पांच करोड़ अजन्मे बच्चों का गर्भपात होता है। इस गर्भपात के बाद मिली भ्रूण कोशिकाओं से सॉफ्ट ड्रिंक्स के लिए कृत्रिम फ्लेवर बनाए जाते हैं। हम इन पेय

पदार्थों को केवल चीनी व पानी का घोल समझ कर बेहिचक पीते रहते हैं। केवल पैसा कमाने के लालच में ही ऐसे अनैतिक अभ्यास दिन-दहाड़े जारी हैं। अब हम सबको मिल कर शीघ्र ही इन भयावह व भयंकर समस्याओं का हल खोजना होगा अन्यथा वह दिन दूर नहीं जब हम सब एक ऐसे छोर पर खड़े होंगे, जहां से न आगे जाते बनेगा और न ही लौटने की कोई राह होगी!

एक स्वस्थ व सार्थक जीवन जीने व भावी पीढ़ी को एक स्वस्थ व सार्थक जीवन का उपहार देने के लिए पुस्तक के शेष भाग को अवश्य पढ़ें व दूसरों को पढ़ाएं। इससे भी महत्वपूर्ण बात यह होगी कि आप हमारी बातों पर अमल करें क्योंकि इतना जान लें कि हमने पैसा कमाने के उद्देश्य से नहीं बल्कि जनसाधारण व मानवता की सेवा व स्वास्थ्य रक्षा की भावना से इन ज्वलंत मुद्दों को उठाया है..........

ऐसा ही एक मुद्दा... या यूं कहें कि एक सच्ची कहानी, सत्य घटना...को आपसे रूबरू करवा रहे हैं हम। यह दुखद कहानी है सुदेश वर्मा की, जो आज 'मिसेज निर्मल वर्मा मेमोरियल कैंसर क्राई केयर सोसायटी' के संस्थापक व अध्यक्ष हैं। तो चलिए जानते हैं, उनकी कहानी उन्हीं की जुबानी...

आपबीती

जब मैं छोटा था तो मेरे पड़ोस में रहने वाले एक बुजुर्ग अक्सर कहते थे- 'साक सोना प्रीत पीतल', अर्थात् खून के रिश्ते सोना हैं और भावनात्मक रिश्ते पीतल। उन दिनों में शायद यही सच भी था, लेकिन 21वीं सदी में परिस्थिति बिल्कुल उलट हो चुकी है। कुछ अपवादों को छोड़ दें तो आज की भौतिकवादी दुनिया ने सबकुछ बदल कर रख दिया है।

अपनी निजी जिंदगी में भी मैंने इसे अनुभव किया है। जिंदगी के इन दोनों ही पहलुओं को देखा और महसूस किया है। 1976 में निर्मल से मेरी शादी हुई थी। उससे मैंने जीवन के मूल्यों और रिश्तों को, रिश्तों को सहेजकर रखने की और ऐसी कितनी ही बातें सीखी थीं।

1981 में जब मेरी मां का देहांत हुआ तो दो भाईयों की जिम्मेदारी मुझ पर आ गई। एक स्कूल में था तो दूसरा, कॉलेज में। दोनों को हमने अपने बच्चों की तरह पला।

उनकी अच्छी परवरिश की। एमए, एमफिल, पीएचडी करवाया। फिर, बिना किसी दान-दहेज के एक उदाहरण पेश करते हुए दोनों की शादी भी करवाई। अब दोनों अपने परिवारों के साथ एक खुशहाल जिंदगी जी रहे थे।

जनवरी 1997 में जब निर्मल के ब्रेस्ट कैंसर का पता चला तो पीजीआई चंडीगढ़ में उनका इलाज शुरू हुआ। 11 घंटों तक डॉक्टरों की एक टीम की गहन देखरेख में उसका ऑपरेशन चला। उसके बाद नवंबर 2004 में जब उसकी मौत हुई, तब तक... आठ लंबे वर्षों तक, बहुत कुछ हो गया।

इस दौरान मैंने महसूस किया कि मित्रों का साथ मुझे हमेशा और हर रूप में मिला लेकिन मेरे भाईयों और रिश्तेदारों ने पूरी तरह से मेरा साथ छोड़ दिया। यहां तक कि उन्होंने फोन पर भी मुझसे बात करने की जरूरत महसूस नहीं की।

एक दिन मैं इन्हीं ख्यालों में गुम निराशा के सागर में गोते लगा रहा था... कि निर्मल की आवाज ने मुझे झकझोर दिया। मेरा दर्द टटोलकर उसने साफ शब्दों में कह दिया- आपकी गलती है। उन्हें साफ-साफ यह बताने की जरूरत ही क्या थी कि मेरे कीमोथेरेपी में हर हफ्ते 26 हजार रुपये खर्च हो जाते हैं! वे तो डरेंगे ही कि कहीं आप इलाज के लिए उनसे पैसे न मांगने लग जाएं!

बहरहाल, निर्मल ने चाहे जो भी कहा हो, कारण चाहे जो भी रहा हो, इस दुखद परिस्थिति में मेरे भाईयों का मुझसे इस कदर बचना मेरे लिए समझ से परे है। हां, अब मैं समझ चुका हूं कि परिवार का अर्थ आज के समय में 'पति-पत्नी और बच्चे' से ही होता है। शायद यही वजह थी कि मेरे बेटे हमेशा अपनी मां के साथ खड़े रहे।

आज जब भी मैं उन पुरानी यादों में खो जाता हूं तो महसूस करता हूं कि शिक्षित होने के बावजूद कैंसर के प्रति जागरुकता की कमी ने हमें इस भयंकर पीड़ा से घेर लिया। यही वजह रही कि हमदोनों ने कैंसर के प्रति लोगों को जागरुक करने का लक्ष्य तय किया।

11 फरवरी 2005। मृत्यु के बाद निर्मल के पहले जन्मदिन पर उसकी याद में मैंने एक संस्था का गठन किया, जिसका नाम रखा- 'मिसेज निर्मल वर्मा मेमोरियल कैंसर क्राई केयर सोसायटी'। पटियाला में खोले गए इस संस्था ने कैंसर के प्रति

जागरुकता फैलाने का जिम्मा उठाया। बाद में, कैंसर से लड़कर सफलतापूर्वक उससे बाहर आने के लिए भी संस्था ने कितने ही मरीजों को प्रेरित किया।

यह है जिंदगी का मेरा अनुभव। भावनात्मक रिश्ते और दर्द से दो-चार होने की मेरी दर्दनाक परंतु सच्ची कहानी। बिस्वरूप जी के माध्यम से आप सभी पाठकों को जागरुक करने के लिए मेरा एक और प्रयास। भी कह सकते हैं। आप इसे कहानी और कविताओं... या यूं कहें कि दर्द में डूबी मेरी कलम की स्याही के माध्यम से।

हर हाल में होंठों को
मुस्काने की आदत है,
हर दर्द कलेजे में
छुपाने की आदत है।

अपनों ने निभाई रंजिश इस हद तक...
कि क्या कहना!
गैरों से करें शिकवा किस बात का
अब यारों...!!

लफ्जों के चले खंजर...
अपनों के थे क्या करता!
दिल चीख के बोला था...
लग जाएंगे, मत मारो।।

पलकों में छुपे आंसू
पी जाने की आदत है।
हर हाल में होठों को
मुस्काने की आदत है।।
हर दर्द कलेजे में
छुपाने की आदत है।।।

यादों के खंडहरों में
दिन रात भटकता हूं।
बिछुड़े हुए अपनों की
यादों में तड़पता हूं।।

बीते हुए लम्हों को
जब दिल से बुलाता हूं।
दुनिया यही समझे है
मैं गजल सुनाता हूं!!

लफ्जों से खुश्क होंठ
सजाने की आदत है
हर हाल में होंठों को...
मुस्कुराने की आदत है

तुमसे जुदा होकर भी
जिंदा हूं अब तक,
देख कितना हौसला
हारे हुए इंसान में है।

धक-धक सुनाई देती है
...आहिस्ता-आहिस्ता,
सांसों की आमोदरफ्त
अब भी इस बेजान में है।

जिस्म के पिंजरे में
रुह तड़पती है रात-दिन,
कैद जैसे कोई पंछी...
किसी मकान में है।

इबादत खुदा की
अब भी
बादस्तूर करता हूं...
नाम तेरा
लेकिन...
रहता मेरी जुबान में है।
न खत, न तार
न पैगाम भेजने का सबब,
मैं मजबूर इस जहान में
तू दूर उस जहान में है।

देख कितना हौसला...
हारे हुए इंसान में है।

मुझे मालूम है कि मैं शाहजहां नहीं हूं, जो मुमताज की याद में ताजमहल बना सकूं। पर हां, इतना यकीन के साथ कह सकता हूं कि जितना प्यार

शाहजहां अपनी मुमताज से करता होगा, उससे कहीं ज्यादा प्यार मैं अपनी पत्नी निर्मल से करता हूं और ताउम्र करता रहूंगा। तभी तो उसकी याद में ताजमहल नहीं बल्कि मैंने कैंसर जागरुकता संस्था का निर्माण किया ताकि फिर कोई पति अपने प्यार, अपनी जिंदगी, अपना सबकुछ इसकी वजह से न गंवा दे!

अंत में, मैं यही कहना चाहूंगा कि हम भारतीय दंपतियां, जब तक साथ हैं, संपूर्ण हैं लेकिन यदि हमारी जोड़ी टूटी तो समझिए कि हम शून्य हो गए।

... तो प्लीज, प्लीज, प्लीज। कुछ समय अपने लाइफ पार्टनर के लिए भी निकालें। उसे सुनें और जितना ज्यादा हो सके, प्यार करें। बेशक आप पैसा खूब बना सकते हैं लेकिन उस पैसे से अपने प्यार को वापस कभी भी नहीं पा सकते हैं।

सुदेश वर्मा
संस्थापक-अध्यक्ष
मिसेज निर्मल वर्मा मेमोरियल कैंसर क्राई केयर सोसायटी

यह केवल सुदेश की ही कहानी नहीं, हम सब भी स्वयं को प्रत्यक्ष या अप्रत्यक्ष रूप से जोड़ सकते हैं क्योंकि हम सब कहीं न कहीं ऐसे ही किसी अनुभव से गुजर चुके हैं। नेशनल कैंसन इन्स्टिटूट के अनुसार वर्ष 2018 औसतन प्रत्येक परिवार में एक कैंसर रोगी होने की संभावना है। इसका अर्थ यह हुआ कि हमने अभी कहानी पढ़ी, आने वाले कुछ वर्षो में हमारी कहानी भी हो सकती है।

प्रश्न यह उठता है कि हम समाधाान कब पाना चाहेंगे? एक बार फिर हमें उसी की ओर ध्यान देना होगा, जिससे हमने ये जीवन पाया है। यह हमारे परिवेश में रची-बसी प्रकृति ही तो है। याद रखें, विज्ञान केवल उन्हीं वस्तुओं को सुधार सकता है जो स्वयं उसके द्वारा निर्मित हैं। ये किसी कंप्यूटर, मोबाइल अथवा टी0वी0 को तो सुधार सकता है, क्यों ये स्वयं इसी के द्वारा बनाई गई हैं। हमें प्रकृति ने रचा है अत: हममें किसी भी प्रकार के सुधाार, संशोधन अथवा परिवर्तन की असीम संभावनाएं प्रकृति में ही छिपी हैं।

अध्याय-3

हमारा शरीर, अपनी बायोकैमेस्ट्री का सबसे श्रेष्ठ मैनेजर

हमारे शरीर में तकरीबन पचास ट्रिलियन सेल होते हैं। ये छोटे कैमिकल फैक्ट्रीज की तरह काम करते हैं। हर एक का एक निश्चित कार्यकारी पथ होता है, जो एक जटिल नेटवर्क बनाते हैं।

शरीर का रखरखाव करने वाली जैवरासायनिक प्रक्रियाएं इतनी जटिल होती हैं कि कोई अनुमान भी नहीं लगा सकता। केवल एक नन्ही सी कोशिका में (जिसे नंगी आंखों से देख तक नहीं सकते) सभी रासायनिक मेल-जोलों की योजना एक अतिरिक्त रूप से जटिल थ्री डाइमेंशनल टीवी सर्किट डाइग्राम जैसी दिखेंगीं। जब हम अनुचित रूप से खाते हैं या ऐसे तरीकों से खाते हैं जो हमारी कोशिकाओं के ब्ल्यूप्रिंट से मेल नहीं खाता तो इससे शरीर के माइक्रोमैनेजमेंट में बाधा आ जाती है।

तथाकथित रोग/भोजन संपर्कों के अनेक रूप हैं। भोजन/आर्थराइटिस संपर्क का रूप इतना परिचित नहीं है। यह रोग खानपान की गलत आदतों के चलते तेजी से पनप रहा है। अनिवार्य फैटी एसिडों की गलत तरीके से खपत भी उन अनुचित आदतों में से एक है।

वर्तमान में डाइट लिनोलिक एसिड- तकरीबन कॉर्न ऑयल, सूरजमुखी के तेल व मूंगफली के तेल के पक्ष में अतिसंतुलित है। लिनोलिक एसिड विभिन्न हारमोनों की श्रृंखला में बदलता है जो कि हानिकारक या लाभदायक हो सकता है और यह दूसरे आहार संबंधी कारकों के ग्रहण करने पर निर्भर करता है।

अगले पेज पर दिया गया सैंपल हारमोन चित्र दर्शाता है कि लिनोलिक एसिड हारमोनों में कैसे बदलता है। यदि एंजाइम डेल्टा 6 डेसाटुरास न बने तो हारमोनों का निर्माण रुक सकता है। यह एंजाइम बुरे कार्बोहाइड्रेट व इंसुलिन 3 द्वारा नियंत्रित होता है। इसके अलावा डेल्टा 5 डेसाटुरास भी है। इस एंजाइम की उपस्थिति भी तय करती है कि हारमोन का रूपांतरण किस दिशा में जाएगा। शरीर की कोशिकाओं को

सैंपल हारमोन कैसकेड

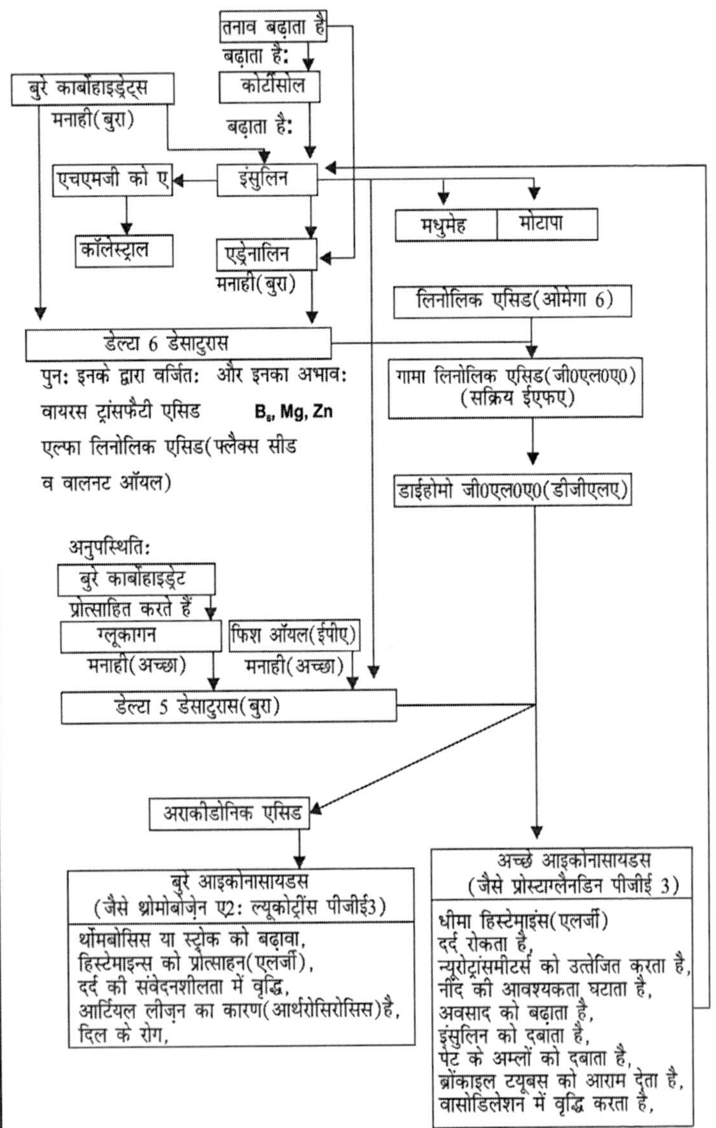

अच्छा या बुरा कैसा संदेश मिलेगा। कुछ लोगों ने सुना है कि आर्थराइटिस में जी0एल0ए0 (गामा लिनोलिक एसिड) लेने से आराम आता है। यह ईवनिंग प्रिमरोज़ ऑयल में पाया जाता है किंतु केवल जीएलए लेने से ही यह तय नहीं होता कि शरीर उसका क्या करने जा रहा है। यह तब भी डेल्टा 5 डेसाटुरास द्वारा कंपाउंडों में बदला जा सकता है, जो कि आर्थराइटिस की दशा और भी गंभीर कर सकता है। यह सब इस बात पर निर्भर करता है कि आप डाइट में और क्या-क्या ले रहे हैं। इसे 'लॉ ऑफ अनइंटेंडिड कांसीक्वैनसिस' भी कहते हैं।

शरीर की जैवरसायन जटिलता को और स्पष्टता से दिखाने के लिए एक दूसरा उदाहरण लेते हैं। विटामिन व मिनरल के बारे में हमारी समझ में नाटकीय रूप से वृद्धि हुई है। हम सभी जानते हैं कि ये माइक्रो पोषक तत्व अच्छा स्वास्थ्य बनाए रखने व रोगों को दूर भगाने में अहम भूमिका निभाते हैं। विटामिन व मिनरल की आपूर्ति को सहज बनाए रखने के लिए हम प्राय: विटामिन सप्लीमेंट की मदद लेते हैं जो आसानी से किसी भी केमिस्ट की दुकान से मिल जाते हैं। पूरी दुनिया में विटामिन सी नामक सप्लीमेंट सबसे अधिक मात्रा में प्रयोग में लाया जा रहा है। यह कैंसर व दूसरे संक्रामक रोगों से लड़ता है किंतु ये विटामिन व मिनरल अकेले कार्य नहीं करते। इनका दूसरे विटामिनों व मिनरलों के मेटाबॉलिज़्म व अवशोषण पर भी प्रत्यक्ष या अप्रत्यक्ष प्रभाव होता है। उदाहरण के लिए हम जो विटामिन सी सप्लीमेंट लेते हैं, उससे रोग प्रतिरोधक क्षमता में वृद्धि होने के साथ-साथ आयरन के अवशोषण में भी मदद मिलती है। इसकी वजह से आयरन का अधिक अवशोषण हो सकता है और आयरन विषाक्तता हो सकती है।

आयरन की वह अधिक मात्रा जिंक व कॉपर के मेटाबालिज़्म में भी बाधा देती है, जो कि हड्डियों के जोड़ों की मजबूती बनाए रखने के लिए आवश्यक हैं। आयरन की अधिक मात्रा इंसुलिन के आवागमन के लिए आवश्यक क्रोमियम की भी प्रतिरोधी हो जाती है। आयरन की अधिक मात्रा जिंक के अभाव में मधुमेह का कारण बनती है। इंसुलिन उत्पादन के लिए जिंक चाहिए। यदि पैंक्रियाज़ में आयरन का जमाव हो जाए तो वहां भी क्षति हो सकती है।

साथ दिए गए चित्र से विभिन्न मिनरल, विटामिन व दूसरे डायटरी कारकों के

INTER-RELATIONSHIP BETWEEN VARIOUS DIETERY FACTORS

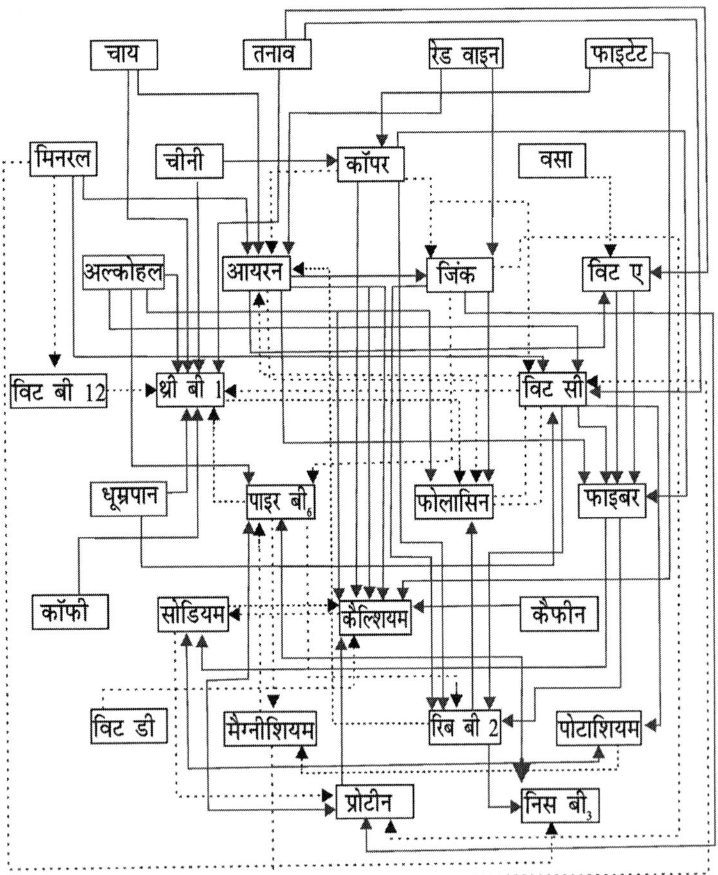

1. रेखायुक्त बिंदु सकारात्मक प्रभाव दिखाते हैं।

2. गहरी रेखाएं नकारात्मक या वर्जित प्रभाव दिखाती हैं।

संवेदनशील अंत से उनके परस्पर संबंध प्रकट होते हैं। गहरी रेखाओं से नकारात्मक प्रभाव दिखाए गए हैं तथा बिंदु वाली रेखाएं सकारात्मक व अनुकूल प्रभाव तथा विभिन्न डायटरी पोषक तत्वों में मेलजोल को दिखाती हैं।

अब बड़ा प्रश्न यह उठता है कि....एक उचित संतुलन कैसे पाया जा सकता है? उत्तर है..... यह असंभव है!

संदेश यह है कि इन प्रक्रियाओं को माइक्रोमैनेज करना असंभव है किंतु हमारे अपने शरीर स्वयं ही इतने निपुण हैं कि वे अपने तंत्रों का स्वप्रबंधन कर सकते हैं।

हमारा अपना शरीर ही इसकी बायोकैमिस्ट्री का श्रेष्ठ प्रबंधक है।

इसका अर्थ होगा कि हमें खानपान के उस ढांचे की ओर लौटना होगा जिन्हें हमारे शरीर ने करोड़ों साल पहले अपनाया था– जो कि हमारे प्रागऐतिहासिक पूर्वज खाते थे। खानपान की वही शैली उस तरीके के साथ सामंजस्य रखती है, जिस तरीके से हमारे शरीर प्रकट हुए थे। यह पूरी तरह से प्राकृतिक है।

अध्याय-4

चाहे आप किसी भी रोग से पीड़ित क्यों न हों...... आप रोगमुक्त हो जाएँगे

मैं नहीं जानता कि आप कौन हैं और किस रोग से ग्रस्त हैं? किंतु मैं आपको भरोसे और विश्वास से कह सकता हूँ कि चाहे कैंसर की तीसरी स्टेज हो या फिर डायबिटीज की एडवांस स्थिति, आप फिर से अपनी खोई सेहत पा सकते हैं। हैरान रह गए न!!!!!!!!!!!! यह किताब आठ आसान स्टेप्स की मदद से एक ही सप्ताह में आपको 10,000 से भी कम लागत में अपना सुपर स्पेशलिटी हॉस्पिटल बनाने में मदद करेगी जो आपको आम खांसी-जुकाम से लेकर पुरानी कब्ज और हल्की एसिडिटी से गंभीर गठिया जैसी बीमारियों तक का इलाज करने में सहायक होगी।

......स्वयं अपने डॉक्टर बनें और दोबारा कभी बीमार न पड़ें...........

अध्याय-5

हम रोगी क्यों बनते हैं?

(भाग-1)

प्रकृति ने हमारी रचना ही इस तरह से की है कि हम रोगग्रस्त न हों और कम से कम 150 वर्ष तक जिएँ, जैसे कि हमारे पूर्वज जीते थे। जब हम प्रकृति के बनाए नियम तोड़ते हैं, तभी हम बीमार होते हैं और शरीर में रोग घर बना लेता है।

हम रोगी क्यों बनते हैं? यह प्रमुख तौर पर दो कारकों पर निर्भर करता है :

1) हम क्या खाते हैं?

2) हम क्या सोचते हैं?

आइए, इस पहले कारक को जानें, 'हम क्या खाते हैं?'

26 नवंबर, 2008 के उस आतंकी हमले को याद करने का प्रयास करें, जब पूरी दुनिया स्तब्ध रह गई थी, जब आतंकवादियों ने खूबसूरत होटल ताज में तबाही का माहौल बना दिया था, होटल में लोगों पर अंधाधुंध गोलियाँ चलाईं, होटल को तहस-नहस करने के अलावा इसके एक हिस्से में आग तक लगा दी। इससे 'आमची मुंबई' की खूबसूरती और अखंडता को गहरी ठेस लगी।

अब स्वयं को होटल ताज से जोड़ कर देखें। आतंकियों की कल्पना हानिकारक खाद्य पदार्थों व नुकसान करने वाले भोजन के रूप में करें, जिसे आपने बिना किसी संदेह के अपने शरीर के भीतर जाने दिया, जिस तरह ताज होटल के दरबानों ने भी आतंकियों को जाने बिना होटल में घुसने की इजाजत दे दी थी। बेशक वे लोग भी सभ्य, पढ़े-लिखे और जेनुइन मेहमानों के तौर पर ही आए होंगे।

आइए, आपके फूड मैन्यू के भीतर छिपे आतंकियों से मिलें.....

"26/11" 26 नवंबर 2008, डाऊनटाऊन मुंबई में 'ताज महल पैलेस होटल पर आतंकी हमला।

जरा देखें कि हम अपने दिन का आरंभ कैसे करते हैं....हम बेड टी मिले बिना आँखें खोलने और बिस्तर से बाहर आने से ही इंकार कर देते हैं। आप अपनी बेड टी को 'स्लो पॉयजन' का नाम भी दे सकते हैं । जरा इन पर करीब से नजर डालें.....

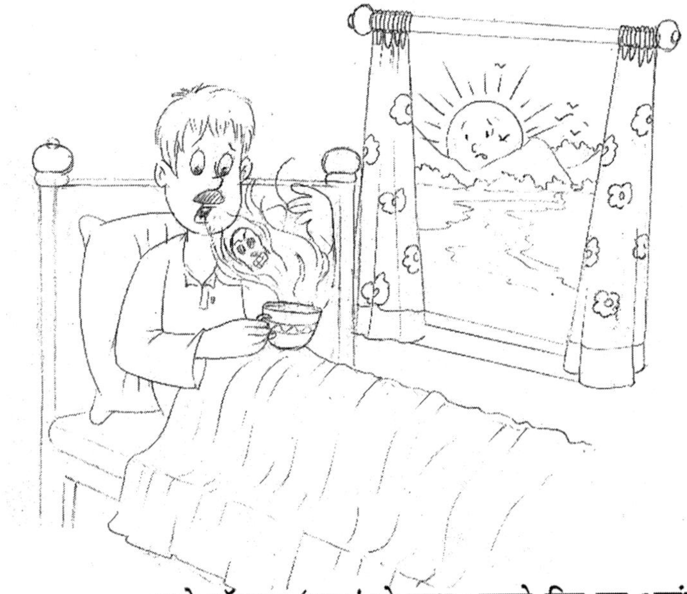

स्लो पॉयजन 'चाय' के साथ आपके दिन का आरंभ।

अब यह ध्यान दें कि आपकी चाय की सामग्री क्या है :

थोड़ा दूध+रिफाइंड चीनी+चाय की पत्तियाँ और पानी

आतंकवादी नं0-1-चीनी :

चीनी तो ओसामा बिन लादेन की तरह है; बहुत जिद्दी, ढीठ और अड़ियल। काफी चोट पहुँचाने वाली और कहीं भी घुस जाने वाली; जी हाँ, हैरान न हों यह सबसे कठोर, मजबूत और सुदूर अंग में भी जा सकती है और शरीर के सबसे मोटे सेल मैम्ब्रेन को भी भेद सकती है। आपको यकीन नहीं होगा कि यह 150 से अधिक रोगों

का कारण बन सकती है। किसी भी रोग का नाम लें और 'चीनी महारानी' का रोल नजर आ जाएगा।

मैं सफेद जहर हूँ।

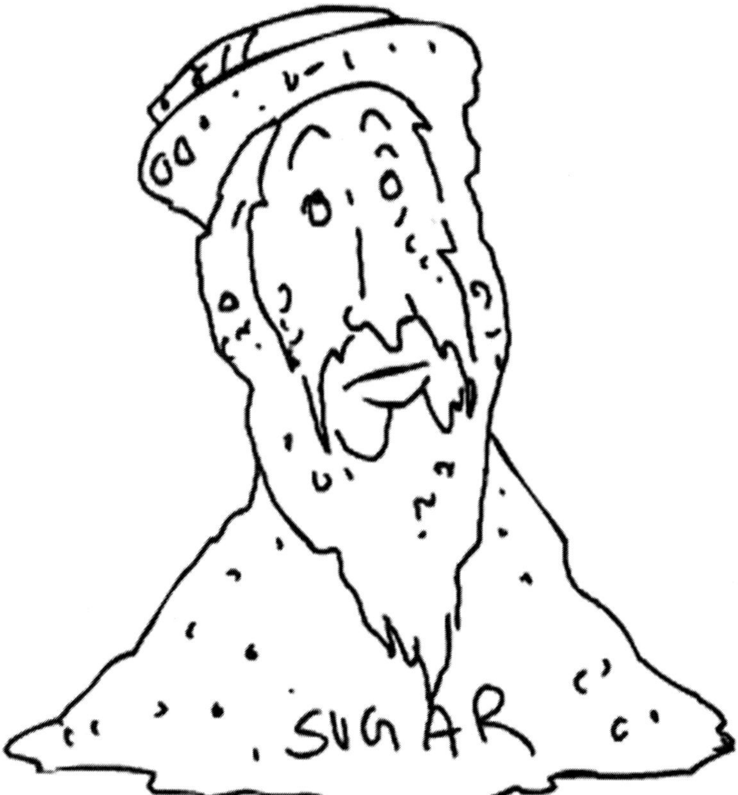

'रिफाइंड शुगर' एक हार्ड हिटिंग व्हाइट पॉयजन है

जो सेहत से जुड़ी तकलीफों की लंबी सूची से संबंध रखती है।

ऐसा इसलिए होता है क्योंकि रिफाइंड शुगर को पचाने के लिए काफी मात्रा में कैल्शियम, सोडियम, पोटैशियम और मैग्नीशियम की आवश्यकता होती है जो उन्हें शरीर के विभिन्न अंगों से लेना पड़ता है। नतीजतन, शरीर में इन तत्वों की कमी हो जाती है और माइक्रोन्यूट्रीएंट्स भी घट जाते हैं। इसका कारण कुछ भी हो सकता है, ऑस्टियोपोरोसिस या फिर शरीर से विषैले पदार्थ निकालने वाले तंत्र का फेल होना आदि।

हम रिफाइंड शुगर को 'स्वीट पॉयजन' कह सकते हैं। स्थान की कमी के कारण मैं आपको उन सभी रोगों की सूची नहीं दे सकता जो चीनी के कारण होते हैं और इसके लिए कम से कम पचास पन्नों की आवश्यकता होगी। यह कहने की जरूरत नहीं है कि न केवल चाय, इसके अलावा चॉकलेट, कैंडी, मिठाई, कोल्डड्रिंक आदि की चीनी भी रोग का कारण होती है। मुझे यह सोच कर बेहद दुःख होता है कि ये खाद्यपदार्थ ही बच्चों के बीच हॉट फेवरेट्स हैं।

कुछ व्यक्ति संदेह करते हुए तर्क कर सकते हैं कि शुगर तो शरीर की वृद्धि और विकास में खास भूमिका निभाती है, किंतु प्यारे दोस्तों! वह शुगर प्राकृतिक तौर पर फलों और शहद आदि में पाई जाती है, रिफाइंड शुगर में नहीं।

आतंकवादी नं0-2 दूध :

1. प्रकृति ने हर मादा स्तनधारी जीव को यह वरदान दिया है कि वह अपने नन्हे शिशु को दूध पिला सके। हर स्तनधारी माँ का दूध उसके शिशु के लिए सर्वोतम होता है। परन्तु किसी एक स्पीशीज का दूध दूसरी स्पीशीज के काम नहीं आता। मनुष्य के अलावा कोई जीव दूसरे जीव का दूध नहीं पीता।

2. मैं आपकी बात से सहमत हूँ कि नवजात अवस्था में शिशु के लिए दूध अनिवार्य होता है। क्योंकि वह कोई और ठोस और तरल आहार नहीं लेता इसलिए दूध ही उसके लिए संपूर्ण आहार होता है किंतु दूध सारे जीवन में प्रयोग के लिए नहीं बना। मनुष्य के सिवा कोई भी जीव सारा जीवन दूध नहीं लेता।

मैं आपको शाकाहारी बनने की भी सलाह देता हूँ क्योंकि जैविक तौर पर भी मनुष्य का शरीर इस तरह नहीं बना कि वह गाय या भैंस का दूध पचा सके। (नवजात अवस्था में शरीर में कुछ ऐसे एंजाइम होते हैं जो दूध के पाचन में सहायक होते हैं किंतु समय के साथ-साथ वे निष्क्रिय हो जाते हैं) नतीजतन, दूध के कुछ तत्व पाचन तंत्र के विभिन्न हिस्सों से चिपक जाते हैं और शरीर के विभिन्न तंत्रो में ब्लॉकेज पैदा करते हैं जिससे शरीर पोषक पदार्थों का अवशोषण नहीं कर पाता।

इसे अपने शहर के सीवरेज सिस्टम से जोड़ कर देखें। यदि यह जाम हो जाए तो क्या होगा? वेस्ट घर से बाहर नहीं निकल पाएगा और आपके टॉयलेट को जाम कर देगा, धीरे-धीरे बाथरूम और फिर पूरा घर गंदगी से भर जाएगा। याद रखें कि दुनिया की सबसे पावरफुल ग्लू में से एक (एल्मर्स ग्लू) गाय के दूध से ही बनती है।

आतंकवादी नं0-3 कैफीन :

आप इसकी तुलना एक धूर्त राजनेता से कर सकते हैं जो एक आम आदमी को वे सारी सुविधाएँ देने का वादा करता है जो वास्तव में पहले से ही आम आदमी की होती हैं।

हममें से तकरीबन ज्यादातर लोग चाय या कॉफी का बड़ा सा मग यह सोच कर थामते हैं कि यह हमें तत्काल चुस्ती, ऊर्जा और फूर्ति देगा। जबकि इसके ठीक विपरीत ही होता है, यह एनर्जी हमें कैफीन से नहीं मिलती बल्कि शरीर के एमरजेंसी रिजर्व से चुराई हुई होती है। इस खोई हुई एनर्जी की भरपाई के लिए शरीर को कड़ी मेहनत करनी पड़ती है। नतीजतन, कई गंभीर नुकसान व डिसऑर्डर सामने आते हैं। तभी तो एक कप कॉफी की फूर्ति के बाद शरीर निढाल महसूस करता है और थक जाता है। तो याद रखें कि आपकी एनर्जी का प्याला आने वाले समय में डायबिटीज या किडनी और लिवर डैमेज का उपहार भी दे सकता है।

हम भी तो होटल के उन दरबानों की तरह ही हैं जो मेहमानों के वेश में आए आतंकियों को पहचान न सके और उन्हें पूरे सम्मान व स्वागत के साथ होटल में जाने

दिया। उसी तरह हम भी सारा दिन ऐसे कई खाद्यपदार्थ खाते रहते हैं, जो इस विश्वास के साथ खाए जाते हैं कि वे हमारे शरीर में जा कर हमें फायदा देंगे, उसके विकास में सहायक होंगे जबकि इसके विपरीत वे तो खतरनाक जहर के रूप में सामने आते हैं। आइए, एक-एक कर उनकी पोल खोलें।

आतंकवादी नं0-4 रिफाइंड सीरियल :

मैदा और पॉलिश चावल दो ऐसे रिफाइंड सीरीयल हैं जो हमारे रोजमर्रा के आहार में शामिल हैं। रिफाइनिंग के दौरान ऊपर के छिलके उतार दिए जाते हैं। ये हस्क विटामिन, मिनरल और फाइबर का भरपूर स्त्रोत होते हैं। आमतौर पर मैदे से ब्रेड, नान, रुमाली रोटी, पिज्जा, बिस्कुट, केक व नूडल्स आदि बनते हैं। पॉलिश चावल से पुलाव, बिरयानी, प्लेन व फ्राइड राइस और डोसा आदि बनते हैं।

विटामिन बी का अभाव : चावल और मैदे के डाइजेशन और एसीमिलेशन के लिए विटामिन बी का होना आवश्यक है। किसी भी रिफाइंड सीरीयल में विटामिन बी नहीं होता। अतः एब्जॉराप्श्ान और एसीमिलेशन के लिए स्नायु, मांसपेशी, लिवर, किडनी, पेट, हार्ट, त्वचा, आँखों व रक्त से विटामिन बी चुराना पड़ता है जिससे इन अंगों में विटामिन बी की कमी हो जाती है। कल्पना करें कि आप लगातार अपने खाते से पैसा निकालते जाएँ और उसमें कुछ न डालें तो क्या होगा? एक दिन आपका खाता खाली हो जाएगा। आप जितना रिफाइंड फूड लेंगे उतना ही दूसरे अंगों में विटामिन बी की कमी होती जाएगी और इस तरह आप नर्वस इरीटेबलिटी, पाचन डिसऑर्डर, थकान, नजर कमजोर होना, एनीमिया, हार्ट ट्रबल और मांसपेशीय रोगों से ग्रस्त हो जाएँगे।

आतकवादी नं0-5 टेबल साल्ट :

आपकी अच्छी सेहत व खास तौर पर न्यूरॉन्स के लिए नमक (सोडियम आयन) की थोड़ी मात्रा आवश्यक है। आलू, प्याज, टमाटर आदि सब्जियों में प्राकृतिक तौर पर पाया जाने वाला नमक ही हमें सेहतमंद रखने के लिए काफी है।

टेबल साल्ट मजबूती से आयोनिक बाउंडेड व इनआर्गेनिक कंपाउंड है और आसानी

से सोडियम और क्लोराइड को अलग नहीं कर पाता जो कि शरीर द्वारा प्रयोग में लाए जाते हैं। इस तरह शरीर में सोडियम की कमी पूरी नहीं हो पाती। मान लें कि आपको किसी ने बहुत सुंदर जूते दिए हैं पर उनके लेस पक्के बंधे हैं। क्या वे जूते आपके काम के हैं? फल व सब्जी में पाया जाने वाला नमक आर्गेनिक होता है और आसानी से शरीर के काम आने लायक बन जाता है।

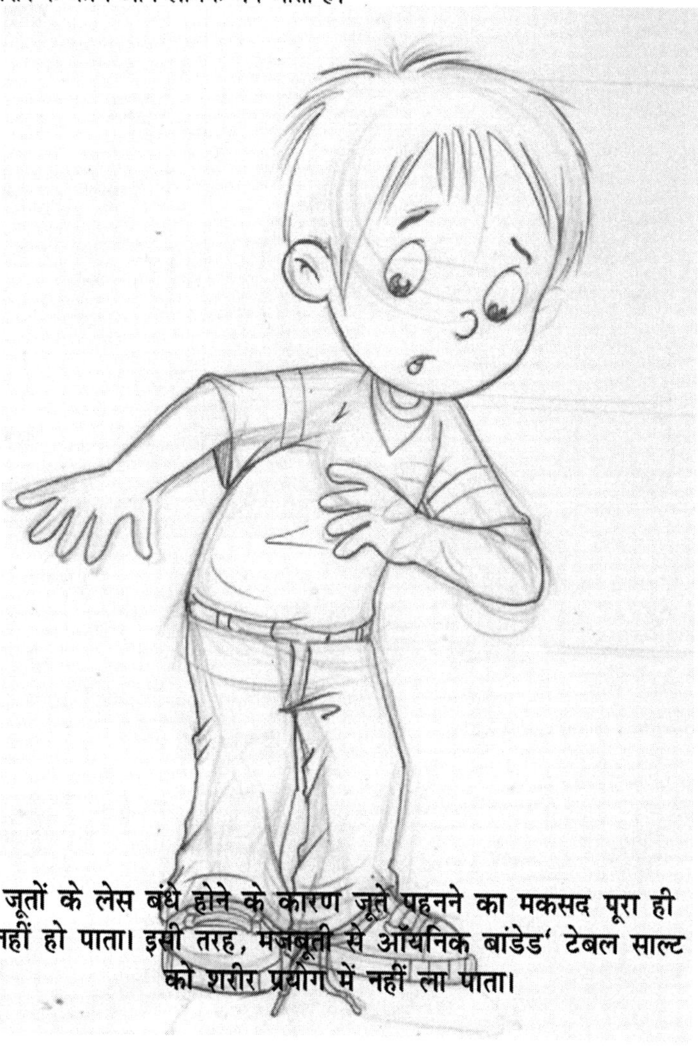

जूतों के लेस बंधे होने के कारण जूते पहनने का मकसद पूरा ही नहीं हो पाता। इसी तरह, मजबूती से ऑयनिक बांडेड' टेबल साल्ट को शरीर प्रयोग में नहीं ला पाता।

आतंकवादी नं0 6-फ्राइड फूड :

भोजन को ज्यादा गर्म और फ्राई करने से फ्री रेडीकल्स पैदा होते हैं। फ्री रेडीकल ऐसा मॉलिक्यूल होता है जो अपना एक इलेक्ट्रॉन खोने के बाद काफी असंतुलित हो जाता है। यह दूसरे मॉलिक्यूल से एक खास इलेक्ट्रॉन चुराने के बाद ही अपनी पूर्ति कर पाता है।

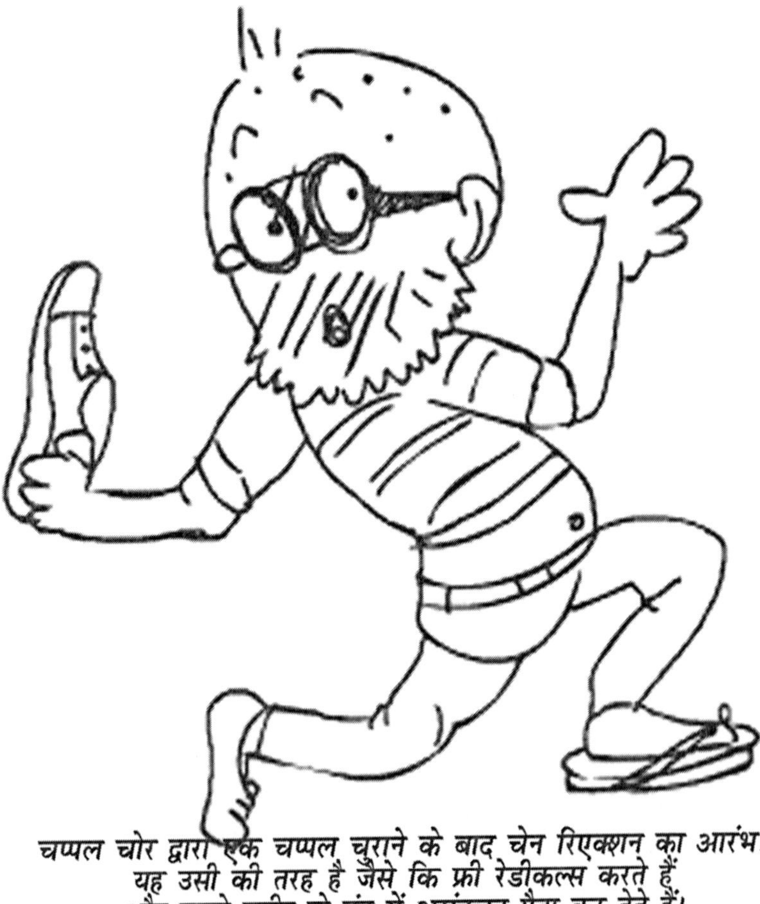

चप्पल चोर द्वारा एक चप्पल चुराने के बाद चेन रिएक्शन का आरंभ!
यह उसी की तरह है जैसे कि फ्री रेडीकल्स करते हैं
और हमारे शरीर के तंत्र में असंतुलन पैदा कर देते हैं।

जैसे किसी चप्पल चोर को ही लें। कल्पना करें कि लोग मंदिर में जाते समय अपनी चप्पलें बाहर उतारते जा रहे हैं किंतु जब एक व्यक्ति मंदिर से बाहर आता है तो उसे अपनी चप्पलों के जोड़े में से ही एक ही चप्पल मिलती है। वह अपना जोड़ा पूरा करने के लिए दूसरे आदमी की एक चप्पल चुरा लेता है। उससे अगले व्यक्ति को भी बाहर आने पर अपनी दोनों चप्पलें नहीं मिलतीं तो वह किसी दूसरे की एक चप्पल ले कर अपना जोड़ा पूरा कर लेता है। इस तरह एक चक्र सा आरंभ हो जाता है। फ्री रेडीकल भी ऐसे ही चोर हैं जो दूसरे मॉलिक्यूल से एक खास इलेक्ट्रॉन चुराने का चेन रिएक्शन शुरू कर देते हैं जिससे पूरे तंत्र में असंतुलन पैदा हो जाता है। तला भोजन कई प्रकार के रोगों को खुला निमंत्रण देने जैसा होता है ।

जरा बर्गर, पिज्जा, चिप्स, पैटी और फ्रेंचफ्राई के बारे में सोचें। ये फ्रोजन, डीप फ्राइड और माइक्रोवेव होते हैं। माइक्रोवेव एक्सपोजर पदार्थ मनुष्य के सामान्य जैविक तंत्र पर नकारात्मक प्रभाव डालते हैं, इससे कैंसर बनाने वाले फ्री रेडीकल्स बनते हैं। मैं तो अपने कुत्ते को भी ऐसा भोजन नहीं देना चाहूँगा। यह तो काफी हद तक कचरे के उस ढेर की तरह ही है जिस पर गिद्ध कब्जा जमाते हैं। माइक्रोवेव एक्सपोजर से पोषक पदार्थों में भी कमी आती है। अप्राकृतिक प्रोसेसिंग के कारण इनमें एंजाइमों का भी अभाव होता है। पाचन तंत्र के लिए ऐसे पदार्थों का पाचन करना काफी कठिन हो जाता है। ऐसा भोजन तकरीबन केवल व्यर्थ पदार्थों के उत्सर्जन में ही काम आता है। प्रोसेसिंग के कारण भोजन रेशायुक्त भी नहीं रहता।

फाइबर हमारी आंतों में झाड़ू का काम करते हुए कोलोन के रास्ते व्यर्थ पदार्थों को बाहर की ओर धकेलता है। यदि भोजन में रेशे की कमी होगी तो मल का ढेर काफी लंबे समय तक कोलोन में ही सड़ता रहेगा।

कोलोन की स्थिति की कल्पना करने के लिए सोचें कि आपको घंटों तक शहर के सबसे गंदे कचरे के ढेर में खड़े रहने की सजा दी गई है। याद रखें कि कोलोन नर्व्स के माध्यम से सभी अंगों से जुड़ा होता है, यहाँ तक कि आँखों की पुतलियों से भी। कई बार तेज सिरदर्द, जी मिचलाना और थकान का सीधा संबंध हमारे कोलोन से ही

होता है। मल पदार्थ के भार से अधमरा कोलोन आपके प्रिय बर्गर, पिज्जा, फ्रेंच फ्राई और दूसरे फास्टफूड पदार्थों की ही देन है।

पिज्जा चैलेंज :

केवल एक माह तक सुबह, दोपहर और रात के समय पिज्जा ही खाएँ और फ्री ऑफर के तौर पर आप पाएँगे.....रोगों का चलता-फिरता अजायबघर। तो अगली बार बर्गर या पिज्जा खाते समय, मानसिक चित्रण करें कि आप दुनिया के सबसे बदबूदार और गंदे सीवेज गारबेज में बैठे हैं।

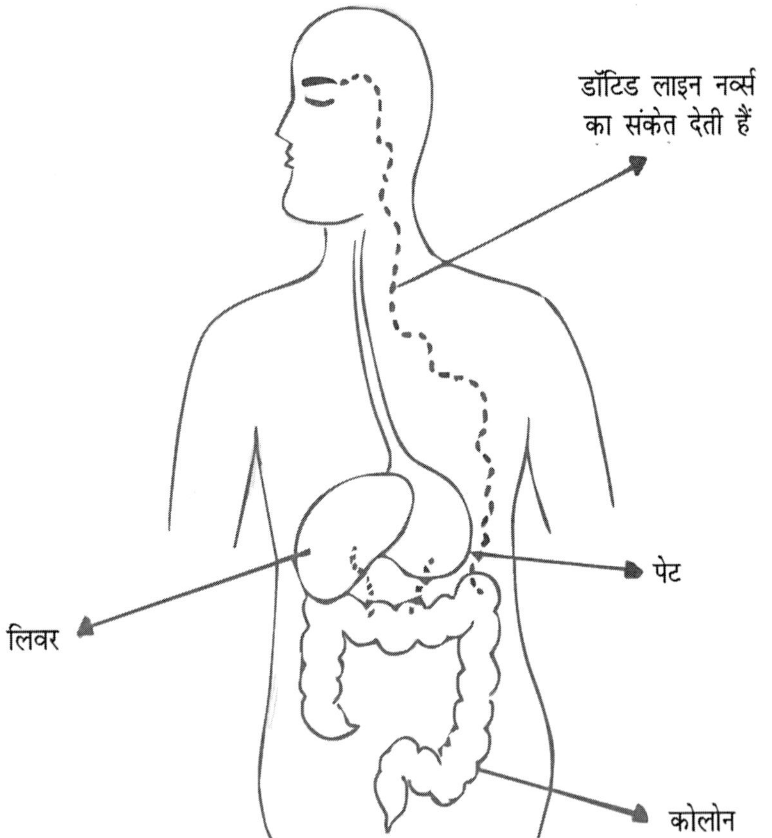

यह चित्र दर्शाता है कि किस तरह नर्व्स कोलोन को दूसरे अंगों से जोड़ते हैं।

फास्ट फूड के बारे में चौंका देने वाले तथ्य :

तथ्य 1- मैकडोनॉल्ड, केएफसी और सबवे सहित 99 प्रतिशत फास्ट फूड में एमएसजी नामक टेस्ट बढ़ाने वाला एजेंट डाला जाता है जो कि कैंसर, दिल के दौरे, डायबिटीज व माइग्रेन सहित 90 प्रतिशत से अधिक रोगों के लिए जिम्मेवार है।

तथ्य 2- बास्किन रॉबिन का मालिक अपनी ही आइसक्रीम खाने के कारण मारा गया।

तथ्य 3- मैकडोनॉल्ड ने स्वयं माना कि उनका भोजन सेहत के लिए नुकसानदायक है।

तथ्य 4- अगर दो लीटर साफ्ट ड्रिंक एक बार में ही पी लिया जाए तो गला चोक होने के अलावा जान जाने का भी खतरा होता है।

तथ्य 5- एस्पारटिन एक लो कैलोरी आर्टिफिशियल स्वीटनर है, जो टेस्ट एनहेंसर भी कहलाता है। यह फास्टफूड और साफ्ट ड्रिंक में डाला जाता है। यह चीनी से अंदाजन 200 गुना मीठा होता है और अनेक मानसिक रोगों का कारण बनता है। न्यूरोसाइंस कहती है कि कई बार तो लक्षण ही तभी प्रकट होते हैं जब दिमाग के किसी खास हिस्से के न्यूरॉन 90 प्रतिशत तक मर चुके होते हैं।

तथ्य 6- एक गिलास साफ्ट ड्रिंक के असर को न्यूट्रलाइज करने के लिए मुनष्य के शरीर को 32 गिलास पानी पीने की आवश्यकता होती है।

पार्ट-1: कुछ सालों तक फास्ट फूड का भरपूर मजा लेना

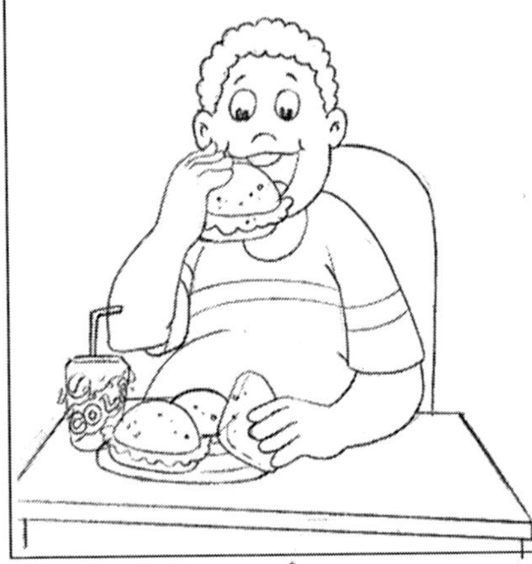

फास्ट फूड खाना सेहत के लिए हानिकारक होता है।

पार्ट-2 किडनी फेल, डोनर किडनी लगानी होगी।

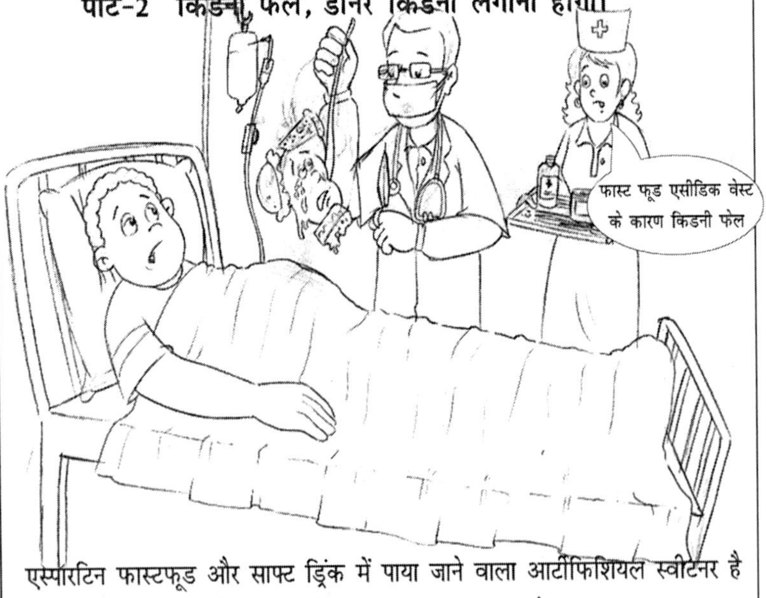

एस्पारटिन फास्टफूड और साफ्ट ड्रिंक में पाया जाने वाला आर्टीफिशियल स्वीटनर है जो किडनी फेलियर का कारण बनता है ।

अध्याय-6

फास्ट फूड पर और अधिक जानकारी: आंखें खोल देने वाले तथ्य

छः वर्ष के बालक का जन्मदिन......

पार्टी में सभी मित्रों को निमंत्रण.....

दो मेजों पर तरह-तरह के पकवान सजे हैं...........

एक मेज पर फल, अंकुरित पदार्थ, सब्जियों के सलाद व ताजे फलों के जूस परोसे गए हैं। पार्सले, हरे धनिए व ताजे नींबू के रस से सजा, घर में बना डिनर परोसा गया है। वहीं दूसरी मेज पर बर्गर, पिज्जा, फ्रेंच फ्राईज़, चिप्स चॉकलेट व कोल्ड ड्रिंक रखे गए हैं। अब बच्चों को उनका मनपसंद भोजन चुनने की आजादी दी जाती है।

आपके अनुसार वे क्या चुनेंगे?

चुनाव तो बिल्कुल साफ है- फास्ट फूड!!!

हम अक्सर अपने बच्चों को दोषी ठहराते हैं कि वे बाहर खाना अधिक पसंद करते हैं और घर के बने खाने की बजाय फास्ट फूड को अधिक चाहते हैं।

बच्चे ऐसे भोजन के लिए झुकाव क्यों रखते हैं? वे इसे इतना पसंद क्यों करते हैं?

कारण तो बिल्कुल साफ है। ये फास्ट फूड आपके घर के बने भोजन पर इसलिए हावी नहीं हैं कि वे अधिक पौष्टिक होते हैं बल्कि वे इसलिए जीतते हैं कि वे स्वादिष्ट और मिर्चमसालेदार होते हैं।

मैं यहां पारंपरिक मसालों की नहीं बल्कि कृत्रिम टेस्टमेकर्स, फ्लेवर्स और विभिन्न प्रकार के साल्ट व केमिकल्स की बात कर रहा हूं जो कि इन पदार्थों में डाले जाते हैं।

इन केमिकल्स के कारण दो प्रयोजन पूरे होते हैं- एक तो लो क्वालिटी वाले भोजन में स्वाद आता है और वही भोजन का असली स्वाद बन जाता है। दूसरा कारण, यह है

कि इससे भोजन की शेल्फ लाइफ अधिक हो जाती है यानी बाजार में उसे अधिक समय तक बेचा जा सकता है। बच्चों में इन्हें खाने की लत पड़ जाती है क्योंकि वे इनमें मिलाए गए रसायनों से अनजान होते हैं । ये भोजन न केवल उनकी स्वादेंद्रियों को अपना गुलाम बना लेता है बल्कि उनके दिमाग को भी अपना गुलाम बना लेता है। यदि मैं गलत शब्द का प्रयोग नहीं कर रहा तो यहां हम 'एडिक्टिव' शब्द का प्रयोग कर सकते हैं और किसी भी चीज़ का एडिक्शन हमेशा नुकसानदायक होता है।

मुझ पर भरोसा रखें या खुद आजमाएं...यदि इन रसायनों को मुट्ठी भर मिट्टी में मिला कर बच्चों को खिलाया जाए तो वे उतने ही स्वाद व उत्साह से उसे भी खा लेंगे, जैसे कि वे फास्ट फूड खाते हैं। यह उन्हें उतना ही यम्मी लगेगा। केमिकल्स यही काम तो करते हैं, ये (न्यूरोटॉक्सिंस या एक्साइटोटॉक्सिंस) जिस भी वस्तु में डाले जाते हैं, उसे स्वाद व सुगंध देते हैं, दिमाग को उसे खाने के लिए उत्तेजित करते हैं और अंतत: उसे नुकसान पहुंचाते हैं।

ये न्यूरोटॉक्सिंस या एक्साइटोटॉक्सिंस (एम एस जी या एस्पार्टम) अमीनो एसिड की तरह हमारे मस्तिष्क के लिए न्यूरोट्रांसमीटर्स का काम करते हैं। नर्वस सिस्टम को काम करने के लिए न्यूरोट्रांसमीटर्स की आवश्यकता होती है किंतु जब डोज़ ज्यादा होता है या रोजमर्रा की जिंदगी में इसकी अधिक मात्रा लेने से ये अमीनो एसिड ब्लड ब्रेन बैरियर को तोड़ कर, मस्तिष्क कोशिकाओं के न्यूरान्स को इतना उत्तेजित करते हैं कि वे बुरी तरह से थक जाते हैं और फिर वे ब्रेन न्यूरान्स अचानक ही दम तोड़ देते हैं

एमएसजी (मोनो सोडियम ग्लूटामेट)

मोनोसोडियम ग्लूटामेट को सोडियम ग्लूटामेट या एमएसजी भी कहते हैं। यह ग्लूटामिक एसिड का सोडियम साल्ट है जो कि प्राकृतिक रूप से अनावश्यक अमीनो एसिड है। इसे एक फूड एडक्टिव के तौर पर प्रयोग में लाया जाता है व स्वाद बढ़ाने वाले तत्व के रूप में प्रयोग किया जाता है।

एमएसजी (खाना पकाने में प्रयोग)

जापानी कुकिंग में एमएसजी का भरपूर प्रयोग होता है। वहां इसे अजीनोमोटो के ब्रांड नाम से बेचा जाता है। चीनी रेस्त्रां इसे डिश को बीफ अप करने के लिए प्रयोग में लाते हैं। पारंपरिक तरीके से भोजन बनाते समय थोड़े से मांस व अधिक मात्रा में सब्जियों का प्रयोग होता है और एम एस जी इसे संतुष्टिप्रद रूप से मांसयुक्त स्वाद देता है....हालांकि केवल एशियाई व्यंजनों में ही इसका प्रयोग नहीं होता। यह मसाला अब पूरी दुनिया में लोकप्रिय हो चला है। पूरे भोजन उद्योग में इसका प्रयोग भोजन का स्वाद और सुगंध बढ़ाने में किया जा रहा है। यह पैक्ड व फास्ट फूड की जान बन गया है। बर्गर, पिज्जा, फ्रेंच फ्राईज़, सूप, सॉस, चिप्स, इंस्टैंट स्नैक्स, कोल्ड ड्रिंक्स, फलों के जूस व एनर्जी ड्रिंक्स में इसका भरपूर प्रयोग होता है।

एमएसजी युक्त खाद्यपदार्थ और इसके छिपे स्त्रोत:

एमएसजी का प्रयोग दुनिया भर में सूप, शोरबे, सॉस, ग्रेवी व मसालों में स्वाद व सुगंध बढ़ाने के लिए होता है। यह कई प्रकार के प्रोसेस्ड फूड में भी प्रयोग में आता है जैसे डिब्बाबंद व फ्रोजन मीट, फिश, पोल्ट्री, सब्जियां व रेडी टू ईट फूड प्लेट्स, ड्रेसिंग व कैचअप, मेयोनीज़, सोया सॉस, सॉसेज, स्नैक्स, कुछ प्रोसेस्ड चीज़ व सूप पाउडर तथा इंस्टैंट नूडल्स आदि।

कई बार इसे फूड लेबलों में छिपा कर अलग-अलग नामों से भी बेचा जाता है। यदि आप देखें कि किसी फूड लेबल पर नेचुरल फ्लेवरिंग्स, हाईड्रोलाज्ड प्रोटीन या स्पाईसिस लिखा है तो जान लें कि वहां छिपे रूप से एमएसजी ही मौजूद है। ऐसे पदार्थों में एमएसजी की उपस्थिति से सावधान रहें जिन्हें आप उससे रहित मान रहे थे।

एमएसजी कैसे काम करता है:

यह बहुत पहले ही पता लगा लिया गया था कि बुनियादी तौर पर चार स्वाद होते हैं- खट्टा, मीठा, नमकीन व कड़वा। अब एक और पांचवां स्वाद पता लगाया गया है

जिसे 'उमामी' नाम दिया गया है। यह स्वाद प्राकृतिक तौर पर टमाटरों व पके चीज़ में पाया जाता है। जिस तरह चॉकलेट खाने पर हमारी जीभ के मीठे टेस्ट रिसेप्टर्स उत्तेजित होते हैं, उसी तरह एमएसजी युक्त भोजन खाने से हमारी जीभ के उमामी रिसेप्टर्स उत्तेजित होते हैं, जिससे इन भोजनों के सेवोरी फ्लेवर्स में वृद्धि होती है।

एमएसजी लोगों को एक ड्रग की तरह प्रभाव देता है जिसके कारण लोग इसे अधिक से अधिक खाना चाहते हैं। ऐसा कुछ तो स्वाद के कारण होता है और इसके कारण हमारे मस्तिष्क में डोपामाइन की मात्रा भी अधिक बनने लगती है। इससे बिल्कुल ड्रग जैसा ही प्रभाव पैदा होता है और खाने के बाद बहुत अच्छा महसूस होने लगता है। यह बहुत बुरी लत है क्योंकि इसके शिकार प्राय: जरूरत से ज्यादा ही खा लेते हैं। इस प्रक्रिया में दिमाग की कोशिकाएं नष्ट हो जाती हैं क्योंकि एमएसजी दिमाग को नुकसान पहुंचाता है और दिमाग द्वारा हारमोन लेप्टिन की प्रतिक्रिया में भी बदलाव आता है, इस तरह अधिक से अधिक खाने की इच्छा पैदा होती है और मोटापे की वजह बन जाती है।

एमएसजी पैंक्रियाज़ को भी उत्तेजित करता है ताकि रक्तधारा में इंसुलिन का प्रवाह बना रहे, तब भी जब इंसुलिन पर कार्य करने के लिए रक्त में कार्बोहाईड्रेटस भी न हों। इस तरह इंसुलिन रक्त में मौजूद शुगर पर ही कार्य करती है। हमारी ब्लडशुगर का स्तर गिरता है क्योंकि इंसुलिन का प्रवाह अधिक हो जाता है, हमें एकाध घंटे बाद ही भूख सताने लगती है। ' हम चाहे जितना भी चीनी भोजन क्यों न खा लें, एक घंटे के बाद हम स्वयं को फिर से भूखा ही पाते हैं। '

एमएसजी: इसके प्रभाव

यह न केवल स्वाद व गंध बढ़ाता है परंतु हानिकारक न्यूरोटॉक्सिन या एक्साइटोटॉक्सिन भी है। इसका बुनियादी रूप से अर्थ है कि एक केमिकल तत्व, जो आपके न्यूरान्स को उत्तेजित करता है, इसकी मौत का कारण बन सकते हैं। एमएसजी से निम्नलिखित रोग जुड़े हैं:

- अल्ज़ाइमर व पार्किंसन रोग

- सीज्योर्स
- दिमाग के सेल नष्ट होना
- एलर्जी
- रैशेज होना
- दमा के अटैक
- दिमाग का ट्यूमर
- ऑटिज़्म
- बच्चों में अटेंशन डेफीशिट हाइपरएक्टिव डिसऑर्डर
- मुंह या उसके आसपास जलन, सुन्न होना या सनसनाहट महसूस होना
- कैंसर
- छाती में दर्द
- भ्रम होना
- अजन्मे बच्चे को हानि
- एमएसजी प्रतिक्रिया से मृत्यु
- डायरिया
- आंखों में सूजन
- फ्लशिंग
- रक्त नलिकाओं में फ्री रेडीकल डेमेज (इससे हार्ट अटैक या स्ट्रोक हो सकता है।)
- सिर में दर्द (माइग्रेन सहित)
- दिल के रोग
- याददाश्त घटना

- जी मिचलाना
- चेहरे की मांसपेशियों में खिंचाव या ऐंठन
- उर्वरता की समस्या(स्त्री व पुरुष दोनों में)
- दिल की अनियमित व तेज धड़कन
- सांस लेने में तकलीफ होना
- वाणी दोष
- पसीना आना
- दिमाग में सूजन (ब्रेन एडीमा)
- टाइप 2 डायबिटीज
- कमजोरी
- वजन बढ़ना (एमएसजी से बढ़े वजन को घटाना काफी कठिन होता है।)

एमएसजी और भी अनेक प्रकार के लक्षणों का वाहक होता है जिसे हम 'चाइनीज़ रेस्त्रां सिंड्रोम' कहते हैं। इस सिंड्रोम में उन सभी लक्षणों का समूह शामिल है जो लोगों को अक्सर एमएसजी युक्त चाइनीज़ खाना खाने के बाद महसूस होते हैं।

सीआरएस के सिंड्रोम (चाइनीज रेस्त्रां सिंड्रोम)

- छाती में दर्द होना
- फ्लशिंग
- सिर में दर्द
- मुंह के आसपास सुन्न होना या जलन महसूस होना
- चेहरे की मांसपेशियों में खिंचाव या सूजन
- पसीना आना

प्राय: बच्चे, बूढ़े, नवजात व अजन्मे शिशुओं पर इसका प्रभाव अधिक होता है। यह

मां से अजन्मे शिशु तक आसानी से पहुंच सकता है। इससे बचने का सबसे बेहतर उपाय यही है कि बिना किसी एडिटिव वाला ताजा भोजन किया जाए। आप एमएसजी रहित मसाले, सूप व सॉस भी ले सकते हैं। यदि किसी व्यंजन में एमएसजी डालना आवश्यक हो तो उसके स्थान पर नींबू के ताजे रस का प्रयोग कर सकते हैं।

एस्पारटेम

एस्पारटेम क्या है?

एस्पारटेम, एफडीए द्वारा अनुमोदित एक आर्टीफिशियल स्वीटनर है जो कई तरह के लो कैलोरी भोजन व पेय पदार्थों में प्रयोग किया जाता है। यह काफी मीठा होता है। कहा जाता है कि यह चीनी से करीब 200 गुना मीठा होता है यानी पदार्थों में इसकी नाममात्र की ही मात्रा डाली जाती है। यदि इसे गर्म न किया जाए या पकाया न जाए तो यह अपनी मिठास खो देगा। यह फिनाइनलालेनाइन (एक अनिवार्य अमीनो एसिड) व एस्पारटिक एसिड (एक गैर जरूरी अमीनो एसिड) के मेल से बना है। यदि इसके बाजारी नामों की बात करें तो वे हैं- न्यूट्रा स्वीट व शुगर फ्री आदि।

एस्पारटेम के प्रयोगः

यह कम कैलोरी वाले भोजन व पेय पदार्थों में कृत्रिम मिठास का कार्य करता है। यह बहुत अधिक मीठा होता है इसलिए इसकी नाममात्र मात्रा ही डाली जाती है इसलिए इससे भोजन या पेय पदार्थ की कैलोरी नहीं बढ़ती। यह अलग से पैकेटबंद रूप में भी मिलता है ताकि लोग इसे खरीद कर अपने भोजन व पेय पदार्थों में चीनी की जगह प्रयोग में ला सकें, जैसे- सीरीयल, कॉफी व मीठे व्यंजन आदि। इसका प्रयोग करने वालों में वे लोग भी शामिल हैं जो कम कैलोरी की मात्रा लेते हुए वजन घटाने की इच्छा रखते हैं या जो लोग स्पेशल डायबिटिक डाइट पर होते हैं। इसका प्रयोग न केवल भोजन व पेय पदार्थों में होता है बल्कि बच्चों की दवाओं व विटामिन का स्वाद बढ़ाने के लिए भी यही डाला जाता है।

एस्पारटेम का इतिहासः

एस्पारटेम बाजार का सबसे खतरनाक तत्व है जो कि भोजन में मिलाया जाता है। इसकी खोज 1965 में दुर्घटनावश हुई थी जब जी डी सीरले कंपनी का एक केमिस्ट जेम्स स्क्लैटर एक एंटी-अल्सर दवा पर परीक्षण कर रहा था। एस्पारटेम को 1981 में, सूखे सामान के लिए मंजूरी दी गई तथा 1983 में कार्बोनेटिड पेय पदार्थों में डालने की छूट मिली। मूल रूप से इसे 26 जुलाई 1974 को सूखे खाद्य पदार्थों के लिए मंजूरी दी जा चुकी थी किंतु न्यूरोसाइंस रिसर्चर डा0 जॉन डब्ल्यू ओनले व ग्राहक अटार्नी जेम्स टर्नर ने अगस्त 1974 में इसके खिलाफ आपत्ति दर्ज कर दी। साथ ही जीडी के शोध अभ्यासों की जांच-पड़ताल भी यू एस फूड व ड्रग प्रशासन द्वारा इस पर रोक लगाने का कारण बनी (5 दिसंबर 1974)।

1985 में मोनसेंटो ने जी डी की उस केमीकल कंपनी को खरीद लिया जिसके पास एस्पारटेम का पेटेंट था (जो कि न्यूट्रा स्वीट की सक्रिय साम्रगी है)। उस कंपनी को एस्पारटेम के धुंधले इतिहास से कोई फर्क नहीं पड़ा जिसमें 1980 की एफडीए बोर्ड जांच शामिल थी। उसके अनुसार तीन स्वतंत्र वैज्ञानिकों ने दावा किया था कि इससे ब्रेन ट्यूमर हो सकता है।

एफडीए ने इसी जांच के आधार पर एस्पारटेम पर रोक लगा दी किंतु कंपनी के चेयरमैन डोनाल्ड रम्सफील्ड (वर्तमान में डीफेंस के सेक्रेट्री) ने उसे मंजूरी दिलवाने की ठान ली।

21 जनवरी 1981 को रोनाल्ड रीगन के शुभारंभ के एक दिन बाद सीरले ने एफडीए को दोबारा अर्जी भेज दी कि एस्पारटेम को स्वीटनर के तौर पर प्रयोग में लाने की इजाजत मिल सके और रीगन के नए एफडीए कमिश्नर, आर्थर हेज़ हल जूनियर ने पांच व्यक्तियों का वैज्ञानिक कमीशन बिठा दिया ताकि बोर्ड ऑफ इंक्वायरी के फैसले पर फिर से विचार हो सके।

यह जल्द ही साफ हो गया कि पैनल उस पाबंदी को 3-2 के फैसले से समर्थन देगा

पर तब हल ने कमीशन में एक और व्यक्ति की नियुक्ति कर दी और वोट बराबर हो गए। फिर उसने निजी रूप से एस्पारटेम के पक्ष में निर्णय दिया। बाद में हल को कुछ अभियोगों के चलते एफडीए से विदा लेनी पड़ी। पहले उसने न्यूयॉर्क मेडिकल कॉलेज के प्रोवोस्ट के रूप में काम किया और मोनसेन्टो व जीडी सीरले की प्रमुख पीआर फर्म बर्स्टन-मार्सटैलर में एक अच्छा पद संभाल लिया।

तभी से एस्पारटेम सभी शुगरफ्री मीठे उत्पादों में पाई जाती है।

एस्पारटेम के सामान्य दुष्प्रभावः

एस्पारटेम लेने के बाद निम्नलिखित प्रकार के दुष्प्रभाव सामने आ सकते हैं।

- सिरदर्द
- सिर चकराना
- मूड में अचानक उतार-चढ़ाव
- वमन व जी मिचलाना
- पेट के निचले हिस्से में ऐंठन
- नज़र धुंधलाना
- डायरिया
- याददाश्त घटना
- थकान
- रैशेज होना
- नींद में कमी होना
- हार्टरेट में बदलाव आना।

एस्पारटेम लेने से निम्नलिखित दीर्घकालीन रोगों की हालत और भी गंभीर हो सकती है:

- ब्रेन ट्यूमर
- मिरगी
- लंबे समय तक थकान बने रहना
- मल्टीपल क्लुरोसिस
- पार्किन्सन रोग
- अल्ज़ाइमर्स
- मानसिक रूप से कमजोरी
- लिंफोमा
- जन्म से होने वाले दोष
- फिबरोमयालगिया
- डायबिटीज

अब हम जान चुके हैं कि ये स्वाद बढ़ाने वाले तत्व व स्वीटनर्स हमारे जीवन में कितने हानिकारक हो सकते हैं। एमएसजी को अब मोनो सोडियम ग्लूटामेट की बजाय 'मास सुसाइडल जेनरेशन' के नाम से जाना जाने लगा है। प्रोसेसड खाद्य पदार्थों में पाये जाने वाले रसायनिक तत्व तथा उनके हानिकारक प्रभाव को जानने के लिए निम्नलिखित टेबल पढ़ें।

उत्पाद का नाम	**रासायनिक सामग्री**
1. एक्ट 2 पॉपकॉर्न	ट्रांस फैट, डाएसीटाइल, नमक
2. केले का फ्लेवरयुक्त दूध	एमिलबुटायरेट
3. भुजिया	नमक, एमएसजी
4. बर्फी	चीनी, दूध
5. बिस्किट	मैदा,चीनी, हाइड्रोजिनेटिड वेजीटेबल ऑयल

उत्पाद का नाम	रासायनिक सामग्री
6. ब्रेड/ब्राउन ब्रेड	मैदा, मोलासिस
7. बर्गर	मैदा, नमक, एमएसजी
8. केक	मैदा, चीनी, एमएसजी, ईथाइलएसीटेट (अनानास फ्लेवर) प्रॉपलिन ग्लाइकोल (एमलीसीफायर)
9. चेरी फ्लेवरयुक्त कैंडी	चीनी, एल्डीहाइड 17
10. चीज़	दुग्ध उत्पाद
11. आलू के चिप्स	ट्रांस फैट, नमक, एमएसजी
12. चॉकलेट	चीनी, एमएसजी, कैफीन, थिओब्रोमाइन
13. कॉफी	कैफीन
14. कोल्ड ड्रिंक्स	चीनी, कैफीन, फास्फोरिक एसिड, 2 एम आई, 4 एम आई, एबोर्टिड फोटिल सैलस (गर्भपात के बाद मिली भ्रूण कोशिकाएं)
15. जैम	शुगर, बैंजीलेसीटैट
16. कुरकुरे	नमक, एमएसजी
17. लिपस्टिक	मिथाइल पाराबेन, कारमाइन रंग
18. नूडल्स	मैदा, सोडियम
19. नट फ्लेवर के विनेगर व उत्पाद	बुटरलहाइड
20. मिनरल वाटर की बोतल	टेरेप्थ्लेट की बनी, एक एंडोक्राइन डिसरप्टर
21. दूध	दूध

उत्पाद का नाम	रासायनिक सामग्री
22. मिल्क पाउडर	दुग्ध उत्पाद
23. पास्ता	मैदा, हाई सोडियम
24. पेस्ट्रीज़	मैदा, शुगर, चीज़
25. रिफाइंड ऑयल	अनसैचुरेटेड ऑयल
26. टेबल साल्ट	सोडियम क्लोराइड
27. भुनी मूंगफली	नमक, ट्रांसफैट
28. सॉस	नमक, एमएसजी, पिरेजर्वेटिव
29. सोयमिल्क	फाइटिक एसिड
30. खाने के लिए तैयार भोजन	बीएचटी (बुटाइलेटिड हाइड्रोक्सीटोलुएन), बीएचए (बुटाईलेटिड हाइड्रोक्सीएनीसोल)
31. अनानास फ्लेवरयुक्त दही	इथाइलएसीटेट
32. पिज्ज़ा	मैदा, एमएसजी साल्ट चीज़, सॉस
33. वनीला आईसक्रीम	पैप्रोनॉल
34. सैंडविच	मैदा, साल्ट, चीज़
35. मेयोनीज़	दुग्ध उत्पाद
36. टॉफीज़	शुगर, इथाइलएसीटेट
37. अचार	तेल, नमक, साइट्रिक एसिड, सोडियम बेनजोएट
38. समोसा	मैदा, तेल, नमक
39. कॉनफ्लेक्स	एनरिच्ड विटामिन, चीनी
40. पैक्ड फ्रूट जूस	चीनी, अनानास फ्लेवर, स्ट्रॉबरी फ्लेवर, कृत्रिम फ्लेवर
41. फ्रूट बन्स	मैदा, चीनी

खाद्य पदार्थों में पाये जाने वाली रसायनिक तत्व तथा उनके दुष्प्रभाव।

रासायनिक सामग्री	हानिकारक प्रभाव व अन्य
1. ट्रांस फैट्स	कॉलेस्ट्रॉल का स्तर बढ़ने से कई प्रकार के दिल के रोगों का खतरा
2. डाईएसीटाइल	लंग्स का कैंसर, ब्रोंकाइटिस
3. नमक	हाइपरटेंशन, फ्री रेडीकल फॉरमेशन, गुर्दे के रोग
4. एमिलबुटायरेट	त्वचा में खुजली व खिंचाव आदि
5. एमएसजी	एलर्जी, रैशेज, दमा के दौरे, कैंसर, छाती में दर्द, दिल के रोग, याददाश्त में कमी, उर्वरता संबंधी समस्याएं, सिरदर्द, ब्रेन ट्यूमर, जी मिचलाना,मस्तिष्क में सूजन
6. मैदा	पाचन संबंधी समस्याएं
7. चीनी	मोटापा, ग्रोथ हारमोन में कमी, कॉलेस्ट्रॉल के स्तर में वृद्धि, नज़र कमजोर होना, मधुमेह, ऑस्टियोपोरोसिस
8. हाइड्रोजिनेटेड वेजीटेबल ऑयल	कॉलेस्ट्रॉल का स्तर बढ़ने से दिल के रोगों का खतरा
9. मोलासिस	डायरिया
10 इथाइलएसीटेट (अनानास का फ्लेवर)	लिवर, किडनी व दिल को नुकसान, चमड़ा व कपड़ा उद्योग में क्लीनर का काम करता है।

रासायनिक सामग्री	हानिकारक प्रभाव व अन्य
11. प्रॉपेलीन ग्लाइकोल (एमल्सीफायर)	न्यूरोलॉजिकल टॉक्सीकैंट, प्रिंटिंग इंक व वार्निश में प्रयोग
12. एडिलहाइड 17 (कृत्रिम फ्लेवर)	एनीलाइन डाई में प्रयोग, प्लास्टिक व रबड़ निर्माता कैंसर व गुर्दे के रोग तथा कैंसर
13. कैफीन	रक्त नलिकाओं में संकुचन, एंटीएजिंग हारमोन का घटना
14. थिओब्रोमाइन	लिवर विषाक्तता
15. फास्फोरिक एसिड	दांतों के लिए नुकसानदायक, किडनी के रोग ऑस्टियोपोरोसिस, किडनी स्टोन
16. 2एम आई	लंग्स, लिवर या थायरॉइड कैंसर या लुकीमिया
17. 4एम आई	लंग्स, लिवर या थायरॉइड कैंसर या लुकीमिया
18. एबोर्टिड फोटिल सेल (कृत्रिम फ्लेवर)	अनैतिक अभ्यास
19. बैंजिलएसीटेट	लंग्स कैंसर, स्किन कैंसर
20. मिथाइल पाराबेन	एंडोक्राइन डिसरप्टर, त्वचा में विषाक्तता
21. कारमाइन रंग	कॉकीनियल कीड़े से लिया गया
22. फाइटिक एसिड	कैल्शियम, आयरन, जिंक व मैग्नीशियम जैसे खनिज पदार्थों के अवशोषण को घटाता है।
23. बीएचटी (बुटाईलेटिड हाइड्रोक्सीटोलुएन)	किडनी, लिवर व लंग्स को खतरा

रासायनिक सामग्री	हानिकारक प्रभाव व अन्य
24. बीएचए (बुटाईलेटिड हाइड्रॉक्सी एनीसोल)	पेट का कैंसर, किडनी फेल होना, थायरॉइड की समस्या
25. प्रोपेनॉल	जूं मारने के काम आने वाला केमिकल
26. बुट्रलडी-इाइड	रबड़ सीमेंट की सामग्री
27. साइट्रिक एसिड	दांतों में सड़न, एसीडिटी
28. सोडियम बेंजोएट	लिवर कैंसर
29. एनरिच्ड विटामिन	लिवर व किडनी को नुकसान
30. कृत्रिम फ्लेवर	लिवर, किडनी व दिल के रोग, कैंसर

अध्याय-7

हमें कोई रोग क्यों होता है?

(भाग-2)

विचार या सोच भी बहुत मायने रखते हैं। वास्तव में आपका शरीर एक शक्तिशाली इलक्ट्रोमैग्नेटिक ट्रांसमीटर और एनर्जी का रिसीवर है। आप जो कुछ भी सोचते हैं वह आपके शरीर की सेल पर शक्तिशाली प्रभाव डालता है। पाजिटिव हाई वाइब्रेशनल थॉट आपके रोगों को दूर भगा सकते हैं। नेगेटिव और स्ट्रेसफुल हाई वाइब्रेशनल थॉट आपके शरीर को रोगों का तोहफा दे सकते हैं। आइए, देखें कि यह सोच भौतिक रूप से कैसे प्रभावित करती है।

प्रश्नः जब आप गुस्से में होते हैं तो क्या होता है?

स्टेप 1: दिमाग आपके गुस्से के भाव को पहचान कर गुस्से का सिग्नल पिट्यूटरी ग्लैंड को भेजता है (अगले पेज पर चित्र देखें)।

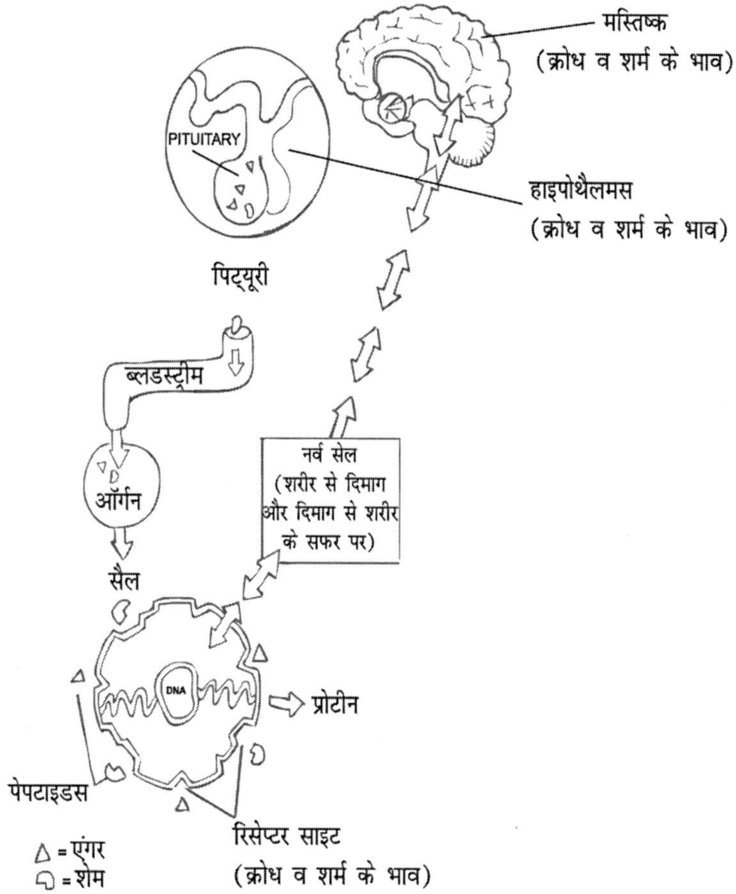

दिमाग और शरीर के बीच एंगर/शेम का बायोलॉजिकल एक्सप्रेशन और केमिकल/न्यूरोलॉजिकल सेल्फ मानीटरिंग सिस्टम

स्टेप 2: पिट्यूटरी ग्लैंड एड्रीनल ग्लैंड से एक प्रकार के केमिकल या हारमोन का स्राव करती है जिसे एड्रेनालिन कहते हैं, जो ब्लडस्ट्रीम से विभिन्न अंगों तक पहुँचता है और रिसेप्टर साइट से विभिन्न अंगों के सेल्स से जुड़ता है।

स्टेप 3: इससे कोशिकाओं की कार्यक्षमता में सुधार होता है, बाहरी शरीर में भौतिक बदलाव आते हैं जैसे नजर तेज होना, फाइट या फ्लाइट की तैयारी के लिए। इनके कारण हार्ट रेट और ब्लड प्रेशर भी बढ़ जाते हैं तथा ब्लड वैसल्स संकुचित हो जाती हैं। जब शरीर में एड्रेनालिन का प्रवाह होने लगता है तो पाचन मंद हो जाता है क्योंकि रक्त वहाँ से हट कर मांसपेशियों की ओर जाने लगता है।

जब क्रोध या तनाव कम समय के लिए होता है तो एड्रेनालिन का थोड़ा सा स्राव नुकसान की बजाय फायदा करता है।

स्टेप 4: लंबे समय तक बार-बार आने वाले एंगर फिट्स शरीर के भीतर ऊर्जा प्रबंधन में असंतुलन पैदा कर देते हैं जिससे रोग प्रतिरोधक क्षमता कमजोर हो जाती है। कई बार लंबे समय तक रहने वाले क्रोध या तनाव के कारण शरीर का रक्षा तंत्र हेल्दी व कैंसरस सेल को पहचान नहीं पाता और उन्हें एक-एक कर मारने लगता है जिससे गंभीर ऑटोइम्यून रोग पैदा हो जाते हैं जैसे- रयूमेटायड व आर्थराइटिस आदि।

मैं आपको आसान शब्दों में बताता हूँ। अपने घर की कल्पना करें, मान लें कि घर के किसी हिस्से में इमरजेंसी हो जाती है तो क्या होगा? जैसे ही एमरजेंसी कॉल सुनाई देगी, तो घर के सभी सदस्य भाग-भाग कर उस तरफ चले जाएँगे। बाकी घर पूरी तरह से खाली होगा, खिड़कियाँ व दरवाजे खुले होंगे और उस समय कोई भी घर में घुस सकता है। वह घर में चोरी कर सकता है या उसे किसी दूसरे तरीके से नुकसान पहुंचा सकता है।

आपका शरीर भी आपके घर की तरह है जिसे तनाव, चिंता, क्रोध आदि नकारात्मक भावों से निपटने के लिए इसके भीतरी सुरक्षा तंत्र से समझौता करना पड़ता है। इस तरह रोग प्रतिरोधक तंत्र विभिन्न रोगों के हमले को रोक नहीं पाता।

'याद रखें, सकारात्मक रवैया सकारात्मक सेहत की ओर ले जाता है।
नकारात्मक रवैया रोगी शरीर की ओर ले जाता है।'

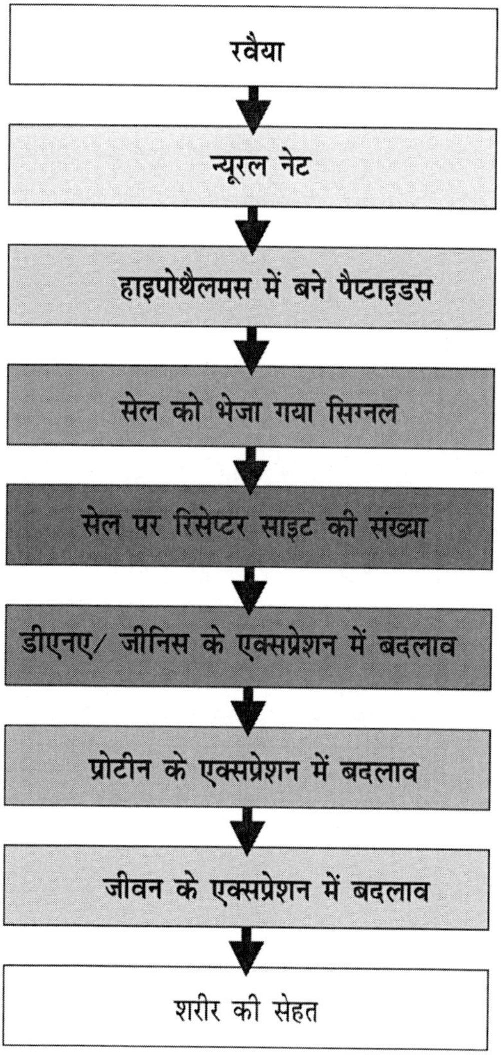

रवैया → शरीर की सेहत
भौतिक शरीर पर थॉट्स (विचारों) का प्रभाव

अध्याय-8

किसी रोग की चिकित्सा कैसे न करें?

चलिए, मुंबई के ताज होटल के उसी आतंकी हमले की बात करें जिसमें आतंकियों ने मेहमानों को बंधक बनाया और उस खूबसूरत इमारत का हरसंभव तरीके से नुकसान करते हुए, मेहमानों और होटल के स्टाफ को भी काफी पीड़ित किया.....

समस्या समाधान का मूर्खतापूर्ण तरीका:

यदि पूरे ताज होटल में जहरीली गैस का स्प्रे कर दिया जाता तो क्या होता। वह जहरीली गैस से भर जाता किंतु यह तो पक्का था कि इस प्रक्रिया में कुछ आतंकवादी मारे जाते। फिर बंधकों और मेहमानों का क्या होता? अरे हाँ! वे भी तो इस प्रक्रिया में मारे जाते। क्या आप इसे संकट के समाधान का बुद्धिमत्तापूर्ण तरीका कहेंगे? नहीं..... कभी नहीं.....

23 अक्टूबर 2002 को रशियन सेना ने यही तो किया, जब भारी हथियारों से लैस चेचेन्य विद्रोहियों ने 3 दिन तक मास्को थियेटर में 129 व्यक्तियों को बंधक बनाए रखा तो उन्होंने पैरालाइजिंग गैस का स्प्रे कर दिया। नतीजतन, विद्रोहियों के साथ-साथ 162 बंधक भी मारे गए।

समस्या के समाधान का एकमात्र तरीका:

होटल में ऐसे बुद्धिमान सिपाही भेजे जाते, जो आतंकियों और मेहमानों में अंतर कर पाते तो इससे मेहमानों की सुरक्षा हो जाती और आतंकियों को भी निकालने में आसानी होती।

अधिकतर निर्जीव दवाएँ इस जहरीली गैस की तरह ही हैं। अधिकतर यही होता है कि ये रोगी और स्वस्थ सेल में भेद ही नहीं कर पातीं। रोगी कोशिकाओं के साथ-साथ स्वस्थ कोशिकाओं में हमला होने से और भी जटिलताएँ पैदा हो जाती हैं जिसे हम साइड इफेक्ट का नाम देते हैं। (जैसे प्यार के साइड इफेक्ट्स, वैसे ही टैबलेट के

साइड इफेक्ट्स) कैंसर के मामले में की जाने वाली कीमोथेरेपी को इसका क्लासिक उदाहरण मान सकते हैं।

समस्या समाधान का मूर्खतापूर्ण तरीका

जहरीली गैस के छिड़काव से न केवल आतंकी बल्कि निर्दोष बंधक भी मारे जाएँगे। याद रखें कि दवाओं के हमेशा साइड इफेक्ट होते हैं। लाइफलेस दवाएँ हमें जीवन तो नहीं दे पातीं पर हमारी लाइफ को लेस अवश्य कर देती हैं।

इस तथ्य को समझने के लिए निम्नलिखित उदाहरण पर ध्यान दें।

एक गमला लें और उसमें चार किलो मिट्टी व खाद डालें। इसमें एक नन्हा सा बीज डालें और उसे नियमित तौर पर पानी दें। साल के अंत तक आपके पास एक बड़ा पौधा होगा।

अब आप गमले से पौधा निकालें और जड़ों से भी मिट्टी झाड़ लें और उसे तोलें। आपको यह देख कर हैरानी होगी कि अभी भी आपके पास चार किलो मिट्टी ही है। आपने उसमें बस थोड़ा पानी ही मिलाया था। अगर आप पानी को मापेंगे तो आपने तकरीबन दो किलो पानी मिलाया होगा।

हिसाब से तो यदि पौधा 100 प्रतिशत पानी भी ले तो पौधे का वजन दो किलो से ज्यादा नहीं होना चाहिए। वाऊ! क्या हुआ? जादुई रूप से बाइस किलो का भार और पदार्थ कहाँ से आ गया? इसने मिट्टी नहीं खाई क्योंकि अभी भी आपके पास चार किलो मिट्टी ही है और उसमें दो किलो पानी ही मिलाया गया था। तो इतना बड़ा पौधा कैसे हो गया? यह एक खास सवाल है। इस पर फिर से विचार करें। सभी जीवित पदार्थों की तरह पौधा भी ऊर्जा से पनपा।

ऊर्जा एक अदृश्य पदार्थ है।

मनुष्य भी ऐसे ही हैं। यदि आप एक नन्हे शिशु को लें और उसके भीतर जाने वाले हर तरह के भोजन को मापें और फिर उसके शरीर से मल-मूत्र व पसीने के रूप में बाहर आने वाले व्यर्थ पदार्थ को मापें तो आप पाएँगे कि जो शरीर के भीतर जाता है,

वही बाहर आता है। यदि चार किलो भोजन और पानी अंदर गया और चार किलो व्यर्थ पदार्थ बाहर आ गया तो नन्हे शिशु का वजन 6 किलो से 68 किलो कैसे हो गया?

हम जो कुछ भी खाते या पीते हैं वह तो शरीर से बाहर आ जाता है तो यह कैसे हुआ? पता है, विज्ञान भी आपको इसका उत्तर नहीं दे सकता। इसका उत्तर यह है कि हम भोजन, सूर्य के प्रकाश और हवा से ऊर्जा प्राप्त करते हैं जिससे पदार्थ पैदा होता है- यही ऊर्जा है।

दवाएँ रोग की चिकित्सा करने या उसे मिटाने की बजाय लक्षणों को छिपाने का ही काम करती हैं। हो सकता है कि आप नाक बहना, कान दर्द, गले की सूजन, डायरिया, उल्टी, अधिक पसीना आना, एसीडिटी व बुखार आदि लक्षणों का सामना कर रहे हों किंतु ये सब लक्षण हैं, आपकी समस्या का मूल कारण नहीं हैं। ये लक्षण तो शरीर के विशेष तंत्र ने पैदा किए हैं ताकि स्वयं को जहरीले तत्वों से मुक्त कर सकें। दूसरे शब्दों में, आपका शरीर प्राकृतिक तरीके से शरीर से व्यर्थ पदार्थ बाहर निकाल रहा है।

यह एक अच्छी बात है क्योंकि आपका शरीर सेल्फ हीलिंग की प्रक्रिया में व्यस्त है। दवाएँ इस प्रक्रिया में बाधा देती हैं। वे न केवल उन लक्षणों को मिटाती हैं बल्कि शरीर के क्लीनिंग प्रोसेस को भी रोक देती हैं। जहरीले तत्वों को बाहर निकलने का कोई मार्ग नहीं मिलता और वे शरीर में बने रहते हैं।

अगर आपको तेज बुखार है तो याद रखें कि शरीर आपके भीतर बसे जर्म्स को मारने की कोशिश कर रहा है। केवल कुछ अपवादों में ही आपको इस बुखार को उतारने की आवश्यकता होगी (कुछ मामलों में यह अनिवार्य होता है), जैसे आपकी कार में लाल बत्ती का टिमटिमाना इस बात का संकेत देता है कि पेट्रोल खत्म होने को है। लाल बत्ती इसी बात का संकेत दे रही है। आप क्या करेंगे? क्या आप लाल बत्ती दिखाने वाली वायरिंग निकाल देंगे? क्या इससे समस्या हल हो जाएगी? नहीं...... आपको केवल देखने में ऐसा लगेगा कि समस्या हल हो गई है।

लाइफलेस दवाएँ भी ऐसा ही करती हैं।

'लो फ्यूल' का संकेत देने वाली वायर को निकाल देने से समस्या हल नहीं होगी।

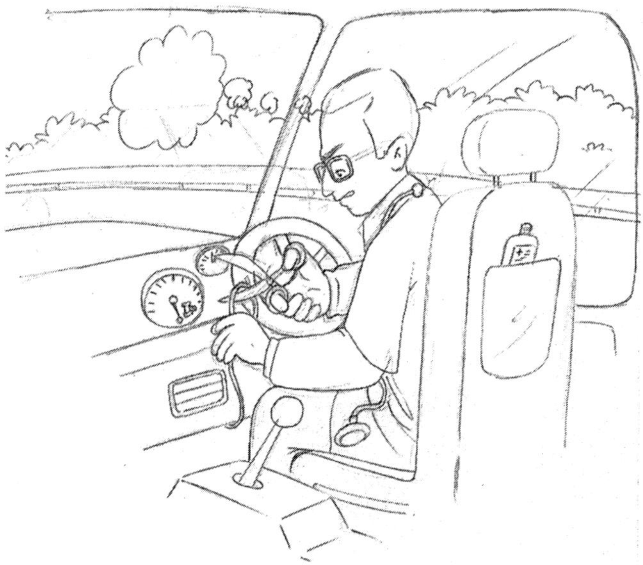

'लो फ्यूल' का संकेत देने वाली वायर को निकाल देने से समस्या हल नहीं होगी।

कल्पना करें कि एक एक्वेरियम में स्वस्थ मछलियाँ नाचती-गातीं एक से दूसरे कोने तक आ जा रही हैं किंतु समय बीतने के साथ-साथ एक्वेरियम का पानी सड़ जाता है और मछलियाँ बीमार होने लगती हैं। तब आप क्या करेंगे?

ऑप्शन 1: आप मछलियाँ पानी से निकालेंगे, उनका इलाज करेंगे और उन्हें दोबारा पानी में डाल देंगे।

ऑप्शन 2: आप खराब पानी की जगह ताजा व साफ पानी डाल देंगे।

सो-कॉल्ड मॉर्डन अस्पतालों और एडवांस मेडिकल साइंस से आप यही उम्मीद कर सकते हैं कि वे ऑप्शन 1 को लेंगे।

जरा सोचें, एक व्यक्ति किडनी फेलियर से पीड़ित है....................

अस्पतालों के डॉक्टर क्या करेंगे?

वे खराब और रोगग्रस्त किडनी को किसी डोनर की किडनी से बदल देंगे।

किंतु, तकरीबन ज्यादातर मामलों में यही पाया गया है कि 3 से 5 साल के अंदर ही डोनर किडनी भी इंफैक्टिड हो जाती है और काम करना बंद कर देती है।

जब तक हम किडनी के फेल होने का सही कारण पता नहीं लगाते तब तक कोई स्थायी इलाज हो पाना संभव नहीं है। हमें रोग के लक्षणों को नहीं उसके मूल कारण को जड़ से मिटाना है।

अतः अब हम कह सकते हैं कि रोग प्रमुख रूप से दो कारकों के कारण होता है।

1. जब हम निर्जीव भोजन करते हैं।

2. जब हम लंबे समय तक नकारात्मक सोच को अपनाए रखते हैं।

बदकिस्मती से, कोई भी अल्ट्रा मॉर्डन अस्पताल इन कारणों का इलाज नहीं करते।

एक्वेरियम के पानी को ताजे पानी से बदलना या उसे कीटाणुरहित करना ही रोगी मछलियों का एकमात्र उपचार है।

याद रखें कि अस्पताल केवल सेहत के बारे में नहीं होते, वे तो रोगों के लिए बनाए जाते हैं

पूरी दुनिया के आधुनिक मेडिकल तंत्र के बारे में कुछ प्रामाणिक तथ्य पढ़ें और आप स्वयं ही सब कुछ जान जाएँगे।

तथ्य-1:

विकसित देशों में कैंसर या दिल का दौरा जैसे रोग मृत्यु के प्रमुख कारण नहीं होते, इसके लिए रोगों के इलाज के लिए ली गई दवाओं के साइड इफेक्ट दोषी हैं। इसे

आइट्रोजीनिक डैथ कहते हैं।

यूएसए में, अमेरिकी इतिहास के आरंभ से अब तक युद्ध में मारे गए लोगों से अधिक संख्या ऐसे लोगों की है जो 'आइट्रोजेनिक डेथ' से मरे हैं।

तथ्य-2:

आंकड़ों के हिसाब से मेडिकल डॉक्टरों का औसत जीवन काल 65 वर्ष होता है। जबकि एक आम आदमी का औसत जीवनकाल 75 से 80 साल होता है। पूरी दुनिया में मेडिकल डॉक्टरों की आत्महत्या दर सबसे अधिक होती है। एक डेंटिस्ट का औसत जीवनकाल 52 साल होता है।

तथ्य-3:

अ) कीमोथेरेपी व रेडिएशन के लिए जाने वाले कैंसर रोगियों की बचाव दर 3 प्रतिशत होती है।

ब) सभी प्रकार के इलाजों से इंकार करने वाले कैंसर रोगियों की बचाव दर 27 प्रतिशत होती है।

स) वैकल्पिक चिकित्सा करने वाले कैंसर रोगियों की बचाव दर 50 प्रतिशत होती है।

दिमाग चकरा गया ना!...........इस बारे में विचार करें।

तथ्य-4:

फार्मेसी शब्द ग्रीक रूट शब्द 'फार्मेसिया' से बना है जिसका अर्थ होता है- 'जादूगरी या टोना'। फार्मेसिस्ट शब्द का अर्थ है 'जहर देने वाला'।

अध्याय-9

अब तक का सार

किसी भी रोग के दो प्राथमिक कारण होते हैं:

1) नेगेटिव/ डेड फूड

2) नेगेटिव विचार

सही मायनों में हीलिंग तभी हो सकती है जब यदि इन दोनों कारणों को जीवन से निकाल दें।

एक तथाकथित अस्पताल तभी सच्चा अस्पताल कहला सकता है जब यह इन दो कारणों पर ध्यान दे। अधिकतर चिकित्सा कारण को मिटाने पर नहीं अपितु लक्षणों को मिटाने पर ही केंद्रित होती है।

लक्षण तो चले जाते हैं किंतु कारण तो वही बना रहता है और जैसे ही दवा का असर खत्म होता है तो लक्षण फिर से पैदा हो जाते हैं। इस बार इन लक्षणों को मिटाने के लिए पहले से भी ज्यादा खुराक की आवश्यकता होगी क्योंकि सभी दवाएँ एडक्टिव होती हैं।

अब जीवन का सबसे खास और अहम सवाल...

प्रश्नः हमें स्वयं को पूरी तरह से रोगमुक्त करने और आजीवन स्वस्थ रहने के लिए क्या करना होगा?

उत्तरः बस पन्ना पलटना है।

''विज्ञान किसी ऐसी वस्तु की

मरम्मत तो कर सकता है जो इसने बनाई है।

लेकिन विज्ञान किसी ऐसी वस्तु की

मरम्मत नहीं कर सकता जो इसने नहीं बनाई।''

'हमारी रचना प्रकृति ने की है

अतः हमारी हीलिंग की

ताकत भी प्रकृति में ही छिपी है।'

आपको रोगमुक्त करने की ताकत न तो डॉक्टरों के पास है और न ही दवाओं में वह ताकत है। यह शक्ति तो आपके भीतर और आपके आसपास की प्रकृति में छिपी है।

महत्वपूर्ण तथ्यः शाकाहारी वन्य पशु कभी भी दिल के दौरे, कैंसर, मधुमेह या माइग्रेन जैसे गंभीर रोगों से नहीं मरते। यदि वे बीमार हो भी जाएँ तो वे बिना किसी डॉक्टर की मदद के (एक्सीडेंट के अलावा) स्वयं ही ठीक हो जाते हैं। ये जानवर प्रकृति से ही रोगमुक्त होने की शक्ति पाते हैं।

क्या आपने किसी शेर को एस्कार्टस की सीढ़ियाँ उतरते देखा है..........या खरगोश को कमजोर नजर के लिए आँखों के डॉक्टर के पास चश्मा बनवाते देखा है?

इन सभी उदाहरणों व सबूतों पर विचार करने के बाद अब थोड़ा आराम लें............

और एक सच्चा अस्पताल बनाना आरंभ करें जो रोग के लिए जिम्मेदार दोनों कारणों का ध्यान रख सके।

पहला कारक : नेगेटिव भोजन की अधिक मात्रा लेने से शरीर में कई एसीडिक टॉक्सिन जमा हो जाते हैं और पोषण का अभाव हो जाता है।

दूसरा कारक : मानसिक व भावनात्मक तनाव

एक सच्चा अस्पताल बनाने के लिए केवल दो सहयोगी ही आपकी मदद कर सकते हैं:

1) आप स्वयं

2) प्रकृति

आपके और प्रकृति के सहयोग से ही वह अस्पताल तैयार होगा जिसे हमने 'सुपर स्पेशलिटी होम हॉस्पिटल' का नाम दिया है।

अध्याय-10

द साइंस ऑफ सुपर हेल्थ सिंपलीफाइड

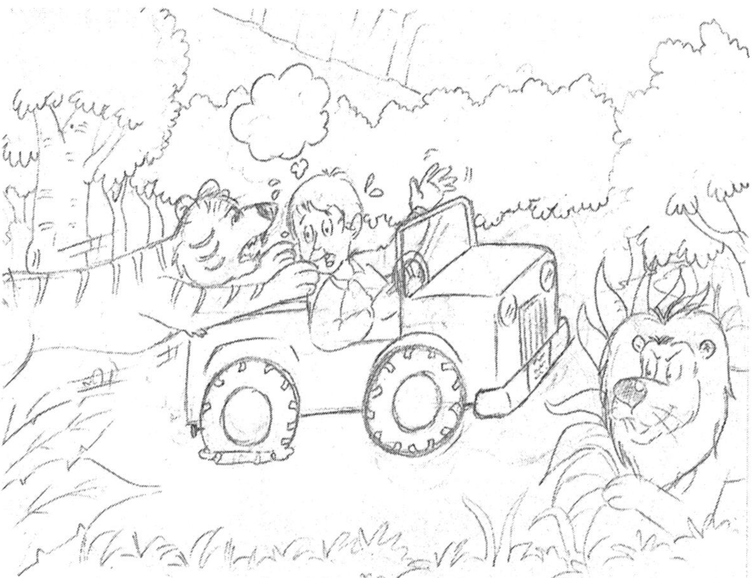

'पंचर टायर बदलने' जैसे आसान काम को भी नहीं जानते तो यह आपके लिए घातक हो सकता है।

कल्पना करें कि आप एक हरे-भरे खूबसूरत जंगल में कार चलाते हुए जा रहे हैं और अप्रदूषित वातावरण का आनंद ले रहे हैं, अचानक आपको पता लगता है कि टायर पंचर है और अगर उसे जल्दी ही नहीं बदला गया तो आप मांसाहारी जानवरों की मेन्यू-लिस्ट में आ सकते हैं।

हालांकि, पंचर टायर बदलना एक आसान काम है, इसके लिए न तो आटोमोबाइल इंजीनियरिंग की कोई डिग्री चाहिए और न ही कोई बहुत ज्यादा समझदारी और हुनर की आवश्यकता है पर अगर आपको यह छोटा सा काम भी नहीं आता तो इस संकट के समय में इसके कारण आपकी जान भी जा सकती है। आप किसी चीते, शेर या फिर दूसरे मांसाहारी जानवर के स्वादिष्ट भोजन का हिस्सा भी बन सकते हैं...।

आप अपनी किसी गलती के बिना ही मारे जा सकते हैं। आपकी एकमात्र गलती यही है कि आपने कभी कार की फर्स्ट एड के बारे में कुछ सीखा ही नहीं। तो छोटे-मोटे कामों के लिए भी कार मैकेनिक का मुँह देखने के कारण ही आपकी जान खतरे में आ सकती है...।

ठीक इसी तरह आप भी एक आत्मा हैं जो शरीर में रह रही है। आपको अपने शरीर की मरम्मत और रख-रखाव के लिए दूसरों पर निर्भर नहीं रहना चाहिए। यह आपके जीवन का सवाल है।

आप सोच रहे होंगे कि मेरे हिसाब से तो हम सबको मानव शरीर और दवाओं की पूरी जानकारी पाने के लिए पूरे दस साल का समय लगाना चाहिए। मेरा यह मतलब नहीं है और वास्तव में ऐसा करने की आवश्यकता भी नहीं है। ईश्वर ने हमारे शरीर की रचना बहुत सोच-समझ कर पूरे कायदे और सादे तरीके से की है, हमें केवल इसे समझना होगा।

उदाहरण के लिए, हम सभी मनुष्य तथा तकरीबन जीव 15 डिग्री से0 से 30 डिग्री से0 के बीच आरामदेह महसूस करते हैं (आर्गेनिज्म के समायोजन पर निर्भर करता है)।

अगर यह 20 डिग्री से0 पर आ जाए तो शरीर जीवित रह लेगा और अगर यह तापमान 100 डिग्री से अधिक हो जाए तो शरीर जल कर नष्ट हो जाएगा। हमारे शरीर के अंग व सेल भी इसी तरह काम करते हैं।

हम जानते हैं कि प्रत्येक वस्तु अपने लिए एक उचित तापमान पर ही सही रह पाती है। जैसे आइसक्रीम ̶ 15 डिग्री से0 पर ही सही रह पाती हैं। ग्रीन टी का स्वाद 79 से 87 डिग्री के बीच अच्छा रहता है। इसी तरह शरीर के विभिन्न तरल पदार्थों (पानी, खून या यूरीन) के लिए माप का दूसरा पैमाना इस्तेमाल होता है। इसी से शरीर की सेहत का स्तर माप सकते हैं, इसे पीएच स्केल कहते हैं।

परिभाषा :

पीएच : इस बात की माप कि कोई पदार्थ एसीडिक है या एल्केलाइन

पीएच स्केल : एसीडिटी और एल्केलिनिटी की माप का स्केल

पीएच को जानें :

पीएच (पोटेंशियल ऑफ हाइड्रोजन) किसी भी सोल्यूशन की एसिडिटी या एल्केलिनिटी की माप है। यह 0 से 14 के पैमाने पर मापा जाता है। पीएच जितना कम होगा सोल्यूशन उतना ही एसीडिक होगा। पीएच जितना अधिक होगा सोल्यूशन उतना ही एल्केलाइनयुक्त (बेस) होगा। जब कोई सोल्यूशन न तो एसीडिक होता है और न ही एल्केलाइन तो इसका पीएच 7 होता है जो कि न्यूट्रल है।

मानव शरीर में भरपूर मात्रा में जल पाया जाता है। हमारे शरीर में 70 प्रतिशत तो जल ही है। शरीर में एसिड-एल्केलाइन का एक अनुपात होता है जिसे पीएच कहते हैं, यह पॉजिटिवली चार्ज्ड आयन (एसिड फॉरमिंग) और निगेटिव चार्ज्ड आयन (एल्केलाइन फॉरमिंग) के बीच एक संतुलन होता है। शरीर लगातार इस संतुलन को बनाए रखने का प्रयास करता रहता है। जब इस संतुलन के साथ समझौता होता है तो कई तरह की समस्याएँ पैदा हो जाती हैं।

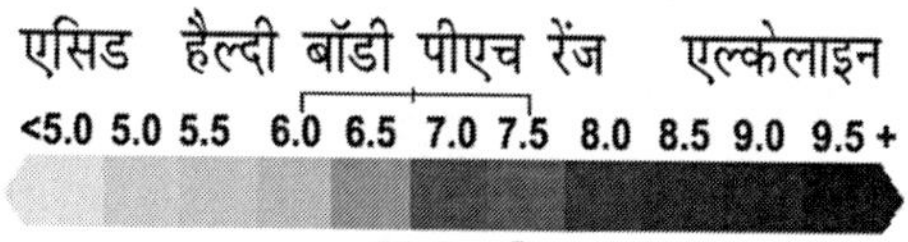

pH Scale

सभी केमिकल प्रक्रियाओं का एक आदर्श पीएच होता है जिस पर वे सबसे ज्यादा प्रभावी होती हैं। उदाहरण के तौर पर शरीर तभी बेहतर तरीके से काम कर पाता है जब इसकी भीतरी कैमिस्ट्री थोड़ी सी एल्केलाइन (पीएच 7 से 8 के बीच) हो। ब्लड का पीएच तो और भी निश्चित होता है।

रक्त का पीएच

7.4 सामान्य

7.2 मृत्यु

हमारी भीतरी बॉडी की कैमिस्ट्री एल्केलाइन वातावरण में काम करती है। यदि रक्त ने

पीएच के स्तर को 7.4 तक न रखा और 7.2 से नीचे गिर जाता है तो हम मर भी सकते हैं। एक स्वस्थ शरीर के सेल एल्केलाइन होते हैं। रोगों के दौरान सेल का पीएच 7.0 से कम होता है, सेल जितने एसीडिक होंगे हम उतने ही रोगी होते जाएँगे। सेल 3.5 से अधिक पीएच पर ही जीवित रह सकते हैं, यदि इससे स्तर घटे तो यह प्राणघातक होगा।

हमारा शरीर सामान्य मेटाबॉलिज्म के बाय-प्रोडक्ट के रूप में एसिड पैदा करता है। हमारा शरीर बेस को पैदा नहीं कर पाता। (जिसके लिए शरीर तड़पता है) इन्हें बाहर से लाना पड़ता है ताकि सेल को एसिडिक होने और मरने से रोका जा सके।

भोजन शरीर में एल्केलाइन तत्व स्टोर करने का अच्छा साधन है। इसका सीधा संबंध आर्गेनिक मिनरल से है। आप बेहतर समझ के लिए एल्केलाइन को आर्गेनिक मिनरल के बराबर मान सकते हैं। भोजन दो प्रकार का होता है : एसिड या एल्केलाइन। यह भोजन की एस वैल्यू का संकेत देता है। (मतलब भोजन के पाचन और प्रोसेसिंग के बाद जो बचता है।) यह एसिडिक है या एल्केलाइनयुक्त? यदि यह एसिड अवशेष (इनआर्गेनिक एसिड) है तो शरीर को इसे न्यूट्रालाइज करना होगा ताकि शरीर में अम्ल की मात्रा अधिक न हो जाए। इसे एल्केलाइन से बराबर कर सकते हैं।

आहार में एल्केलाइन की भरपूर मात्रा होती है। यदि शरीर को यह भोजन से न मिले तो उसे सेल से इसे लेना पड़ता है। इसी तरह सेल भी एसिडिक हो जाते हैं और रोग का कारण बनते हैं।

चूंकि हमारा शरीर एल्केलाइनयुक्त है इसलिए हमें अच्छी सेहत पाने के लिए ऐसा भोजन लेना चाहिए जो एल्केलाइन अवशेष बचा सके।

रोगों के असंख्य नामों से कोई फर्क नहीं पड़ता, फर्क इस बात से पड़ता है कि इन सब का मूल एक ही है...शरीर में एसिड व्यर्थ पदार्थों की अधिकता।

एसिडिक और एल्केलाइनयुक्त भोजन का चार्ट :

नोट: एसिडिक एस कॉलम में दिए गए फूड कम से अधिक एसिड के क्रम में हैं और एल्केलाइन एस कॉलम में दिए गए फूड अधिक से कम के क्रम में हैं।

भोजन श्रेणी	अधिक एल्केलाइन	एल्केलाइन	सबसे कम एल्केलाइन	सबसे कम एसिडिक	एसिडिक	सबसे अधिक एसिडिक
स्वीटनर		मेपल सिरप, राइस सिरप	ताजा शहद, रॉ शुगर	प्रोसेस्ड हनी, मोलेसिस		न्यूट्रा स्वीट, इक्वल, एस्पारटिन, स्वीट एंड लो
फल	नींबू, तरबूज, , ग्रेप फ्रूट, आम, पपीता	खजूर, अंजीर, खरबूजा, अंगूर, पपीता, कीवी, बेरी, सेब, नाशपाती, किशमिश	संतरा, केला, चैरी, अन्नानास, आडू एवोकाडो	प्लम, प्रोसेस्ड फ्रूट जूस	खट्टी चैरी	ब्लयूबैरी, प्रून्स
बींस सब्जियाँ लैग्यूम	अस्पारागस प्याज सब्जियों का रस पार्सले कच्चा पालक ब्रोकली, लहसुन	ओकरा, स्क्वैश हरी बींस, बीट, सेलेरी, सलाद पत्ता, जुकीनी, शकरकंदी	गाजर, टमाटर, ताजे कॉर्न, मशरुम, पत्तागोभी, मटर, आलू का छिलका सोयाबीन, टोफू	पका पालक, राजमा सिट्रंग बींस	आलू छिलका रहित और बींस	चॉकलेट
नट्स और सीडस		बादाम	चेस्टनट	कद्दू व सूरजमुखी के बीजे	काजू	मूंगफली, अखरोट
तेल	ऑलिव ऑयल			कॉर्न ऑयल		
अनाज सीरियल			अमरनाथ, मिलेट वाइल्ड राइस	अंकुरित गेहूँ, ब्रेड ब्राउन राइस	व्हाईट राइस, कॉर्न, ओट	गेहूँ, मैदा, पेस्ट्री, पास्ता
मीट				ठंडे पानी की मछली	टर्की चिकन, लैंब	बीफ, पोर्क, शैलफिश
अंडे डेयरी		स्तनपान	सोय चीज, सोय दूध, बकरी का चीज,	अंडे, मक्खन, दही छाछ, कॉटेज चीज	कच्चा दूध	चीज, होमोजिनाइज्ड दूध, आइसक्रीम
पेय पदार्थ	हर्ब्स टी	ग्रीन टी	जिंजर टी	चाय	कॉफी	बीयर

एल्केलाइन व एसिड फूड दर्शाने वाला चार्ट

लार का पीएच 7 से अधिक होता है। यदि इससे कम है तो इसका मतलब है कि शरीर एसिडिक है और यदि यह स्थिति लंबे समय तक रहे तो जान लें कि यह रोगों को खुला निमंत्रण है। सुबह के समय लार के पीएच की जांच करें, यदि यह 7 से अधिक है तो अनेक रोगों से बचे रहेंगे।

सलाइवा का पीएच 7 से अधिक कैसे बनाए रखें?

1. 80 प्रतिशत या उससे अधिक एल्केलाइन और बीस प्रतिशत और उससे कम एसिडिक भोजन करें
2. आठ घंटे की पूरी नींद लें। नींद के दौरान एसिड जल गहरी सांस के दौरान प्रोसेस्ड होकर शरीर से निकल जाता है जो कि जागते हुए कभी नहीं कर पाते। गहरी नींद स्वभाव से ही एल्केलाइन होती है।
3. शरीर में एल्केलाइन मीडियम बनाए रखने के लिए कम से कम आधे घंटे का शारीरिक व्यायाम करना आवश्यक है।
4. तनाव से हमेशा एसिड बनता है। ठीक इसी तरह भय, गुस्सा व घृणा आदि नेगेटिव इमोशन भी स्वभाव से ही एसिडिक होते हैं। इनसे दूर रहें।
5. प्रेम, शांति, आनंद, सहजता, माफी, किसी चीज में विश्वास रखना और जीवन में कुछ करने का जुनून और इन सबमें अपने को समा देना भी खुद को रीएल्केलाइन करने का एक तरीका है।
6. रोज आठ से दस गिलास पानी अवश्य पिएँ।

पानी पर स्पेशल नोट :

थकान, टॉक्सीमिया, कब्ज और समय से पहले बुढ़ापा आदि ये सब इसलिए हैं क्योंकि तकरीबन लोग पर्याप्त मात्रा में पानी नहीं पीते।

पानी शरीर के हर मेटाबॉलिक प्रोसेस, इलैक्ट्रिकल एक्सचेंज और बायोकेमिकल पाथवे, फिजिकल और मेंटल गतिविधि में शामिल है। यह भोजन से पोषक तत्व

लेकर उन्हें रक्त तक पहुँचाता है, अमूल्य तरल पदार्थों को बनाए रखता है और शरीर को विषैले तत्वों से रहित करने में सहायक होता है।

आपके शरीर का तीन-चौथाई हिस्सा पानी से बना है। मांसपेशियाँ 70 प्रतिशत जल हैं, रक्त 82 से 90 प्रतिशत जल है, हड्डियाँ 35 प्रतिशत जल हैं, लिवर 90 प्रतिशत जल है और मस्तिष्क 85 प्रतिशत जल है।

यदि आपके शरीर को भरपूर मात्रा में जल नहीं मिलता तो इसे उसे ही रिसाइकिल करना पड़ता है जिसकी पहले ही किडनी के द्वारा रीफिल्टरिंग हो चुकी है। इससे किडनी और लिवर पर अनावश्यक भार पड़ता है और कब्ज हो जाती है।

इन कारणों की गहराई को समझने के लिए कल्पना करें कि कुछ दिन से आपके घर या शहर में पानी की सप्लाई बंद है। पहले आप अपने साधनों से ही काम चला लेंगे पर वे भी खत्म हो गए फिर? फिर तो यही उपाय बचेगा कि आप पहले नाली, फिर सीवेज और फिर गटर के पानी को छान कर पिएँ.....हद हो गई न??? मैं जानता हूँ आप कह सकते हैं कि गटर का पानी फिल्टर करके पीने के बजाय आप डीहाइड्रेशन से मरना पसंद करेंगे।

यही तो बात है। हमें हमेशा पर्याप्त मात्रा में पानी लेना चाहिए ताकि शरीर को दूसरे अंगों में जमा पानी को री-फिल्टर करके इस्तेमाल न करना पड़े। इस तरह किडनी और लिवर भी ओवरटाइम की परेड से बचे रहेंगे।

पानी की कमी ही सिरदर्द, जोड़ों के दर्द और इसी तरह की दीर्घकालीन तकलीफों की जड़ है। ऐसा अम्लों और टॉक्सिन के शरीर में दोबारा सर्कुलेशन के कारण होता है। इंटरफेशियल टिश्यू की लुब्रीकेटिंग लेयर सूखने के कारण घर्षण होता है और शरीर के कई अंगों में दर्द होने लगता है।

रिसर्च से पता चला है कि दिन में आठ से दस गिलास पानी लेने से कई तरह के दर्दों में 80 प्रतिशत की कमी पाई गई।

औसतन एक आदमी पूरे दिन में पाँच गिलास तक पानी पीता है तो ब्रेस्ट कैंसर होने

का खतरा 79 प्रतिशत, कोलोन कैंसर का 45 प्रतिशत और ब्लैडर कैंसर का 50 प्रतिशत तक घट जाता है। (चाय, कॉफी या सोडे में डला पानी आपकी रोजमर्रा की जरूरतों को पूरा नहीं करता क्योंकि वे काफी एसिडिक होते हैं और परेशानी घटाने की बजाय बढ़ा देते हैं।)

अधिक से अधिक मात्रा में पानी पिएँ ताकि आपकी किडनी को 'सीवरेज का पानी' न पीना पड़े।

सॉफ्ट ड्रिंक बहुत टॉक्सिक होते हैं। अध्ययनों से पता चला है कि अधिक मात्रा में इनका सेवन करने से शरीर में कैल्शियम, मैग्नीशियम और दूसरे खनिज लवणों की मात्रा कम हो जाती है जिससे आस्टियोपोरोसिस, आस्टियोआर्थराइटिस, हाइपोथायराइडिज्म, कोरोनरी आर्टरी रोग, उच्च रक्तचाप व समय से पहले बुढ़ापा जैसे रोग हो जाते हैं।

साथ ही ये हमारे पाचनतंत्र में एक अम्लीय वातावरण भी बना देते हैं। इनमें मौजूद फॉस्फोरिक एसिड हमारे पेट के हाइड्रोक्लोरिक एसिड से कंपीट करता है और इसकी क्रियाओं को बुरी तरह से प्रभावित करता है। जब एसिड प्रभावहीन हो जाता है तो भोजन पच नहीं पाता जिससे अपच, गैस और अफारे की समस्या पैदा हो जाती है।

इसके अलावा, इनमें सोडियम बैनजोएट नामक प्रिजर्ववेटिव भी बड़ी मात्रा में पाया जाता है ताकि पेय पदार्थ में कहीं मोल्ड न बने जो कि डीएनए के वाइटल पार्ट्स को स्विच ऑफ कर सकता है। सॉफ्ट ड्रिंक की बोतल के साथ रोगों की एक लंबी सूची जुड़ी है ...... सो.....इट्स नॉट क्लीयर....नो सीधी बात.... फिर भी आप कहेंगे... ये दिल मांगे मोर.........

अध्याय-11

सुपर स्पेशलिटी होम हॉस्पिटल (द सोल्जर्स)

स्टेप -1

सुपर स्पेशलिटी होम हॉस्पिटल की इमारत बनाने के स्टेप सीखने से पहले चलिए हम मुंबई हमलों की कहानी पर चलते हैं।

एक बार फिर से कल्पना करें कि आप ताज होटल हैं और आतंकियों के रूप में टॉक्सिन खूबसूरत ताज होटल में घुस रहे हैं।

जरा देखें किन समस्याओं का सामना करना होगा :

1. आतंकियों को बाहर निकाल कर होटल की सफाई करना।

2. आतंकियों द्वारा किए गए भीतरी नुकसान की पूर्ति

3. होटल के भीतर बंधकों की सुरक्षा

4. होटल की भावी आतंकी हमलों से सुरक्षा

समाधान :

हमें समाधान के लिए निम्नलिखित की आवश्यकता होगी:

1. सोल्जर्स : बुद्धिमान और शक्तिशाली सोल्जर्स न केवल आतंकियों पर काबू पा कर उन्हें मार सकते हैं बल्कि बंधकों को पहचान कर आतंकियों के चंगुल से बचा भी सकते हैं।

2. रिपेयरमैन : आतंकियों ने होटल को काफी नुकसान पहुंचाया है जैसे; होटल के जले हुए हिस्से, टूटे दरवाजे-खिड़कियाँ और बिजली के टूटे तार वगैरह।

3. सुप्रीम पावर: वे आतंकी उन कमांडरों के हाथों की कठपुतलियाँ हैं जो काफी दूरी पर बैठ कर उन्हें नचा रहे थे। आतंकी दूषित और नकारात्मक सोच में इतने डूबे हुए थे कि वे इस मिशन के लिए अपनी जान तक देने को तैयार थे। यहाँ हमें एक

सुप्रीम पावर की आवश्यकता है जो आतंकी समुदाय पर सकारात्मक प्रभाव डाल सके।

प्रश्न : हमारे शरीर में सोल्जर की भूमिका कौन निभा सकता है जो कि शरीर में बसे जहरीले पदार्थों से लड़ कर आतंकियों से शरीर की सफाई कर सके और स्वस्थ कोशिकाओं तथा अंगों की क्षति से रक्षा कर सके।

उत्तर : अपने आसपास देखें, धरती का एक-तिहाई हिस्सा घास से ढका है। प्रकृति ने मनुष्य व पशुओं को घास के रूप में इलाज के लिए सोल्जर दिया है। आपने बिल्ली व कुत्तों को बीमार होने पर घास खाते देखा होगा। पशु तो जानते हैं कि घास के पास उनके सभी रोगों का इलाज है।

सभी प्रकार की घासों में से, व्हीटग्रास (गेहूँ के दाने बोने के दो सप्ताह तक) में अनिवार्य पोषक तत्व पाए जाते हैं जो धरती के सभी प्रकार के रोगों की चिकित्सा कर सकते हैं।

व्हीटग्रास क्या है?

व्हीटग्रास उस घास को कहते हैं जो गेहूँ उगाने के साथ उगती है, इसे गेहूँ के ज्वारे भी कहते हैं। इसे ट्रे में उगाया जाता है और इसका जूस निकाल कर पीते हैं जो कि किसी भी रोग के बचाव और सेहत के रख-रखाव के लिए आवश्यक है।

व्हीटग्रास जूस सही मायनों में एक सोल्जर है, एक ऐसा सोल्जर जो बुद्धिमत्ता, शक्ति, स्फूर्ति और तेजी के गुणों से ओतप्रोत है।

इसे आप शरीर का सोल्जर भी कह सकते हैं क्योंकि इसमें निम्न विशेषताओं के कारण मनुष्य के हर संभावित रोग से लड़ने व इलाज करने की क्षमता है।

1. यह 20 जरूरी व गैरजरूरी अमीनो एसिड के साथ संपूर्ण प्रोटीन हैं।

2. विटामिन विभाग में, इसमें गाजरों के मुकाबले दोगुना विटामिन ए (बीटा केरोटिन), बी-12 सहित सारे विटामिन, संतरों से अधिक विटामिन सी, विटामिन ई और विटामिन के भी पाया जाता है।

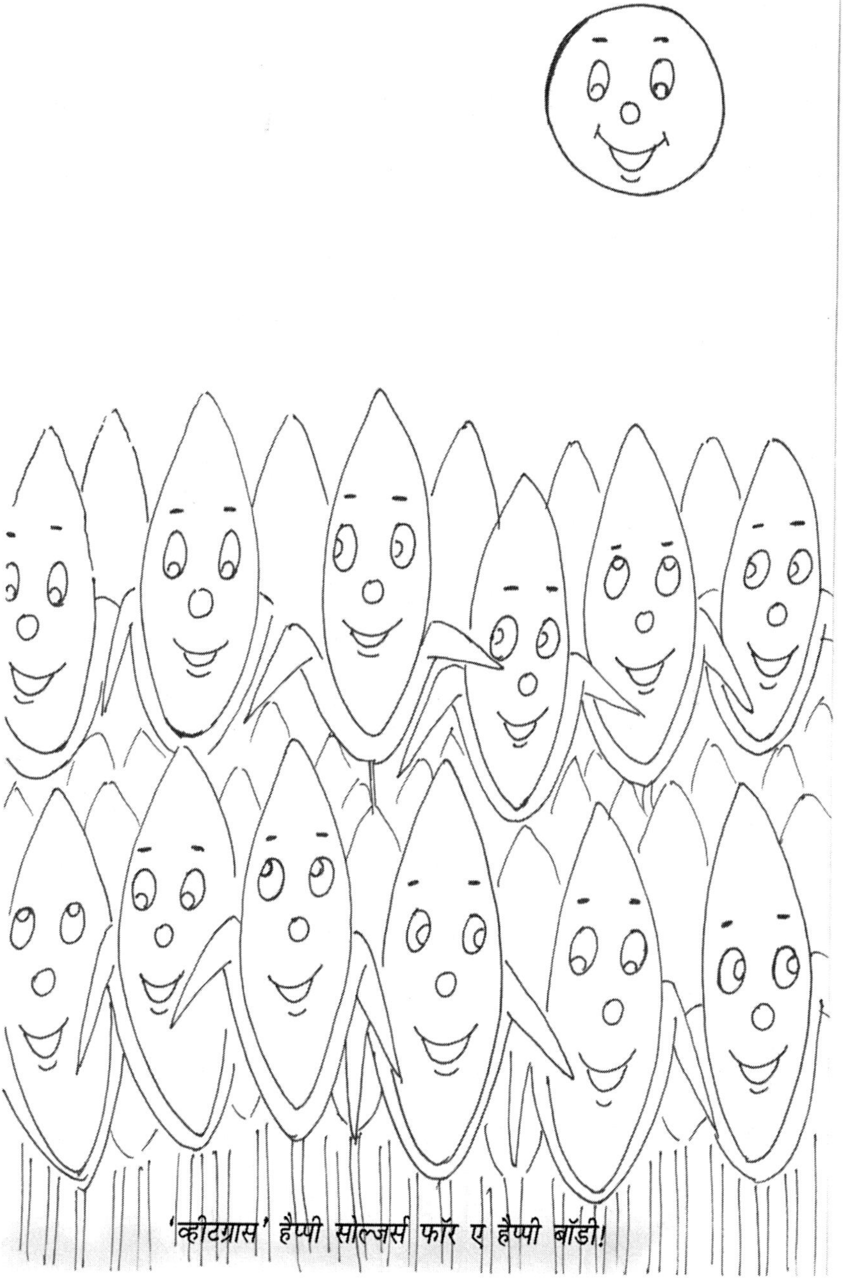

'व्हीटग्रास' हैप्पी सोल्जर्स फॉर ए हैप्पी बॉडी!

3. व्हीटग्रास में सभी प्रकार के मिनरल मौजूद हैं। इसमें मिट्टी में पाए जाने वाले 102 में से 92 मिनरल पाए जाते हैं। इसमें कैल्शियम, मैग्नीशियम, मैगनीज, फास्फोरस, पोटाशियम, जिंक और सेलेनियम की भरपूर मात्रा पाई जाती है।

4. इसमें महत्वपूर्ण फैटी एसिड भी शामिल हैं- लीनोलेनिक और लीनोलीक एसिड।

5. इसमें 80 से अधिक विभिन्न एंजाइम पाए जाते हैं।

15 कि0ग्रा0 व्हीटग्रास जूस का पोषक मूल्य चुनी हुई 350 कि0 सब्जियों के बराबर होता है।

व्हीटग्रास जूस का जादू :

व्हीटग्रास जूस में ऐसी ऑक्सीजन पाई जाती है जो शरीर में अब्सार्ब होने के लिए तैयार होती है। जब हम व्हीटग्रास जूस पीते हैं तो इसमें मौजूद ऑक्सीजन के कारण हमारी आयु और जीवंतता में वृद्धि होती है। इसमें कच्चा क्लोरोफिल पाया जाता है। सही मायनों में क्लोरोफिल कंडेंस्ड सनलाइट है। हम भी इसी प्रकाश से जन्मे हैं और हमारे भीतर भी आत्मा है इसलिए प्रकाश का बल हमारी फिजिकल बॉडी को वाइब्रेट करता है और हम यही ऊर्जा महसूस करते हैं। तभी तो इसे आध्यात्मिक भोजन कहते हैं! यह आपको भौतिक पोषण देने के साथ-साथ आध्यात्मिक तौर पर भी पोषण देता है।

व्हीटग्रास का क्लोरोफिल ग्रीनब्लड के नाम से भी जाना जाता है। यदि मानव शरीर में स्थित ऑक्सीजन कैरियर हीमोग्लोबिन के मॉलीक्यूल से इसकी तुलना की जाए तो क्लोरोफिल काफी हद तक वैसा ही होता है। बस, एक अंतर यह है कि क्लोरोफिल के न्यूक्लस में मैग्नीशियम होता है तथा हीमोग्लोबिन में आयरन पाया जाता है। (ब्लड व क्लोरोफिल की केमिकल बनावट अगले पृष्ठ पर है)

क्लोरोफिल में बैक्टीरिया पैदा करने वाले एनेरोबिक बदबू को मारने की क्षमता होती है। यह लहसुन की बदबू, सांस की बदबू और बदन की बदबू को मारने के अलावा

जनरल एंटीसेप्टिक का भी काम करता है। बिना हवा के जीने वाले इन बैक्टीरिया को क्लोरोफिल के ऑक्सीजन पैदा करने वाले एजेंट खत्म कर देते हैं।

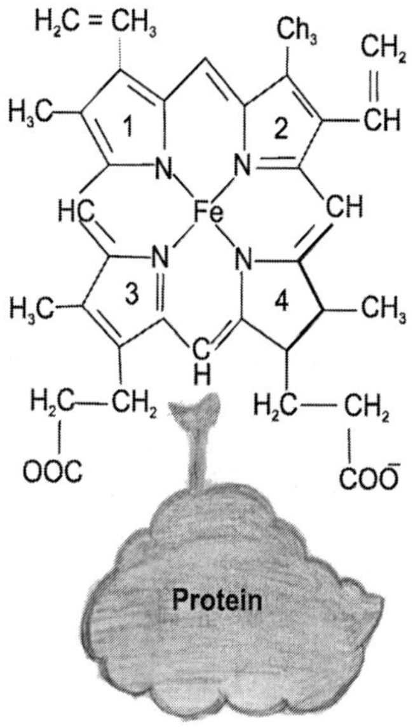

हीमोग्लोबिन

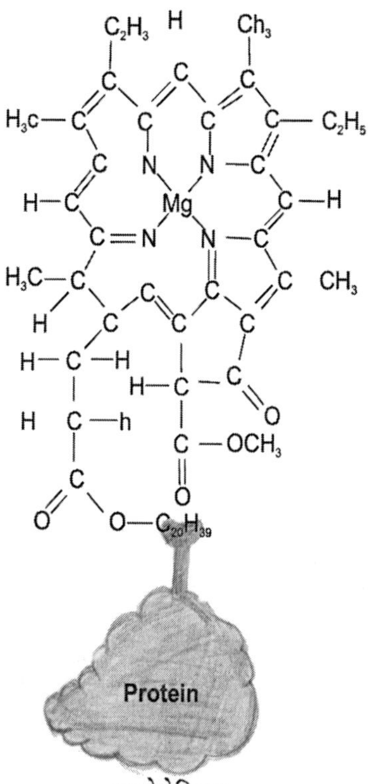

क्लोरोफिल

ब्लड व क्लोरोफिल की केमिकल बनावट

1931 में फिजियोलॉजी व मेडिसीन के नोबल पुरस्कार विजेता डॉ0 ओटो वारबर्ग ने पता लगाया कि ऑक्सीजन की कमी ही कैंसर का प्रमुख कारण थी। आजकल कैंसर थेरेपी में ट्यूमर को अति सक्रिय ऑक्सीजन ओजोन से उड़ा दिया जाता है। दूसरी दवाओं की तरह क्लोरोफिल को कभी विषैला नहीं पाया गया।

यहाँ तक कि क्लोरोफिल एक्स-रे, टीवी, कंप्यूटर स्क्रीन, ट्रांसमीटर और माइक्रोवेव रेडिएशन से भी बचाव करता है। प्रसिद्ध रिसर्च वैज्ञानिक ई बरचर क्लोरोफिल को 'कंसंट्रेशन सन पावर' कहते हैं और उन्होंने रिपोर्ट दी है कि यह हार्ट, वास्क्युलर सिस्टम, किडनी, आंतों, यूटरस व लंग्स की क्षमता बढ़ाने में सहायक है।

यह बेसिक नाइट्रोजन एक्सचेंज को बढ़ाता है। यह एक ऐसा टॉनिक है जिसके गुणों की तुलना इस ग्रह के किसी भी भोजन या दवा से नहीं हो सकती। अंत में हम कह सकते हैं कि व्हीटग्रास जूस पीने से न केवल रक्त की शुद्धि होती है बल्कि इम्यून तंत्र को भी मजबूती मिलती है। यह शरीर को अधिक मात्रा में ऑक्सीजन दे कर रोगों से लड़ने की क्षमता देता है और एनर्जी का लेवल भी बढ़ाता है।

व्हीटग्रास में पाए जाने वाले कुछ पोषक तत्व :

अमीनो एसिड :

टिप्टोफन, ग्लूटेमिक एसिड, एलानाइन, मेथिओनाइन, आर्गीनाइन, लाइसिन, एस्पारटिक एसिड, सिस्टीन, ग्लाइसिन, हिसीडाइन, इस्लोलयुसिन, ल्युसिन, फिनाइलेलाइन, प्रोलीन, सीरिन, थ्रिओनलाइन, वेलाइन, स्माल पोलीपेप्टाइडस।

एंजाइम: (80 से अधिक पहचाने गए हैं) सुपर ऑक्साइड डिसमूटास, पेरोक्सीडेस, फोस्फाटास, कैटालेस, साइटोक्रोम ऑक्सीडेस, डनाज, रनासेसुपरऑक्साइड, हैक्सोकिनास, मैलिक डिहाइड्रोजिनास, नाइट्रेट रिडक्टास, नाइट्रोजन ऑक्सीडक्ट्रास, फैटी एसिड ऑक्सीरीडक्ट्रास, फैटी एसिड ऑक्सीडास, फोसोलिपास, पोलीफिनाइलइऑक्सीडास, डिस्मुस्टास, ट्रांसहाइड्रोजिनास।

फाइटोकैमिकल्स : क्लोरोफिल, कैरोटिनायड्स, बायोफलेवोनॉयडस, ग्रोथ हारमोन्स, आरएनए, डीएनए।

विटामिन :

विटामिन सी, विटामिन ई, विटामिन बीटा कैरोटिन, बायोटिन, कोलाइन, फॉलिक एसिड, बी-1 थियामाइन, बी-2 रीबोफलेविन, बी-3 नियासिन, बी-6 पैंटोथोनिक एसिड, विटामिन के।

मिनरल व ट्रेस मिनरल :

जिंक, सेलेनियम, फास्फोरस, पोटाशियम, कैल्शियम, बोरोन, क्लोराइड, क्रोमियम, कोबाल्ट, कॉपर, आयोडीन, आयरन, मैग्नीशियम, निकल, सोडियम, सल्फर।

(ये प्रमुख हैं। इनके अलावा और भी बहुत से हैं)

फैटी एसिड :

लिनोलेनिक एसिड, लिनोलिक एसिड

प्रति 00 ग्राम		घास	स्प्राउट	ब्रोकली	अंडे	चिकन
प्रोटीन	g	25	7.490	2.980	12.440	17.550
वसा	g	7.980	1.270	.350	9.980	20.330
कैल्शियम	mg	321.000	28.000	48.000	49.000	10.000
आयरन	mg	24.9000	2.140	.880	1.440	1.040
मैग्नीशियम	mg	112.000	82.000	25.000	10.000	20.000
फास्फोरस	mg	575.000	200.000	66.000	177.000	172.000
पोटाशियम	mg	3,225.000	169.000	325.000	120.000	204.000
सोडियम	mg	18.800	16.000	27.000	280.000	71.000
जिंक	mg	4.870	1.650	.400	1.100	1.190
कॉपर	mg	0.375	.261	.045	.014	.074
मैगनीज	mg	2.450	1.858	.229	.026	.019
सेलेनियम	mg	2.500	n/a	3.000	30.800	n/a
विटामिन	mg	214.500	2.600	93.200	0.000	2.400
थियामीन	mg	0.350	.225	.065	.049	.114
रिबोफलेविन	mg	16.900	.155	.119	.430	.167
नाइसिन	mg	8.350	3.087	.638	.062	6.262
पैंटोथीनिक	mg	0.750	.947	.535	1.125	.920
विटामिन बी	mcg	1.400	.265	.159	.118	.330
फोलेट	mcg	1,110.000	38.000	71.000	35.000	6.000
विटामिन बी 12	mcg	0.800	0.000	0.000	.800	.320
विटामिन ए	IU	513.000	0.000	n/a	632.000	178.000
विटामिन ए, आरई	mcg	2,520.000	0.000	154.000	190.000	52.000
विटामिन ई	mg	9100	.050	1.660	1.050	n/a

भोजन की विटामिन व मिनरल तुलना।

रिसर्च द्वारा पता लगाए गए लाभ :

व्हीटग्रास के लाभ :

- डीएनए की मरम्मत करता है
- इम्यूनिटी बढ़ाता है
- फ्री रेडिकल्स से बचाव
- कारसीनोजंस पर रोक
- आयु में वृद्धि
- हारमोन की ग्रोथ में वृद्धि
- त्वचा रोगों से बचाव
- कॉलेस्ट्रॉल घटाता है
- इंफ्लामेशन से बचाव
- सैलुलर रिजेनुएशन में वृद्धि
- स्टेमिना में वृद्धि
- पेस्टीसाइड को न्यूट्रालाइज करता है
- एंटीऑक्सीडेंट देता है
- एथ्रोसक्लेरोसिस से बचाव

इस घास में वे सभी पोषक तत्व मौजूद हैं जिनकी शरीर को आवश्यकता हो सकती है। यह एनर्जी प्रदान कर, व्यर्थ पदार्थ निकालने में सहायक होता है। ग्रास अपने आप में एक संपूर्ण भोजन है।

ग्रास को आप संपूर्ण जीवनरक्षक आहार कह सकते हैं। एनीमल स्टडी के आधार पर अगर आपको जीने के लिए कोई एक भोजन चुनना पड़े तो यह व्हीटग्रास ही होना चाहिए। घास तो घरेलू तथा वन्य शाकाहारी पशुओं का प्राथमिक भोजन है। यहाँ तक कि हाथी, गैंडा और दरियाई घोड़ा जैसे विशाल जानवर भी घास खाते हैं।

प्रायः पूछे जाने वाले प्रश्न :

प्रश्न : मैं व्हीटग्रास उगाते समय मोल्ड से बचाव कैसे करूँ?

उत्तर : व्हीटग्रास उगाते समय प्रायः मोल्ड की ही समस्या आती है। अक्सर यह व्हीटग्रास पर सफेद उभार के रूप में होती है। यदि यह काली हो तो जान लें कि यह मृत है। घर में उगी घास को मोल्ड से बचाने के लिए निम्नलिखित उपाय अपनाएँ :

1. व्हीटग्रास के दानों को 12 घंटे से ज्यादा न भिगोएँ (ज्यादा सर्द मौसम में 24 घंटे

से ज्यादा भी भिगोने पड़ सकते हैं।)

2. स्प्राउट बैग को पानी के कटोरे में न रखें वरना इससे मोल्ड बनेंगे।

प्रश्न : व्हीटग्रास को जूस के लिए कब इस्तेमाल कर सकते हैं?

उत्तर : यह पौधा मैच्योर होने तक पोषक तत्वों की भरपूर मात्रा के साथ बढ़ता है। (जब तक यह वैजीटेटिव ग्रोथ से रिप्रोडक्टिव ग्रोथ तक जाता है।) इस परिवर्तन से ठीक पहले तक पौधे में पोषक तत्वों की काफी मात्रा होती है। यह ट्रांजिशन ज्वाइंटिंग कहलाता है। (जैसा कि चित्र में दिखाया गया है।) इस ज्वाइंटिंग के बाद पोषक तत्वों में कमी आ जाती है। फिर पौधा अपने सभी पोषक तत्वों को अनाज के दाने बनाने में इस्तेमाल करने लगता है।

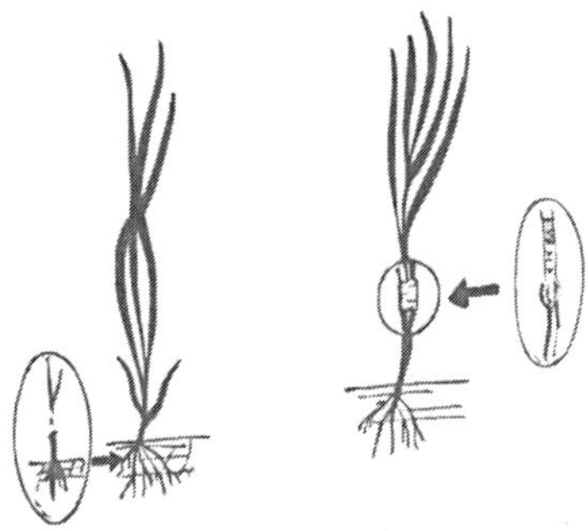

ज्वाइंटिग को आप पौधे के लिए प्यूबर्टी भी कह सकते हैं। इस अवस्था में इनमें भरपूर पोषक तत्व होते हैं

प्रश्न : क्या मैं प्रेग्नेंसी के दौरान व्हीटग्रास ले सकती हूँ?

उत्तर : व्हीटग्रास प्रीनेटल केयर के लिए भी बहुत फायदेमंद है क्योंकि यह शरीर को क्लोरोफिल, एंटीऑक्सीडेंट और फॉलिक एसिड जैसे पोषक तत्व देता है।

प्रश्न : मुझे व्हीट या ग्लुटन एलर्जी है, क्या व्हीटग्रास जूस लेना सुरक्षित रहेगा?

उत्तर : व्हीटग्रास को दाना बनने की अवस्था से पहले तक उगाया जाता है। इस अवस्था में घास में ग्लुटन नहीं होता इसलिए प्राय: इसके कारण व्हीट एलर्जी वालों को कोई परेशानी नहीं होती। वे लोग व्हीटग्रेन केरनल के ग्लुटन से एलर्जिक होते हैं।

व्हीटग्रेन व्हीटग्रास से अलग होता है। एक घास है और एक हरी सब्जी।

प्रश्न : क्या व्हीटग्रास जूस की जगह व्हीटग्रास पाउडर इस्तेमाल कर सकते हैं?

उत्तर : व्हीटग्रास जूस में हमारे शरीर में पाए जाने वाले रोगों से लड़ने की क्षमता होती है। इसके अलावा यह भी अनिवार्य है कि आप जूस बनाने के बीस मिनट में ही उसे इस्तेमाल कर लें। इस समय के बाद इसके पोषक तत्व घटने लगते हैं। व्हीटग्रास पाउडर से आप भरपूर लाभ नहीं ले सकते। किसी भी सूखी चीज में लाइफफोर्स की कमी होती है, चाहे आप इसे कितनी भी सावधानी से क्यों न उगाएँ। यह डारमेंट और निष्क्रिय होता है। इसमें ईथरल एनर्जी नहीं बचती। आप जिस तरह हाई वाइब्रेशनल हैं उसी तरह व्हीटग्रास जूस भी हाई वाईब्रेशनल है। यह सही मायनों में आपके लिए फायदेमंद है।

प्रश्न : मैं व्हीटग्रास जूस कैसे निकाल सकता हूँ?

उत्तर: व्हीटग्रास जूस निकालने के लिए एक अलग तरह का जूसर आता है। इसके अलावा आप इमामदस्ते में कूट कर भी जूस निकाल सकते हैं या फिर अधिक जानकारी के लिए हमें संपर्क करें।

अध्याय-12

सुपर स्पेशलिटी होम हॉस्पिटल (द रिपेयरमैन) स्टेप-2

एक बार ताज होटल को आतंकियों से मुक्त होने के बाद नए सिरे से मरम्मत करने, संवारने और संभालने की आवश्यकता होगी।

उसी तरह मनुष्य के शरीर को भी ताज होटल की तरह ही मरम्मत करने और नए सिरे से संभालने की आवश्यकता है। मनुष्य के शरीर में रिपेयरमैन की भूमिका निभाने के लिए भी हमारे पास साधन मौजूद हैं जो कि सालों से लगातार खराब और नकारात्मक भोजन खा-खा कर नाकारा हो चुके शरीर के नुकसान की भरपाई कर सकते हैं।

1. तुलसी : तुलसी के बारे में कुछ महत्वपूर्ण तथ्यः

- वायरस, बैक्टीरिया, फंगी और प्रोटोजोआ से होने वाले तकरीबन हर प्रकार के संक्रमण से बचाती है।
- यह एक बेहतर एंटीबायटिक, फंगीसिडल, जर्मीसिडल और डिसइंफैक्टेंट है तथा बहुत अच्छे तरीके से शरीर की रक्षा करती है।
- पत्तों का रस मच्छरों और कीड़ों-मकोड़ों का दूर रखता है ।
- इसमें विटामिन सी व अन्य एंटी ऑक्सीडेंट, जैसे युगीनोल आदि भी पाए जाते है, जो हार्ट की फ्री रेडिकल्स के हानिकारक प्रभावों से रक्षा करते हैं।
- स्नायु को आराम देती है, रक्तचाप घटाती है तथा इंफ्लामेशन को भी कम करती है जिससे तनाव घटता है।
- यह रक्त से कॉलेस्ट्रॉल घटाने में भी सहायक है।
- श्वसन संबंधी सभी डिसऑर्डर्स को दूर करने में मदद करती है जिसमें पुराना व गंभीर ब्रोंकाइटिस भी शामिल है।

- फेफड़ों के कंजेशन को दूर करती है।
- दमे से राहत दिलाती है और सांस लेने से जुड़ी दिक्कतें दूर करती है।
- मुख के कीटाणु और बैक्टीरिया नष्ट करती है और इसका असर काफी लंबे समय तक बना रहता है।

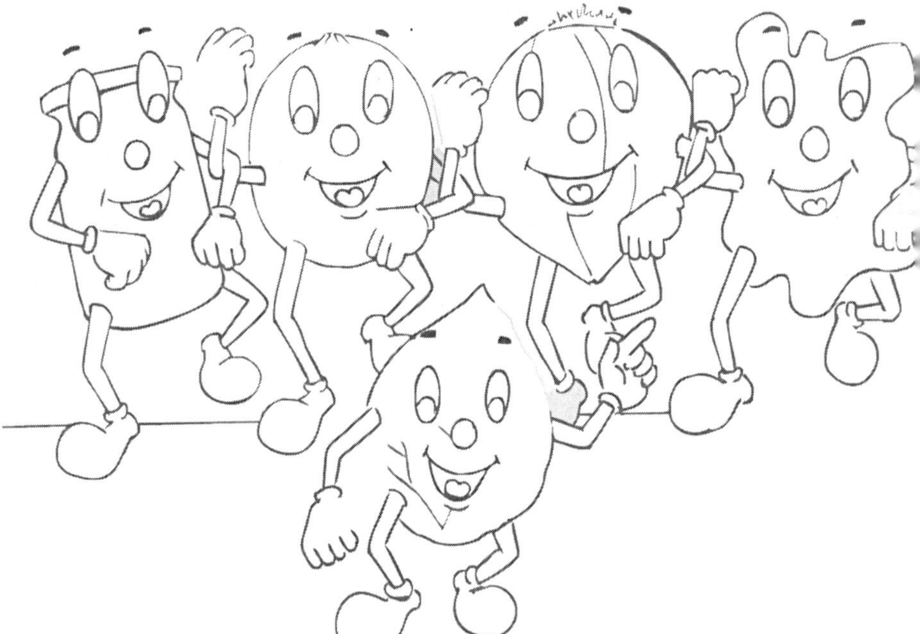

शहद, आंवला, लहसुन, अदरक, नींबू व तुलसी के साथ रॉक एंड रोल करें।

2. लहसुन : लहसुन के बारे में कुछ महत्वपूर्ण तथ्यः

- दमे में सांस की तकलीफ को दूर करता है।
- कन्वलशन की गंभीरता को घटाता है।
- खासतौर पर पाचन और श्वसन तंत्र के संक्रमण से लड़ता है।

- पाचन तंत्र में क्रैम्पिंग और स्पैसमोडिक पेन का सामना करता है।
- आंतों के कीटाणु मारता है।
- सेक्स की इच्छा को जगाता है।
- गैस पास करने में मदद करता है।
- शरीर से पसीना निकालने के साथ-साथ त्वचा में सर्कुलेशन में भी मदद करता है।
- पाचन तंत्र को भी उत्तेजित करता है।
- कीटाणुओं पर सीधा हमला करता है।
- यूरीनेशन को बढ़ाता है।
- मासिक धर्म को संतुलित करता है।
- म्यूकस के प्रवाह में वृद्धि करता है।
- त्वचा को हल्का सा इरीटेट करता है जिससे शरीर के किसी हिस्से पर लगाने से उसके रक्तप्रवाह में तेजी आती है।
- शार्ट-टर्म ऊर्जा बढ़ाता है।
- नियमित तौर पर लिया जाए तो सेहत और बल में सुधार लाता है।

3. नींबू : नींबू के बारे में कुछ महत्वपूर्ण तथ्य:

- साइट्रिक एसिड और विटामिन सी से भरपूर
- फ्री रेडिकल्स को खत्म करके स्वस्थ सेल को कैंसरयुक्त होने से रोकता है। यह सिगरेट पीने वालों के लिए काफी फायदेमंद है।
- बोन टिश्यू के निरंतर रीजेनरेशन में सहायक।
- कैल्शियम के अवशोषण में सहायक होने के साथ-साथ मजबूत और स्वस्थ दांतों के विकास में भी सहायक है।

- इसमें आयरन और विटामिन बी-कांप्लैक्स की भी थोड़ी मात्रा पाई जाती है।
- इसमें एल्कालाइन पीएच होता है जो भोजन के पाचन में सहायक है।

4. शहद : शहद के बारे में कुछ महत्वपूर्ण तथ्यः

- शहद में आयरन, कॉपर, मैगनीज, सिलिका, क्लोरीन, कैल्शियम, पोटाशियम, सोडियम, फास्फोरस, एल्युमीनियम व मैगनीशियम आदि पाए जाते हैं।
- इसमें मौजूद खनिज लवण शरीर का संतुलन बनाए रखते हैं।
- इसकी प्री-डाइजेस्टिड शुगर कमजोर पाचनतंत्र वाले व्यक्ति के लिए सहायक होती है।
- शरीर के कायाकल्प के लिए पोषक तत्वों का भंडार होता है।
- इसके मिनरल दूध में पाए जाने वाले मिनरल को सप्लीमेंट करते हैं और प्रोटीन की भी थोड़ी मात्रा पाई जाती है।
- ब्लड शुगर का स्तर बनाए रखता है।
- शरीर में ब्लडप्रेशर के स्तर को बढ़ने नहीं देता।
- कैलोरी कंटेंट ज्यादा होने के कारण थोड़ी मात्रा से ही काफी ऊर्जा मिल जाती है।
- शहद का ग्लूकोज उस ऊर्जा को बरकरार रखता है जो थकान होने पर लैक्टिक एसिड का रूप लेती है।
- टिश्यू निर्माण में शरीर की मदद करता है।
- शुगर में मौजूद डैक्सट्रीन उसे पाचन के लायक बनाता है।

5. अदरक : अदरक के बारे में कुछ महत्वपूर्ण तथ्य

- प्रोस्टागलैनडिन के प्रभावों को रोकता है जिसके कारण दिमाग की रक्त नलिकाओं में सूजन आने के कारण माइग्रेन भी हो सकता है।

- यहाँ तक कि प्रेगनेंसी में भी जी मिचलाने जैसी समस्या पर काबू पाने में सहायक है।
- मासिक धर्म से होने वाली पीड़ा को रोकने में भी सहायक है।
- इसकी एंटीइंफ्लामेट्री प्रापर्टी भी र्‍यूमेटॉयड आर्थराइटिस में लाभ देती हैं।
- ऊपरी श्वसन मार्ग को ऊष्मा देने में सहायक।
- पेट की गैस से होने वाली ऐंठन को रोकने में सहायक।
- सरकुलेटरी डिसऑर्डर में प्लेटलेट्स को चिपचिपा होने से रोकता है।
- मूड को भी अच्छा बनाता है।
- इसका सिनेओल तनाव से मुक्ति देने में सहायक है।

6. आंवला : आंवले के बारे में कुछ महत्वपूर्ण तथ्यः

- यह शरीर को कायाकल्प प्रदान करता है।
- पेट के एसिड का संतुलन बनाए रखता है।
- भोजन के अवशोषण को बढ़ाता है।
- यह एक एंटी ऑक्सीडेंट है जो असमय बुढ़ापे को रोकता है।
- यह श्वसन संबंधी रोगों का सुधार और बचाव करता है।
- यह फेफड़ों को मजबूत और स्वस्थ बनाता है।
- दिमाग की कार्यक्षमता बढ़ाता है।
- शरीर के विषैले तत्व निकाल कर शुद्धि करता है।
- उर्वरता बढ़ाता है।
- इम्यून सिस्टम को मजबूती देता है।
- यह एक कूलेंट भी है।

- यह हेमरेज, डायरिया और डीसेंट्री से भी बचाव करता है।
- यह एक एंटीऑक्सीडेंट है जो त्वचा संबंधी रोगों में भी सुधार करता है।
- यह आँखों के डिसऑर्डर भी दूर करता है।
- यह बालों का असमय गिरना और सफेद होना रोकता है।

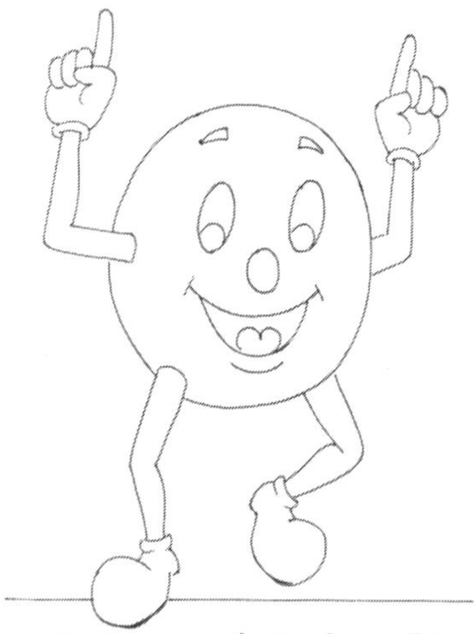

आंवले के साथ 'हैप्पी गो लकी' लाइफ

7. एलोवेरा: एलोवेरा के बारे में कुछ तथ्य:

- चेहरे के लिए मॉयश्चराइजर बनाने में इसका प्रयोग होता है।
- इससे हेयर जेल बनता है।
- यह छोटे कट और खरोंचों का उपचार कर उन्हें दूर करता है।
- यह प्रेगनेंसी और सर्जरी के स्ट्रेच मार्क्स घटाता है।
- यह नई त्वचा कोशिकाओं के उत्पादन में सहायक है।
- इससे रूसी घटाने की क्रीम बनती है।
- आँखों के नीचे के काले घेरे दूर होते हैं और झुर्रियाँ मिटती हैं।

- यह एक्ने, पिंपल, डंक, सनबर्न, छाले, फोड़े, फुंसी और जलन के उपचार में सहायक है।
- यह गुप्तांग संक्रमण दूर करने में भी सहायक है।
- इससे फंगस का भी उपचार होता है।
- यह कंजक्टिवाइटिस के उपचार में सहायक है।
- यह एलर्जी से होने वाली प्रतिक्रिया से बचाव करता है।
- इससे रूखी त्वचा में भी नई जान आती है।
- इससे वार्टस घटाने में मदद मिलती है।
- यह एग्जिमा घटाने में भी सहायक है।

नोटः एलॉयन को बारबेलॉयन भी कहते हैं, यह पीले भूरे रंग का पदार्थ स्वाद में कड़वा होता है। यह एलोवेरा पौधे की बाहरी पत्ती में पाया जाता है। 2002 में एलॉयनयुक्त बाहरी पत्ते पर यूएसए में पाबंदी लगा दी गई थी। इसका रस लेने से पहले डॉक्टर की राय लेना न भूलें। हो सकता है कि इससे एलर्जी हो जाए पर अन्यथा यह कब्ज के उपचार में सहायक है। यह मल त्याग की प्रक्रिया को सुचारू बनाता है पर डॉक्टर से पूछ कर लेना ही बेहतर होगा।

अध्याय-13

सुपर स्पेशलिटी होम हॉस्पिटल (द सुप्रीम पावर) स्टेप-3

कई साल पहले नासा ने एक अद्भुत प्रयोग किया ताकि एक खास तरह के भटकाव के शारीरिक और मानसिक प्रभाव को जाना जा सके। वे जानना चाहते थे कि भारहीन वातावरण में अधिक समय तक रहने पर अंतरिक्ष यात्री कैसा महसूस कर सकते हैं? नासा ने एक अंतरिक्ष यात्री दल को इस प्रयोग के लिए चुना। उन्हें उत्तल चश्मे पहना दिए गए जिससे सबकुछ 180 डिग्री पर यानी उल्टा दिखता था। इस तरह वे जो दुनिया देख रहे थे वह बिल्कुल उल्टी थी। उन सभी को पूरे दिन वे चश्मे पहनने थे। सोते वक्त भी उन चश्मों को उतारना नहीं था। फिर, वैज्ञानिक यह देखने के लिए बैठे कि इससे क्या असर होता है।

सबसे पहले अंतरिक्ष यात्रियों के रक्तचाप और दूसरे खास अंगों में तनाव और दबाव दिखाई दिया। फिर धीरे-धीरे थोड़ा आराम महसूस किया गया पर पूरा आराम नहीं मिल पाया क्योंकि वे उल्टी दुनिया देख रहे थे। प्रयोग आरंभ होने के 26 दिन बाद एक अंतरिक्ष यात्री के साथ कुछ विचित्र घटा। उसे सब कुछ सीधा दिखने लगा मानो उसने ऐसा कोई चश्मा पहना ही नहीं था। अब वह उस चश्मे के साथ भी सब कुछ सामान्य तौर पर देख सकता था। कुछ दिनों बाद अन्य यात्रियों के साथ भी यही हुआ।

यह क्या हुआ था? बीस से तीस दिन तक लगातार इस नए और अजीब इनपुट के कारण मानव के दिमाग ने नए न्यूरल कनेक्शन बना लिए थे ताकि दिमाग नए सिरे से रीवायर हो सके। इस तरह अब उनकी विजुअल और स्पेशियल परसेप्शन मिल कर 180 डिग्री पर भी दिमाग की सामान्य प्रक्रिया से अलग काम कर रहे थे।

बार-बार प्रयोग दोहराने से वैज्ञानिकों को यह भी पता चला कि अगर वे चश्मे इस दौरान थोड़े समय के लिए भी उतारे जाते तो न्यूरल एडोप्टेशन न हो पाता। दूसरे शब्दों में कहें तो, सबकॉन्शस माइंड को यह नई सूचना पा कर खुद को समझाने में 25 से

30 दिन लगे कि उसे इस सूचना के अनुसार ही काम करना होगा व इसे सामान्य मानना होगा।

हमारा निष्कर्ष.........? यदि आप अपने अवचेतन मन को कोई नया ओरियंटेशन देना चाहते हैं तो आपको 21 से 30 दिन तक लगातार मेंटल रिहर्सल करना होगा ताकि वह इस नई सूचना को ग्रहण कर सके। पिछले बीस सालों में हजारों लोगों के साथ जुड़ने का हमारा अनुभव भी यही कहता है।

मेंटल रिहर्सल सिस्टमः

कल्पना करें कि आप एक मैराथन दौड़ने का फैसला लेते हैं। आप दौड़ें या नहीं, यह एक अलग बात है पर मन में यह बात आते ही, आप जानते हैं कि इसके लिए तो काफी मेहनत और इनपुट की आवश्यकता होगी, यह कोई ऐसा कैटवॉक नहीं कि एक दिन सुबह आपने अभ्यास चालू किया और सप्ताह के अंत तक उसमें प्रवीण भी हो गए।

इसके लिए लगातार अभ्यास, समय, सही तरीके से किए गए प्रयास और कड़े संकल्प की आवश्यकता होगी। आपको रोज काम करना होगा, धीरे-धीरे अपने सिस्टम को बदलना होगा, मांसपेशियों की टोनिंग करते हुए उन्हें मजबूती देनी होगी, लंग्स और हार्ट को ट्रेंड करना होगा, फिर आप पूरे शरीर को इस तरह की गतिविधि के लिए ढाल लेंगे।

आप अपने दिमाग के साथ भी ठीक यही करने जा रहे हैं। हम आपको दिखाने जा रहे हैं कि दिमाग के न्यूरल नेटवर्क को किस तरह रीकंडीशन व टोन कर सकते हैं ताकि वह पूरे विश्वास के साथ नई आदतों को अपना सके और आपकी सफलता प्राकृतिक और सहज भाव से आपके भीतर से आए।

हमने मेंटल रिहर्सल सिस्टम नामक एक प्रोसेस तैयार किया है जो आपके सबकांशस मन में आपके सपनों और लक्ष्यों को न्यूरल पैटर्न में बदलने में सहायक होगा। कई बार आप अपने कांशस दिमाग से कुछ लिखते हैं फिर भी भूल जाते हैं, यह उसके ठीक

विपरीत है। इसी तरह जब आप एक मैराथन दौड़ के लिए तैयार होते हैं तो यह प्रोसेस आपके न्यूरल सिस्टम को कंडीशन व टोन करता है ताकि आप अपना सपना साकार कर सकें। जिस तरह आप मैराथन दौड़ की तैयारी करते हैं उसी तरह कंडीशनिंग प्रोसेस के लिए भी रोज प्रयास करने होंगे। यह कोई बड़ा काम नहीं बल्कि इसे करना बेहद आसान है। ज्यादातर लोग इसे करते ही नहीं लेकिन आप करेंगे और इसी से सबसे बड़ा अंतर आएगा।

मेंटल रिहर्सल सिस्टम के पाँच स्टेप्स

स्टेप-1: एक नया विजन बनाना:

आपका सबकांशस दिमाग उन सब बातों व घटनाओं को याद रखता है, जिनसे आप दो-चार हुए, गवाह बने या फिर उनकी कल्पना भी की। याद रखें कि आपका सबकांशस मन आपके साथ घटी घटनाओं या आपके मन में चल रही घटनाओं में फर्क करना नहीं जानता। जब आप किसी विस्तृत अनुभव की कल्पना करते हैं तो यह न्यूरोलॉजिकल टर्म में घटित भी होता है। फिर, आपका दिमाग इसे उसी तरह देखता है जिस तरह आप अपने हाथ या उस कुर्सी को देखते हैं जिस पर आप बैठे हैं।

मैंने जब एक मिनट में 198 पुशअप करने का रिकार्ड बनाया तो यह मेरे लिए स्वाभाविक सी बात थी क्योंकि जहाँ तक मेरे सबकांशस मन का सवाल था, मैंने हजारों बार कल्पना की थी कि मैं एक मिनट में 198 पुशअप कर रहा हूँ। मेरे दिमाग के बिलीफ सिस्टम ने इसे मेरे असली प्रदर्शन के तौर पर देखा और मेरी सभी इंद्रियों और कांशस मन को उन सभी कामों के लिए तैयार कर दिया जिनके बल पर मैं असलियत में वहाँ तक पहुँच सकता था।

वैसे तो आपका सबकांशस असली और काल्पनिक घटना में अंतर नहीं कर पाता पर फर्क इस बात से भी पड़ता है कि यह कितनी मजबूती से छाप छोड़ता है। जो यादें आपके दिमाग में गहरी छाप छोड़ती हैं, चाहे वे असली हों या कल्पित, वे कम छाप वाली घटना के मुकाबले अधिक असर डालती हैं।

किसी भी छाप की ताकत कैसे तय होती है? किसी भी मेमोरी की ताकत को तय करने के दो प्रमुख कारक होते हैं -रिपीटिशन और इंपैक्ट (दोहराव और प्रभाव)। ये दोनों ही भावात्मक कारक होने के कारण बहुत महत्व रखते हैं।

दोहराव :

रिपीटिशन आसान है: आप केवल एक बार कोई काम करके उसकी आदत नहीं बना लेते। किसी भी काम को बार-बार करने से ही उसकी आदत बनती है। इसी तरह आप खाना, बोलना या फिर पहाड़े याद करना सीखते हैं। दोहराव से ही आदत बनती है। आपकी और हमारी सोच की आदत पर भी यही बात लागू होती है।

यही एक खास कारण है कि लोग लक्ष्य बनाने के बावजूद उन तक जाने में असफल रहते हैं। आप किसी सेमिनार में बैठ कर अपने लक्ष्य की घोषणा कर सकते हैं, 1 जनवरी को बैठ कर अपने पूरे साल का रिजोल्यूशन लिख सकते हैं पर एक बार वह सब करना कुछ भी न करने के बराबर है। इसके सच होने के जरा भी आसार तभी हो सकते हैं जब वह आपकी सोच का एक हिस्सा बन जाए और आप उसे लगातार दोहराते रहें। आप किसी काम को कैसे करते हैं, इसकी बजाय आप उसे कितना दोहराते हैं, इसी में मेंटल रिहर्सल की असली ताकत छिपी है। आपको इसे दिनों-हफ्तों और महीनों दोहराना है....

प्रभाव :

दोहराव से आदत बनेगी, हालांकि इसमें कोई खास भाव शामिल नहीं होगा किंतु भावात्मक प्रभाव के बिना यह आदत खोखली रह जाएगी। इसका प्रभाव उतना बेहतर देखने को भी नहीं मिल पाएगा। तभी तो यह कहा जाता है कि इमोशन और मेमोरी में गहरा संबंध होता है। छः माह पहले किए गए एक सादे लंच के मुकाबले आपके दिमाग में एक बच्चे के जन्म या किसी दर्दनाक कार एक्सीडेंट की याद कहीं ताजा होगी।

रिपीटिशन + इंपैक्ट = न्यू रियलिटी

मान लेते हैं कि आप ओलंपिक में गोल्ड मेडल जीतना चाहते हैं। आप क्या करते हैं : मन ही मन कल्पना करें कि यह अनुभव कैसा होगा। जैसे आप पोडियम पर खड़े हैं, नेशनल एंथम गाया जा रहा है व चारों ओर से तालियों की गूंज और आवाजें सुनाई पड़ रही हैं। महसूस करें कि आपकी नसों का खून उबल रहा है। उस समय के रोमांच को अनुभव करें जब ओलंपिक अधिकारी आप तक आता है और मेडल आपके गले में पहना देता है। क्या आप इसे महसूस कर सकते हैं?

जब आप पूरी बारीकी के साथ इस दृश्य की कल्पना करते हैं तो इसका मतलब है कि अपने सबकांशस को यही एहसास दिला रहे हैं कि आप वास्तव में पोडियम पर हैं, सारी दुनिया आपको देख रही है और गले में मेडल झूल रहा है।

इस कल्पना को बार-बार दोहराएँ, यहाँ आप केवल ओलंपिक गोल्ड मेडलिस्ट होने की कल्पना नहीं कर रहे बल्कि आप एक गोल्ड मेडलिस्ट बन रहे हैं। चूंकि आप एक गोल्ड मेडलिस्ट हैं इसलिए आप वही करने लगेंगे जो कोई गोल्ड मेडलिस्ट करता, जो वह सोचता या जैसे वह रहता और इस तरह आप उन हालातों को अपनी ओर खींच पाएँगे जिन्हें कोई भी गोल्ड मेडलिस्ट आकर्षित करता।

यदि यह सब सुनने में अजीब लगे तो किसी भी ओलंपिक गोल्ड मेडलिस्ट से पूछें कि क्या उसने कभी मानसिक चित्रण किया था कि वह स्टेज पर जाकर गोल्ड मेडल ले रहा है? आपको यकीन नहीं होगा कि उन्होंने दिन-महीने और सालों तक बस यही सपना देखा है, मानो उन्हें सच में ही पदक मिल रहा हो। सबसे बेहतर स्थान पाने की सोच को पूरा करने के लिए यह प्रयोग सभी टॉप खिलाड़ी, पुरस्कार विजेता संगीतज्ञ, एक्टर, डांसर, फेमस स्पीकर, प्रेजीडेंट, सीईओ या सफल व्यवसायी करते हैं।

जब आप अपने मन में कुछ मानसिक चित्रण करते हैं तो आप अपने दिमाग में न्यूरल नेटवर्क का एक ढांचा बना लेते हैं जो यह दर्शाता है कि आप क्या पाना चाहते हैं। आप वे बीज पैदा कर रहे हैं जो उन सभी संसाधनों को आकर्षित करेंगे जिनके बल पर कोई ब्ल्यूप्रिंट भौतिक आकार लेता है।

यह तो आसान सी बात है: बीज नहीं तो पेड़ नहीं। आप एक पेड़ चाहते हैं? तो विजुवलाइजेशन द्वारा ही सही, लेकिन एक बीज पैदा कर सकते हैं।

स्टेप 2 : पावरपुल अफरमेशन बनाएँ

अब आपके पास एक क्रिस्टल क्लीयर विजन है। बस, ध्यान रहे कि रोजमर्रा की हर छोटी-बड़ी बात से झलकना चाहिए कि आप क्या कहते हैं और क्या पाना चाहते हैं। यह स्टेप बहुत अहम है.......क्यों? क्योंकि यदि आप एक नए विजन को महसूस करने की कोशिश कर रहे हैं तो पुराने विश्वासों के साथ उसे जीवित नहीं रख पाएँगे। आपके दिमाग में मिक्स मैसेज ही रहेंगे।

जैसे जब एक मां अपने बच्चे से कहती है- 'आओ, मैं तुम्हें प्यार करती हूँ' किंतु उसकी बाँहें मुड़ी हैं और चेहरे के भावों व आवाज से गुस्सा झलक रहा है तो बच्चे को क्या संदेश मिलेगा? (हिंट: मदर सही नहीं कह रही) बिल्कुल ठीक : जब आपके शब्द एक्शन, फीलिंग, मूड और बिलीफ से मेल नहीं खाते तो हमेशा नॉनवर्बल की ही जीत होती है।

हमारे कांशस (वर्बल) और सबकांशस (नॉनवर्बल) ब्रेन के साथ भी तो यही होता है। जब आपके लिखित लक्ष्य जैसे कांशस ब्रेन के मैसेज का मुकाबला नॉन-कांशस ब्रेन के मैसेज से होगा तो जीत किसकी होगी? यह आप पहले से ही जानते हैं।

दूसरे शब्दों में आप कह सकते हैं कि 'मैं अपने व्यवसाय को 2,50,000 प्रति वर्ष से एक मिलियन प्रति वर्ष तक ले जाना चाहता हूँ' और आपका सबकांशस मन अब भी क्वार्टर मिलियन डॉलर की तस्वीर पर अड़ा है तो इसका मतलब यही है कि आप चेहरे पर गुस्से के भावों के साथ, बाजू मोड़ कर 'आई लव यू' कह रहे हैं। वैसे भी जब भी कांशस और सबकांशस में संघर्ष होता है तो जीत हमेशा सबकांशस की होती है।

आइए, आपके भीतर छिपे इन बिलीफ पर एक नजर डालें:

आप कैसे जानते हैं कि आपके वर्तमान बिलीफ क्या हैं? इसे जानना थोड़ा मुश्किल

हो सकता है क्योंकि बिलीफ हमसे इतनी गहराई से जुड़े होते हैं कि हमें अक्सर इनके बारे में पता ही नहीं होता। एक बहुत अद्भुत प्राचीन हिंदु कथन है: 'इस संसार में तीन रहस्य हैं: पक्षी के लिए वायु, मछली के लिए जल और मनुष्य स्वयं अपने लिए।' मछलियाँ उस जल के प्रति सचेत नहीं होतीं जिसमें वे सारा दिन तैरती हैं इसलिए वे इस बारे में सोचती तक नहीं। ऐसा ही पक्षियों व वायु के साथ भी है। यह तो उनका सामान्य वातावरण है। हमारे बिलीफ भी ऐसे ही हैं। हम सदा उनमें तैरते रहते हैं, उनमें इतना मग्न रहते हैं कि वे हमारे लिए एक प्रकार से अदृश्य हो जाते हैं।

तो आप कैसे जानते हैं कि आपके बिलीफ क्या हैं? इसका उत्तर बेहद आसान है। बस, अपने जीवन की ओर देखें। आप क्या देखते हैं? यहाँ जो भी मिलेगा, वह आपकी बिलीफ का ही नतीजा है। आपका वर्तमान जीवन, आपके संबंध, आपकी सेहत, आपकी आय, आपकी जीवनशैली, आप कहाँ रहते हैं, कहाँ काम करते हैं, कहाँ खेलते हैं और प्रतिदिन क्या करते हैं, ऐसे कितने ही प्रश्नों का उत्तर वही है, जो आपके सबकांशस ब्रेन में भी मौजूद है। यानी कह सकते हैं कि आपके सबकांशस में उन सभी के जवाब मौजूद हैं, जिन पर आपका बिलीफ है।

यदि आपका दिल टूटा होगा तो आपका बिलीफ होगा 'मैं टूट गया: मैं असफल रहा... मैं ऐसा ही हूँ। मैं कभी सफल व्यक्ति नहीं बन सकता।' या 'मैं इस लायक नहीं कि मेरे पास इतना पैसा हो।'

यदि आप हमेशा तनाव और दबाव में रहते हैं और आपके पास समय की कमी होती है तो इस बिलीफ का स्वागत करें। 'समय तो पर्याप्त है। मुझे इसी में सारा प्रबंधन करना है और मैं कर भी सकता हूँ।'

इस बिलीफ सिस्टम को करने का प्रयत्न भी करें!

यदि आपको महसूस होता है कि वैसे तो आपका जीवन संतोषदायक है किंतु आपको अपना मनचाहा काम करने के लिए समय व धन नहीं मिल पाता। तो कल्पना करें कि आपने कौन से बिलीफ अपना रखे हैं ।

'कभी भी सब कुछ पर्याप्त नहीं होता।' अगर आप सोच रहे हैं कि 'अभी नहीं तो कोई बात नहीं', हम काम को फिर कर लेंगे तो प्यारे दोस्तों!!!!!!!! मेरे पास आपके लिए एक बुरी खबर है: ऐसा कभी नहीं होगा...........कारण? आपके सबकांशस के पास वर्तमान, भविष्य, थोड़े समय बाद या आने वाले समय की कोई योजना नहीं होती। ......यह केवल आज और इस पल में जीता है। यदि अभी नहीं तो आपका सबकांशस हमेशा 'किसी दिन' के बहलावे में उलझा रहेगा।

सबसे पहले तो इस तथ्य को स्वीकारें कि आप ड्राइवर की सीट पर बैठे हैं: आपका जीवन आपके ही हाथों रचा जाना है और आपके बिलीफ ही इसे रचने में आपकी मदद करेंगे। यदि आप कुछ बदलाव लाना चाहते हैं तो तय करें कि आप कौन से बिलीफ चाहते हैं।

अपनी अफरमेशंस क्रिएट करें:

अपनी अफरमेशन को असरदार बनाने के लिए आपको उसे साफ, बड़े और सकारात्मक तौर पर लिखना होगा।

हमने प्राय: यह भी देखा है कि लोग अपने लक्ष्यों को नकारात्मक रूप से लिखने के कारण भी असफल होते हैं।

दूसरे शब्दों में, वे जो चाहते हैं उस पर केंद्रित होने के बजाय उन बातों पर केंद्रित होते हैं जो वे नहीं चाहते। एक बात को कहने के दो तरीके हो सकते हैं, 'मैं एक भरपूर आजीवन चलने वाले संबंध में बना रहना चाहता हूँ', या 'मैं सचमुच बिल्कुल अकेला या उदास नहीं रहना चाहता।' ये बातें सुनने में भले ही एक सी लगें किंतु हैं नहीं। आपके सबकांशस ब्रेन के लिए ये दोनों ही विरोधाभासी हैं। वह 'मैं चाहता हूँ' और 'मैं नहीं चाहता' का अंतर नहीं जानता। यह केवल भरपूर आजीवन चलने वाले संबंध या अकेला या उदास शब्द को ही सुन सकता है।

आपका कांशस ब्रेन सब चीजों को लॉजिकल और लीनियर सीक्वेंस में रखना जानता है। इसे रखना ही पड़ता है। यह एक या दो चीजों से अधिक पर फोकस नहीं कर

सकता किंतु आपका सबकांशस एक बार में मिलियन चीजों पर फोकस कर सकता है। इसे यह सोचने की आवश्यकता नहीं होती, पहले यह..फिर यह.... जबकि आपके कांशस ब्रेन को तो किसी कहानी को आरंभ से अंत तक पढ़ना पढ़ सकता है, सबकांशस ब्रेन एक ही इंप्रेशन में सारी कहानी समझ सकता है, आप छोटे बच्चों में यह बात नोट कर सकते हैं, उनके पास वयस्कों व बड़े बच्चों के मुकाबले सोफिस्टिकेटिड फिल्टर व डिफेंस पैदा करने का समय कम होता है और वे कहीं भोलेपन व ईमानदारी से अपने मन की बात प्रकट कर देते हैं। यदि आप किसी बच्चे को कहें कि वह कोई काम न करे तो वह क्या करेगा? वह बिल्कुल वही करेगा, जो आपने उसे करने से मना किया है!

मान लेते हैं कि आप चाहते हैं कि बच्चा दूध गिराए बिना अपना खाना खा ले। यदि आप कहते हैं, 'ध्यान रहे कि दूध न गिर जाए'। क्या इस तरह आपने दूध गिरने के मौके घटा दिए हैं? नहीं, हकीकत में आपने ऐसा बोल कर दूध गिराने के चांस और भी बढ़ा दिए हैं।

हम स्वयं से जो कहते हैं, उन बातों के लिए भी यही सच है बल्कि उससे कई गुना सच है। क्यों! हो सकता है कि आपने बच्चे को दूध न गिराने के लिए दिन में दो-तीन बार बोला हो या चार बार!

किंतु अगर आप स्वयं को भी यह चेतावनी दे रहे हैं तो दिन में कितनी बार देंगे- 'जो भी करो, नर्वस मत होना'। आप एक दिन में अपने-आप से यह सब कितनी बार दोहराएँगे! बड़ी आसानी से सैंकड़ों बार। हम जिन बातों को अपने-आप से बार-बार दोहराते हैं, दिन में हर वक्त अपने-आप से कहते रहते हैं, वे हम पर कहीं गहरा असर डालती हैं क्योंकि हम स्वयं ही अपने ऊपर प्रभाव डालने वालों में सबसे आगे हैं। कोई भी दूसरा इंसान बार-बार हमारे कानों में आ कर यह सब नहीं कहने वाला, जितना कि हम स्वयं को कहते रहते हैं।

स्टेप 3: न्यूरल लिंकिंग के लिए इमोशनल एंकर बनाएँ

न्यूरल लिंकिंग नामक तकनीक इमोशनल एसोसिएशन की मदद से आपके द्वारा चुने

गए किसी भी अफरमेशन या बिलीफ के प्रभाव को गहरा कर देती है। आप इन नए बिलीफ को उन पावरफुल फीलिंग से जोड़ कर ऐसा कर सकते हैं जो पहले से ही किसी मेमोरी से जुड़ी हैं।

न्यूरल लिंकिंग हमेशा हमारे साथ होती रहती है। कितनी बार आप किसी गंध को जाना-पहचाना महसूस करते हैं। वसंत की पहली कटी घास, गैस पर रखी कोई खास डिश, जो आपने काफी समय से नहीं खाई- और अचानक आपके सामने अतीत का सारा दृश्य आ कर खड़ा हो जाता है। ऐसा इसलिए होता है क्योंकि मेमोरी स्वभाव से ही एसोसिएटिव होती है।

आप अपने लिए कोई खास लिंक डिजाइन करके उस एसोसिएटिव नेचर का लाभ पा सकते हैं। इसके लिए आपको सबसे पहले अपने मेमोरी बैंक से कोई ऐसी सकारात्मक घटना तलाशनी होगी जो वास्तव में काफी शक्तिशाली थी, एक ऐसा पल जब आपने उपलब्धि, उत्साह व जीत का रोमांच महसूस किया था। अब आपको दिमाग में एक न्यूरल पैटर्न तलाशना है जिसमें कुछ चिपचिपाहट हो, जिसमें भावना की कोई गहराई हो, जो स्वयं से एक विचार को चिपका सके।

उस घटना की पहचान से जुड़े एक-दो वाक्य लिखें ताकि आप आसानी व तेजी से इसकी ओर लौट सकें।

अब, आँखें बंद करें और कुछ क्षण के लिए उस घटना को फिर से अनुभव करें और जांचें कि आप क्या देख रहे हैं, सुन रहे हैं, सूंघ रहे हैं, महसूस या अनुभव कर रहे हैं।

जब यह काम हो जाए तो अपने कुछ इंप्रेशन लिख लें; जरूरी नहीं कि ये पूरे वाक्य ही हों, इन्हें नोट की तरह लिखें ताकि देखते ही सब कुछ याद आ जाए। अब अपनी कोई अफरमेशन या प्रतिज्ञा चुनें। कोई ऐसा कथन जो पूरी तरह से छोटा हो और आप उसे मजबूती से अपना नया बिलीफ बनाना चाहें। जैसे मेरे मामले में, मैंने चुना कि मेरी मजबूत मांसपेशियाँ एक मिनट में 200 पुशअप करने के योग्य हैं। चूंकि मैं निश्चित तौर पर इस बिलीफ के साथ तो बड़ा नहीं हुआ और यह व्यवसायिक तौर पर मेरी सफलता के लिए काफी महत्व रखता था।

अब, आँखें बंद करें और कुछ क्षण के लिए उस घटना का फिर से अनुभव करें। अब इसमें सभी सेंसरी इंप्रेशन, फीलिंग व इमोशन शामिल करें- जब आप भावना की ऊँचाई तक आ जाएँ तो अपनी नई अफरमेशन को मन ही मन या जोर से दोहराएँ।

अब क्या होता है? जब कोई घटना (असली या काल्पनिक) सशक्त भाव पैदा करती है तो न्यूरोट्रांसमीटर्स के साथ एक प्रोटीन रिलीज होता है। जब वे न्यूरॉन सिनेटिक गैप पर फायर करते हैं तो वह घटना न्यूरल पाथवे से कहीं मजबूती से जुड़ जाती है जो कि एक सादे न्यूरल थॉट या मेमोरी में न होता। जब आप उस पावरफुल इवेंट से रिलीव हो कर पुरानी फीलिंग पर आते हैं तो आप फिजिकली उस नए अफरमेशन को पहले से बने न्यूरल पाथवे में इवेंट से जोड़ रहे हैं।

मैं आपको वह उदाहरण दूँगा जो मैंने अपने लिए इस्तेमाल किया। 21 जुलाई, 1999 को मेरी पहली पुस्तक 'डायनैमिक मेमोरी मैथड्स' लांच हुई। भारत के चीफ जस्टिस, जस्टिस एम.एन. वेंकटचल्लिया मुख्य अतिथि थे। पूरा हॉल राष्ट्रीय इलैक्ट्रॉनिक व प्रिंट मीडिया सहित साहित्य जगत के लोगों से खचाखच भरा था। जब मैंने अपनी किताब के पहले खरीदार के लिए अपना पहला ऑटोग्राफ दिया तो उस समय के आनंदमयी भाव को मैं आज भी महसूस कर सकता हूँ। वे पहले बायर कोई और नहीं बल्कि एक्स-सीबीआई डायरेक्टर मि0 कार्तिकन थे। ये मेरे जीवन के सबसे भावात्मक क्षणों में से एक था, पूरी तरह से बहाव के साथ रहने की फीलिंग!

यह फीलिंग इतनी पावरफुल और स्पष्ट है कि मैं वहाँ जाकर अनुभव कर सकता हूँ और फिर सोच सकता हूँ कि 'मेरी मजबूत मांसपेशियाँ एक मिनट में 198 पुशअप लगाने के लायक हैं।' मैंने अपने इस नए बिलीफ को उस आनंददायी भाव से जोड़ दिया और इसके लिए पहले से मौजूद इमोशन और न्यूरल पाथवे का प्रयोग किया। इस तरह मैंने 13 साल पुरानी उस फीलिंग को नए बिलीफ से जोड़ दिया, जो आज भी मेरे दिमाग में उतनी ही तरोताजा है।

स्टेप 4 : अपने न्यूरल इंप्रिंटिंग मैटीरियल को तैयार करें

इंप्रिंटिंग मैटीरियल आपके विजन व अफरमेशन के फिजिकल एक्सप्रेशन हैं जिन्हें

आप अपने सेंसेज से सबकांशस दिमाग में बिठा सकते हैं। इंप्रिंटिंग मैटीरियल के सामान्य उदाहरण हैं:

1. लिखित स्टेटमेंट, टाइप व लेमिनेटेड

2. ऑडियो रिकॉर्डिंग, सिंपल वॉयस रिकॉर्डिंग, वॉयस ओवर म्यूजिक रिकॉर्डिंग

3. पिक्चर व विजन बोर्ड

आपके विजन और अफरमेशन को डिजाइन करने की सारी प्रक्रिया में बैठ कर उन्हें लिखना, एडिटिंग करना, एक साफ कापी टाइप करना व इसे लेमिनेट करना शामिल है... ये सारी तैयारी आपके कांशस ब्रेन की योग्यताएँ हैं। अब आपको अपने सबकांशस में ये इमेज इंप्रिंट करने के लिए साधन चाहिए।

आप प्रतिदिन 30 मिनट देकर इस रूटीन को पूरा कर सकते हैं। आप इसे जितना अधिक समय देंगे, यह उतनी जल्दी बिलीफ को आपके सबकांशस तक ले जाएगा और उतनी जल्दी आप घटनाओं व हालात की इस भौतिक दुनिया में अपने लक्ष्य को साकार कर पाएँगे। यह बात भी महत्व नहीं रखती है कि आप इसे कितने समय तक करते हैं, बस आपको इसे करना है।

यह ठीक रहेगा कि आप प्रतिदिन लगभग एक ही समय पर इसे करें क्योंकि आपका शरीर अपने ही सिकार्डियन रिदम के अनुसार संवेदनशील होता है। यही सफल कंडीशनिंग की कुंजी है जिसे सभी व्यवसायिक खिलाड़ी, संगीतज्ञ, गायक और लेखक जानते हैं। यदि आप किसी रूटीन को लगातार पांच दिन तक एक ही समय पर विकसित करते हैं तो वह पांच दिन के बेवक्त रूटीन से कहीं बेहतर असर देगा।

इस अभ्यास का सबसे आदर्श समय वही है जब आप थोड़े थके हों और पूरी तरह से केंद्रित न हों। थोड़ी अधसोई-अधजागी सी अवस्था, जब आपके कांशस फिल्टर पूरी तरह से अपनी जगह नहीं होते, इस समय आपकी सबकांशस तक पहुँच अधिक होती है। सुबह उठ कर सबसे पहले या रात को सोने से पहले का समय ठीक रहेगा। वैसे, हम आपको दिन में तीसरे समय को शामिल करने की सलाह भी देते हैं। यह

आपके लंचब्रेक या काम से थोड़ी देर के आराम का वक्त हो सकता है। यदि आप उनमें से हैं, जो दोपहर की झपकी ले सकते हैं तो बेशक उस समय को मिड-डे न्यूरल रीकंडीशनिंग के लिए इस्तेमाल करें।

यदि आप रोज एक ही स्थान पर इसे करेंगे तो बेहतर होगा। कोई ऐसा शांत स्थान देखें जहाँ दस मिनट तक कोई आपको तंग न करे। इस दौरान फोन, पेजर, ईमेल अलर्ट आदि बंद कर दें।

स्टेप 5 : डाउट को महसूस करके दूर करें:

जब भी आप रोजमर्रा का यह अभ्यास करेंगे तो उस समय थोड़ी बेचैनी, तनाव या संदेह हो सकती है जैसे जब आप स्वयं से कहते हैं कि 'मैं फलां-फलां कैटेगरी के लिए वर्ल्ड रिकॉर्ड तोड़ रहा हूँ।'

आपके मन की कोई एक आवाज कह सकती है, 'नहीं तुम नहीं तोड़ रहे। झूठ मत बोलो।'

इस से घबराने की आवश्यकता नहीं है। यह एक सामान्य प्रक्रिया है। आप इस समय जो भी सोच रहे हैं, वह आपके साइको-साइबरनेटिक सिस्टम के कारण ही है, वह वही कर रहा है, जो उसे कहा जा रहा है। वह आपको तथ्य के बारे में बता रहा है। वह आपके दिमाग में झांक कर एलर्ट मैसेज दे रहा है: 'कैप्टेन- न्यू गोल्स, ठीक सामने! हमारे पास इतने कीमती विचार हैं। हमने रास्ता बदला है- अब हमें क्या करना चाहिए?'

आपको इसे महसूस करना है और सराहना है कि आपका साइको-साइबरनेटिक तंत्र सही तरीके से काम कर रहा है। यह आपको सुरक्षित रखने के लिए ऐसा कर रहा है किंतु एक रिट्रीट रिस्पांस के साथ इसे इंटरप्रेट न करें। इसे एक नए इलाके में प्रवेश की तरह इंटरप्रेट करें। अपने ही संदेश का जवाब दें। मैं जानता हूँ, यह ठीक है। हम यहीं से तो आगे जाना चाह रहे हैं। फुल स्पीड से आगे चलें! उस बेचैनी या एंग्जाइटी

के भाव को एडवेंचर में बदल जाने दें।

इंस्पिरेशन की फाइनल डोज:

इस दुनिया में सबसे आसान काम यही है कि आप अपने लक्ष्य तक न जा पाने के बहाने या कारण तलाश लें। आप यह भी सोच सकते हैं कि हो सकता है, मैं इतना किस्मत वाला न रहा हूँ या मेरे पास प्रशिक्षण के लिए पर्याप्त धन व अवसर नहीं थे। याद रखें कि हमारा दिमाग सर्च इंजन की तरह होता है। हम जो भी प्रश्न फीड करते हैं उसका उत्तर पाते हैं। तो पॉजिटिव प्रश्न फीड करने की कोशिश करें। हम अपने रिसोर्सेज से नहीं बल्कि विचारों से सीमित हो जाते हैं।

दुनिया का सबसे तेज बिना पैरों वाला रनर:

ऑस्कर लियोनार्ड कार्ल पिस्टोरियस (जन्म 22 नवंबर 1986) एक दक्षिण अफ्रीकी पैरालिम्पिक रनर है। उसे 'ब्लेड रनर' या 'सबसे तेज बिना पैरों वाला रनर' भी कहते हैं। दोहरी विकलांगता के बावजूद वह 100, 200 और 400 मीटर के इवेंट में (स्पोर्ट्स क्लास टी44) वर्ल्ड रिकॉर्ड होल्डर है और ओसर द्वारा दिए गए 'चीता फ्लैक्स फुट', कार्बन फाइबर ट्रांसटीबियल आर्टीफिशियल लिम्बस की मदद से दौड़ता है। 2007 में पिस्टोरियस ने संपूर्ण अंगों वाले स्वस्थ खिलाड़ियों की पहली अंतर्राष्ट्रीय प्रतियोगिता में भाग लिया। 2008 के समर पैरालिम्पिक्स में उसने 100, 200 और 400 मीटर स्प्रिंट में गोल्ड मेडल जीते।

पहली विकलांग ओलंपिक विजेता:

नटाली डू टोट (29 जनवरी 1984) एक दक्षिण अफ्रीकी तैराक हैं, जो मोटर साइकिल दुर्घटना में एक टांग खो बैठीं। वह दुनिया के जाने-माने पैराएथलीट में से हैं और पिछले तीन कॉमनवेल्थ खेलों और पैरालिम्पिक से विकलांग तैराकी चैंपियनशिप जीतती आ रही हैं। उन्हें 2002 में मैनचेस्टर में, 50 व 100 मीटर फ्रीस्टाइल कॉमनवेल्थ टाइटल की उपाधि दी गई। उन्होंने 11 पैरालिम्पिक गोल्ड मेडल जीते

और बीजिंग के 2008 समर ओलंपिक में स्वस्थ खिलाड़ियों से प्रतियोगिता की। उन्होंने ओलंपिक खेलों में क्वालीफाई होने वाली पहली विकलांग खिलाड़ी के तौर पर इतिहास रचा। एक ऐसी उपलब्धि जिसने वैज्ञानिक तर्क को भी झुठला दिया। जब उन्होंने 2002 के कॉमनवेल्थ खेलों में दक्षिण अफ्रीका की ओर से तैराकी की तो वह स्वस्थ तैराकों के साथ प्रतियोगिता करने वाली पहली विकलांग तैराक बनीं।

बिना पैरों वाला आदमी इस दुनिया का सबसे तेज रनर है और एक टांग वाली महिला दुनिया के सबसे तेज तैराकों में से है। यह इस बात का जीता-जागता सबूत है कि हम केवल अपनी कल्पना के कारण ही सीमित होते हैं।

लांस ने कैंसर को जीत कर साइक्लिंग में वर्ल्ड रिकॉर्ड कायम किया:

लांस आर्मस्ट्रांग (18 सितंबर, 1971) को 2 अक्टूबर 1996 को पता चला कि उसे लंग कैंसर व ब्रेन ट्यूमर था। कैंसर का इलाज कराने के बाद वह सात बार दुनिया की सबसे बड़ी साइकिल चैंपियनशिप 'टूर डि फ्रांस' जीतने वाला पहला व्यक्ति बना।

अध्याय-14

सुपर स्पेशलिटी होम हॉस्पिटल (कंस्ट्रक्शन)

स्टेप-4

मैं आपसे दस हजार रुपये से भी कम राशि लूँगा और अधिकतम 15 दिनों (प्रतिदिन 15 मिनट से भी कम) तक पूरी क्षमता से काम करने वाला सुपर स्पेशलिटी होम हॉस्पिटल तैयार कर दूँगा। अपना नेचुरल, भरोसेमंद, सस्ता, साइड इफेक्ट रहित और तेजी से हीलिंग देने वाला अस्पताल बनाने के लिए निम्नलिखित नियमों का पालन करें।

स्टेप-1 आयरन फ्रेम: हीलिंग का आवश्यक सामान रखने के लिए आयरन का एक ढांचा बनाएँ। (इस पुस्तक में उसका आकार भी दिया गया है)

स्टेप-2 निम्नलिखित सामान एकत्र करें। (*) के निशान वाली सभी वस्तुएँ एक बॉक्स में रखें।

1) ट्रे (10×14 इंच)
2) तांबे का जग*
3) अदरक*
4) नींबू*
5) लहसुन*
6) आंवला*
7) 1 कि0ग्रा0 शुद्ध शहद*
8) छोटी कैंची*
9) मापने के लिए कप*
10) पी0एच0 स्ट्रिप*

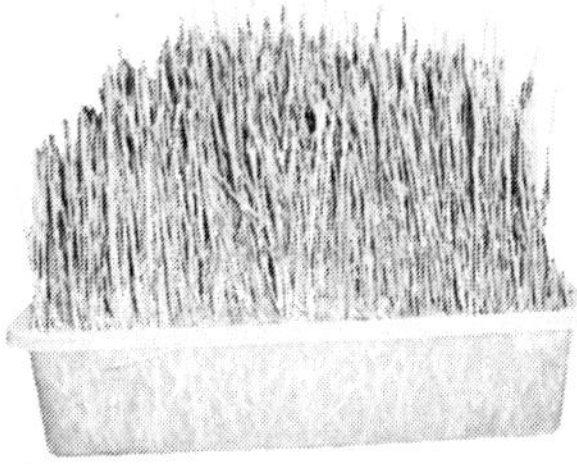

व्हीटग्रास ट्रे

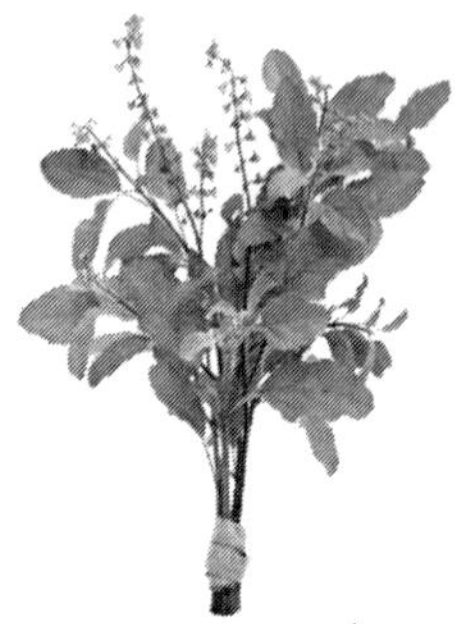

श्यामा तुलसी पौधा

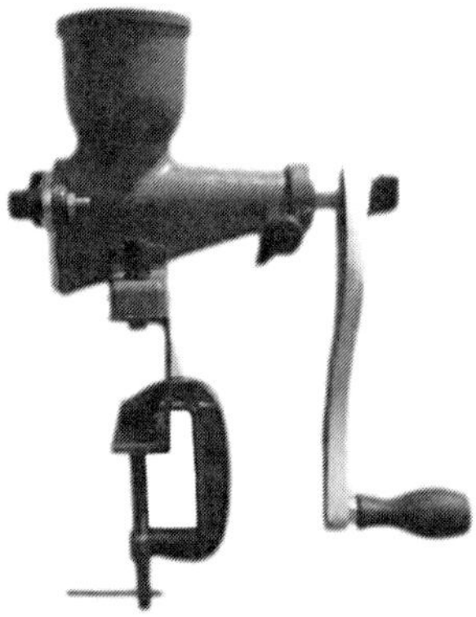

व्हीटग्रास जूसर

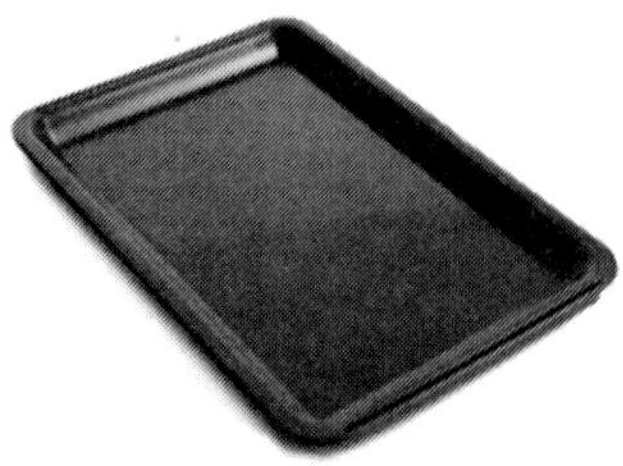

ट्रे (10×14 इंच)

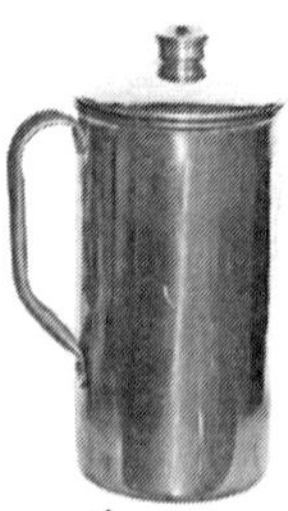

तांबे का जग

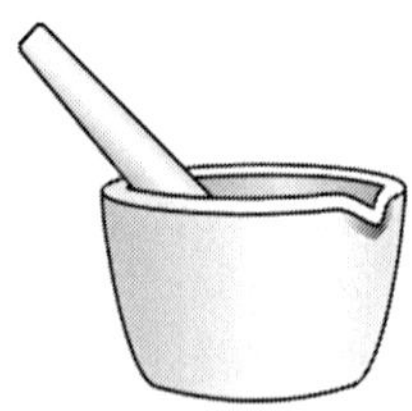

इमामदस्ता

11) मेमोरी वॉच

12) एनीमा बैग*

13) कॉटन*

14) बैंडेज*

15) व्हीटग्रास जूसर

16) इमामदस्ता*

17) मजेदार वीडियो के डीवीडी*

18) इंप्लांट सीरिंज*

19) ड्रॉपर

20) स्ट्रेस बस्टर चार्ट

21) 10 किलो आर्गेनिक व्हीट ग्रेन्स

22) 10 किलो उपजाऊ मिट्टी

23) 20 किलो आर्गेनिक खाद

24) अंकुरण बैग

25) म्यूजिकल साइंस ऑफ बिलीफ सीडी। *

26) दो पूरी तरह से उगे हुए श्यामा तुलसी के पौधे।

27) वैलनेस टाइम टेबल

28) 10 ट्रे रखने के लिए रैक

29) द ट्रेनिंग मैन्युअल (यह पुस्तक, जो अभी आपके हाथ में है।)

(म्यूजिकल साइंस ऑफ बिलीफ सीडी का इलैक्ट्रॉनिक संस्करण, फनी वीडियो, स्ट्रेस बस्टर चार्ट, और वैलनेस टाइमटेबल पाने के लिए कृपया अपनी रिक्वेस्ट भेजें।)

गेहूं के ज्वारा (व्हीट ग्रास) उगाते समय निम्नलिखित बातों का ध्यान रखें।

अ) आप जो भी दाने लें, उनका वजन निर्देशानुसार ही होना चाहिए।

ब) आपको किसी उपजाऊ जगह की मिट्टी चाहिए और आर्गेनिक खाद या गाय का गोबर चाहिए। मिट्टी और खाद को 1 : 2 के अनुपात में ट्रे पर एकसार फैला दें।

स) मापने के लिए, किट में दिए गए मेजरिंग कप का ही इस्तेमाल करें।

द) दानों के सही माप के लिए तराजू की भी आवश्यकता होगी।

व्हीट ग्रास उगाने के लिए निम्नलिखित चरणों का पालन करें।

1. अच्छी क्वालिटी के 100 ग्रा0 गेहूँ के दाने लें और कम से कम 12 घंटे के लिए भिगो दें।
2. अब 12 घंटे बाद दानों का पानी निकाल दें और उन्हें अगले 12 घंटे के लिए स्प्राउट बैग में रखें ताकि दाने अंकुरित हो जाएँ।
3. बड़े आकार की ट्रे की सतह में 2.4 से0मी0 मिट्टी की परत बिछाएँ और फिर अंकुरित दानों की एक परत मिट्टी और खाद पर लगा दें। यह ध्यान दें कि बीज एक दूसरे को छुएँ तो सही, पर एक दूसरे पर न आएँ। अब आपको इस अंकुरित दानों की परत को मिट्टी की पतली परत से ढकना है। इससे दानों को नम रहने में मदद मिलेगी।
4. अगली नौ ट्रे में भी यही प्रक्रिया अपनाएँ ताकि व्हीटग्रास उगाई जा सके।
5. अब कम से कम सात से दस दिन तक प्रतिदिन पानी छिड़कें।
6. जब 7 से 10 दिन के अंदर आपकी व्हीटग्रास 8 से 10 इंच तक हो जाए तो कैंची की मदद से उसे नीचे से काट लें।

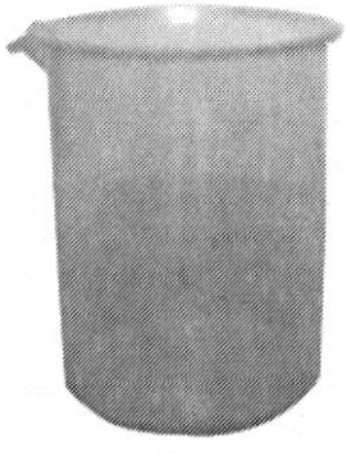

मेजरिंग कप

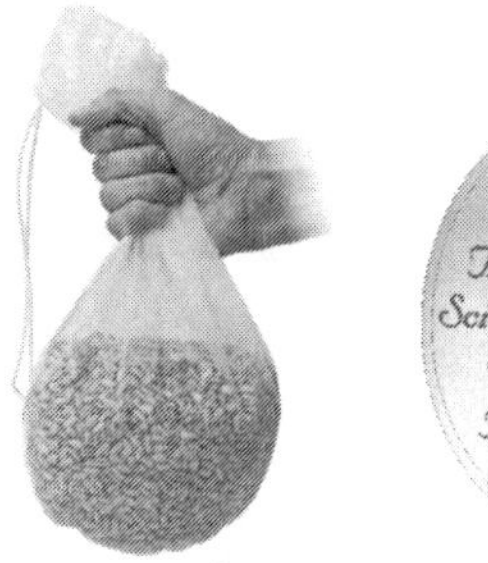

स्प्राउटिंग बैग

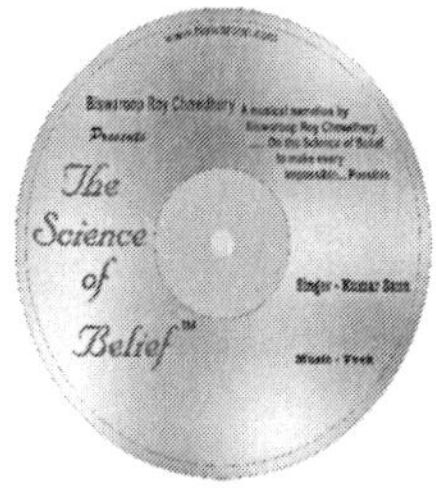

म्यूजिकल साइंस ऑफ बिलीफ सीडी

7. अब व्हीटग्रास जूसर की मदद से इन ज्वारों का रस निकाल लें। यह जूस खाली पेट लिया जाना चाहिए, यदि सुबह उठते ही ले सकें तो बेहतर होगा। अच्छी सेहत बनाए रखने के लिए रोज 50 मि0ली0 जूस की मात्रा पर्याप्त होगी। किसी गंभीर रोग का इलाज करना हो तो प्रतिदिन 100 से 300 मि0ली0 जूस लेना होगा।

अब बाकी बची ट्रे के साथ भी यही प्रक्रिया दोहराएं और हरे-हरे व्हीटग्रास जूस का आनंद लें।

अब आपका सुपर स्पेशलिटी होम हॉस्पिटल प्रयोग के लिए तैयार है। याद रखें कि यह सुपर स्पेशलिटी होम हॉस्पिटल किसी भी सामान्य व्यक्ति के लिए काफी है। आपको यह देख कर हैरानी होगी कि यह सारा सामान ही धरती पर होने वाले किसी भी रोग को दूर करने में सहायक है। सफलता व हीलिंग की दर भी आपके मॉर्डन अस्पतालों से कहीं तेज है और कोई साइड इफेक्ट भी नहीं होता। इस सुपर स्पेशलिटी होम हॉस्पिटल में आप एक डॉक्टर भी हैं और रोगी भी। खुद अपने डॉक्टर कैसे बनें, यह जानने के लिए हमारे अगले अध्याय पढ़ें।

अध्याय-15

सुपर स्पेशलिटी होम हॉस्पिटल (एप्लीकेशन)

स्टेप-5

सुपर स्पेशलिटी होम हॉस्पिटल का इस्तेमाल कैसे करें?

आपने 15 दिन की कड़ी मेहनत के बाद इस अस्पताल के लिए 28 चीजें ले ली हैं और 10 ट्रे में व्हीटग्रास भी उगा ली है। अब यह इस्तेमाल के लिए तैयार है और आप सारी कन्वेंशनल दवाओं को अलविदा कह सकते हैं क्योंकि अधिकतर मामलों में इनका इलाज जेब पर काफी भारी होता है और कई बार तो यह रोग से भी घातक हो सकता है।

इस अस्पताल को निम्नलिखित दो उददे्श्यों के लिए प्रयोग में ला सकते हैं:

1) किसी भी हल्के या गंभीर रोग का इलाज (स्टेप 1 से स्टेप 5 तक)
2) संपूर्ण सेहत व फिटनेस के लिए। आप पहला स्टेप छोड़ कर 2 से 5 स्टेप तक अपना सकते हैं।

स्टेप 1: रिपेयरमैन (किसी खास रोग के इलाज के लिए)

स्टेप 2: बॉडी की क्लींजिंग

स्टेप 3: मेंटल इमेजरी

स्टेप 4: सुपर स्पेशलिटी मास्टर प्लान

स्टेप 5: किसी भी भाव पर काबू पाना

स्टेप 1: द रिपेयरमैन:

यह विभाग रोगों पर केंद्रित है। यह खास प्रकार के रोग मिटाने के लिए है। इसके लिए आपको तुलसी, लहसुन, अदरक, नींबू, आंवला और शहद के अलावा रसोई में आसानी से मिलने वाले कुछ हर्ब्स की आवश्यकता होगी। रोगियों को पूरे उपचार के लिए स्टेप 1 से स्टेप 5 तक का पालन करना चाहिए।

रोगों के लिए रेफरेंस

एसीडिटी: भोजन के पाचन के दौरान पेट में भी कुछ एसिड बनते हैं, जो भोजन के पाचन में सहायक होते हैं किंतु जब पेट की गैस्ट्रिक ग्रंथियाँ अधिक मात्रा में एसिड बनाने लगती हैं तो एसीडिटी की समस्या पैदा हो जाती है।

कारण:

- अधिक मिर्च-मसालेदार तला भुना भोजन।
- वसा, मिठाई, एडल्ट्रेटिड और फ्रेमेंटिड फूड लेना।
- अधिक धूम्रपान करना।

लक्षण:

- छाती और गले में जलन महसूस करना।
- खट्टे डकार आना।
- अफारा, उल्टी व जी मिचलाना।

इलाज:

- प्रतिदिन सुबह नियमित रूप से दो गिलास पानी पीना एक प्राकृतिक इलाज है। इससे पेट में अम्लों का स्तर बना रहता है।
- एसिडिटी के रोगी को नियमित रूप से तुलसी की पत्तियाँ लेनी चाहिए।
- खाने से पहले पांच से दस मिनट तक अदरक के टुकड़े को नमक के साथ चूसें। हाजमा ठीक रहेगा।
- दिन में दो-तीन बार ताजा एलोवेरा जूस की 10-20 मि0ली0 खुराक लें। यह एसीडिटी के लिए फायदेमंद है।

जूस थेरेपी:

- कच्चे पालक का रस भी काफी हद तक अम्लता के असर को घटाता है।
- इस पाचन संबंधी समस्या के लिए आम का रस भी ले सकते हैं।
- प्रतिदिन ब्रोकली व पालक का रस लें। सब्जियों के रस से अम्लता का असर घटता है।
- एक मध्यम आकार के आलू का रस भी एसीडिटी में लाभ देता है।

एक्नेः किशोरों में यह समस्या आमतौर पर पाई जाती है। इस आयु में हारमोनल बदलावों के कारण ग्रंथियाँ पहले से अधिक मात्रा में सीबम बनाने लगती हैं जिससे त्वचा तैलीय हो जाती है और एक्ने होने लगते हैं।

कारणः

- अधिक तनाव होना
- प्यूबर्टी के दौरान होने वाले हारमोनल बदलाव
- त्वचा में अधिक मात्रा में तेल का स्राव

लक्षणः

- पिंपल्स
- पुश्चलस
- व्हाइट हैड्स
- ब्लैक हैडस
- सिस्ट

इलाजः

- रात को सोने से पहले, मुँह धो कर , एक छोटा चम्मच धनिए का रस और एक चुटकी हल्दी मिला कर पिंपल और ब्लैकहैड पर लगाएँ।
- एक्ने के इलाज के लिए नींबू भी एक अच्छा उपाय है। सबसे पहले पानी को स्टेरलाइज करने के लिए एक ली0 पानी उबालें। इसमें एक नींबू निचोड़ें। इस पानी से दिन में दो बाद एक्ने धोएँ व साफ करें।
- कुछ दिन तक आँवले का रस लें।
- चेहरे पर एलोवेरा का रस लगा कर 20 मिनट तक रखें और फिर गुनगुने पानी से धो दें। ऐसा दो सप्ताह तक करें।

जूस थेरेपीः

- एलोवेरा का जूस एक्ने के लिए एक रामबाण इलाज है। यह शरीर को डीटॉक्सीफाइ करता है। इसे लेने से रक्त की शुद्धि होती है।
- एक्ने होने का अर्थ है कि उत्सर्जन तंत्र सही तरह से काम नहीं कर रहे। इसके लिए लिवर को उत्तेजित करना होगा, एक हिस्सा चुकंदर का रस, तीन हिस्सा गाजर का रस और एक हिस्सा पानी लें।
- भुने अनार का पेस्ट भी बॉयल्स, पिंपल, व्हाइट व ब्लैक हैडस, के उपचार के लिए अच्छा है। इस पेस्ट को प्रभावित हिस्से पर 15 मिनट तक लगाने के बाद गुनगुने पानी से धो दें।

एनीमियाः एनीमिया की बीमारी शरीर में हीमोग्लोबिन या लाल रक्त कणों के कम होने से होता है। यह आपके लाल रक्त कणों का प्रोटीन है जो लंग्स से ऑक्सीजन ले जा कर पूरे शरीर को देता है।

लक्षणः
- सिर चकराना और बेहोशी।
- दिल की धड़कन तेज होना।
- घाव देर से भरना।
- हाथ की अंगुलियाँ, होंठ और कनपटी का पीला होना।

कारणः
- बोन मैरो में कमी के कारण लाल रक्त कणों का कम बनना।
- आयरन की कमी।
- आंतों में पैरासाइटस।

इलाजः प्रतिदिन दो बार खाली पेट 50 मि0ली0 व्हीटग्रास जूस लें।

जूस थेरेपीः
- स्ट्रॉबरी, ब्रोकली व खट्टे जूस उस पोषण संबंधी असंतुलन को दूर करते हैं, जिसके कारण एनीमिया होता है। अधिकतम आयरन अवशोषण के लिए विटामिन सी युक्त जूस एनीमिया का इलाज कर सकते हैं।
- पालक को यदि दूसरी साम्रगी के साथ मिला कर लें तो यह एनीमिया के इलाज के लिए बेहतर काम करेगा। इस तरह आप केरोटीन, विटामिन सी व ई, सेलेनियम, जिंक व बायोफ्लेवोनॉयड आदि भी पा सकते हैं। जूस के लिए आधा कप ताजा पालक का रस, दो गुच्छी सेलेरी, तीन गाजरें, आधा नींबू व आधा चुकंदर प्रतिदिन लें।

एनोरेक्सिया नर्वोसाः (नर्वस एंगजायटी के कारण भूख न लगना) यह रोग प्रायः हम स्वयं ही पालते हैं और यह समस्या किशोरियों में ही पाई जाती है। यह एक साइकोलॉजिकल डिसऑर्डर है, जो पतला होने के प्रयास से आरंभ होता है।

कारणः	**लक्षणः**
▯ न्यूरोटिक पर्सनैलिटी। ▯ पौष्टिक आहार न मिलना। ▯ मेटाबॉलिज्म का गड़बड़ाना।	▯ मासिक धर्म न होना। ▯ बेचैनी, खीझ, अधीरता और डिप्रेशन।

इलाजः

- ▯ 5 मि0ली0 नींबू के रस में उतना ही अदरक का रस और 3 मि0ली0 शहद मिलाएँ। प्रतिदिन हर भोजन के बाद दो छोटे चम्मच लें।
- ▯ 5 ग्रा0 अदरक पीस लें और हर भोजन के बाद शहद के साथ चूसें।
- ▯ अच्छे नतीजों के लिए नींबू के रस के साथ लहसुन का सूप लें।

जूस थेरेपीः

- ▯ एनोरेक्सिया के लिए संतरे बहुत फायदेमंद होते हैं। वे पाचन रसों के प्रवाह को उत्तेजित करते हैं जिससे पाचन में सुधार होता है व भूख खुलती है। इसके कारण पेट में विविध पाचक रस बनते हैं जो आपके पूरे पाचनतंत्र को सुधारते हैं।
- ▯ अदरक की मदद से खोई भूख वापस पा सकते हैं तो अदरक की अच्छी मात्रा शामिल करना न भूलें।
- ▯ एनोरेक्सिया के रोगियों को नियमित अंतराल पर सेब, नाशपाती, अंगूर, संतरा, अनानास व आडू आदि फलों के रस लेने की सलाह दी जाती है। सुबह खाली पेट व डिनर से आधा घंटा पहले 10–30 मि0 ली0 एलोवरा का जूस लेना भी फायदेमंद होगा।

आर्थराइटिसः इस शब्द का अर्थ है जोड़ों का इंफ्लामेशन। इस दीर्घकालीन रोग में एक-दो जोड़ बुरी तरह से बेकार हो सकते हैं। रोगी विकलांग हो कर कमजोर हो सकता है। ऐसा प्रायः बुढ़ापे में होता है।

कारणः
- एंडोरफिन बनाने के अयोग्य होना।
- जोड़ों की चोट या संक्रमण।
- तनाव और मोच।

लक्षणः
- जोड़ों का इंफ्लामेशन।
- जोड़ों की विकृति।
- जोड़ों का सूजन।

इलाजः
- सुबह उठते ही पानी के साथ एक-दो कली लहसुन खाएँ।
- दिन में 8–10 बार गर्म पानी में आधा नींबू निचोड़ कर लें। कुछ दिन तक दर्द बढ़ता लगेगा किंतु इसके बाद दर्द में कमी आ जाएगी।
- चार सप्ताह तक खाली पेट 50 मि0ली0 आंवले का जूस पिएँ।

जूस थेरेपीः
- इस रोग में जामुन का रस फायदेमंद होता है। रोज इस जूस के दो गिलास पीने से काफी आराम आता है।
- आर्थराइटिस रोगी के लिए सेब का रस भी अच्छा होता है। इस रस में मौजूद पोटाशियम रोग में आराम देता है।
- आलू का रस एंटी-इंफ्लामेट्री होता है और जोड़ों में यूरिक एसिड का जमाव नहीं होने देता। आलू के साफ छिलकों का काढ़ा या चाय भी आर्थराइटिस के रोगी को आराम देता है।

अस्थमा: इस रोग में श्वसन तंत्र में सूजन और खराश होने के कारण अधिक मात्रा में बलगम बनने लगती है। विंड पाइप में ब्लाकेज होने के कारण सांस लेने में दिक्कत होती है।

कारण:

- खराब मौसम, फूड ड्रग्स या परफ्यूम के कारण एलर्जी।
- पोलन ग्रेन, जानवरों के बाल, फंगस, कीड़े और धूल आदि एलर्जी पैदा करने वाले कारक।

लक्षण:

- छाती में जकड़न।
- बहुत पसीना व उल्टी आना।
- खांसी व सांस लेने में दिक्कत होना।

इलाज:

- रोगी को नींबू के रस व शहद के साथ कुछ दिन तक उपवास रखना चाहिए।
- संकुचित ब्रोंकाइल ट्यूब को खोलने के लिए एक कली लहसुन के रस में एक छोटा चम्मच शहद मिला कर लें।
- तुलसी के पत्तों के साथ शहद भी फायदेमंद है। दिन में तीन बार एक छोटा चम्मच तुलसी का रस और एक छोटा चम्मच शहद मिला कर लें।

जूस थेरेपी:

- सेब के रस में मौजूद फ्लेवोनॉयड और फीनोलिक एसिड अस्थमा में आराम देते हैं व उसकी चिकित्सा करते हैं।
- वैसे तो नींबू एसीडिक होता है पर जब यह शरीर में एसिड के रूप में प्रवेश करता है तो कोशिकाओं द्वारा इस्तेमाल के बाद एल्केलाइन के तौर पर ही बचता है इसलिए दमे के इलाज के लिए रोज नींबू का रस लें।
- नियमित रूप से प्रतिदिन 20 मि0ली0 गाजर का रस लें। यह भी फायदेमंद होगा।

पीठ में दर्द: पीठ का दर्द आज एक सामान्य रोग बन चुका है। जब पीठ पर सामान्य से ज्यादा भार या दबाव पड़ता है तो हमें इसका सामना करना पड़ता है।

कारण:	लक्षण:
पेट के निचले हिस्से और पीठ की मांसपेशियों का कमजोर होना। ऊँची एड़ी के जूते पहनना। लंबे समय तक बैठना। गलत तरीके से भारी सामान उठाना	पीठ के बीच या निचले हिस्से में दर्द महसूस होना। गंभीर अवस्था में रोगी बिस्तर पर पड़ जाता है और हाथ-पैर तक नहीं हिला सकता।

इलाज:

- मोटी इलायची और तुलसी की कुछ पत्तियाँ डाल कर पानी उबालें और पिएं।
- 5 कली लहसुन पीस कर दूध के गिलास में मिलाएँ। इसे धीमी आंच पर उबालें ताकि एक चौथाई दूध रह जाए। इसके दो हिस्से करें और सुबह-शाम लें। बेहतर नतीजों के लिए इसे लगातार 30 दिन तक दोहराएँ।
- पीठ पर ताजा एलोवेरा जेल मलने से भी तत्काल आराम आ जाता है।

जूस थेरेपी:

- पीठ दर्द के लिए नींबू के रस को काफी प्रभावी व तत्काल आराम देने वाला माना जाता है। इसमें मौजूद विटामिन सी पीठ दर्द में आराम देता है।
- चैरी जूस के एंटी-इंफ्लामेटरी गुण भी पीठ दर्द से राहत देते हैं।

नोट: नींबू का रस काफी अम्लीय होता है। इसके असर से दांतों के एनेमल को नुकसान हो सकता है इसलिए यह रस पीने के बाद कुल्ला करना न भूलें।

हेलीटोसिस या सांस में बदबू आना: इस डेंटल कंडीशन में सांस से बदबू आती है और मसूड़ों से जुड़ी तकलीफें होती हैं।

कारण:	**लक्षण:**
▯ हेलीटोसिस में, दांतों और मसूड़ों में सड़न के कारण सांस से गंदी बदबू आती है। यहाँ तक कि दांतों के छोटे छेदों में भी कीटाणु पनप सकते हैं और बदबू पैदा कर सकते हैं।	▯ बदबूयुक्त सांस। ▯ मुँह का खराब स्वाद। ▯ दांतो की ठीक तरह से सफाई न होना।

इलाज

- ▯ हर बार खाने के बाद दिन में 3-4 तुलसी की पत्तियाँ चबाने से बदबू दूर होगी और खराब स्वाद भी ठीक होगा। तुलसी इन सबके लिए फायदेमंद है।
- ▯ तुलसी डेकोटेशन के गरारों से भी दांतों व मसूड़ों की सड़न दूर होती है और दांतों को नुकसान देने वाले माइक्रोऑरगेनिज्म भी मर जाते हैं।
- ▯ दिन में कई बार पानी पिएँ। सूखा मुँह रहने पर भी ज्यादा बदबू आती है।
- ▯ हर रोज 3 से 5 मिनट तक प्रतिदिन व्हीटग्रास चबाएँ।

जूस थेरेपी:

- ▯ रोज अनानास का जूस लेने से सांस की बदबू काफी हद तक दूर हो जाती है।
- ▯ सेब का रस भी सांस की बदबू को दूर करके मुँह को साफ करता है। यह सांस की बदबू देने वाले बैक्टीरिया को नष्ट करता है।
- ▯ व्हीटग्रास जूस की मदद से तेज दुर्गंध को दूर कर सकते हैं। इसमें मौजूद क्लोरोफिल भी सांस की बदबू को दूर करता है।

बिस्तर भिगोना: बिस्तर भिगोने का मतलब है, रात को अनजाने में बिस्तर गीला करना। यह समस्या अधिकतर बच्चों में पाई जाती है। बच्चे प्रायः 3-4 साल की आयु में ब्लैडर पर काबू पा लेते हैं पर कुछ बच्चे रात को अनजाने में ही बिस्तर गीला करते हैं।

कारण:

- यूरिनरी ब्लैडर में इंफेक्शन।
- पेट या आंतों में कीड़े।
- भावात्मक अपरिपक्वता।

लक्षण:

- खासतौर पर रात को ब्लैडर की गतिविधियों पर नियंत्रण न होना।

इलाज:

- रात को बच्चे को सोने से पहले एक चम्मच शुद्ध शहद दें।
- एक चम्मच किशमिश और दो छोटे चम्मच अखरोट खिलाने से भी समस्या से छुटकारा मिल सकता है।

जूस थेरेपी:

- रात को सोने से एक घंटा पहले, एक मध्यम गिलास करौंदे का रस लें।
- इस आदत से छुटकारा पाने के लिए प्रतिदिन सेलेरी का रस लें।

बॉयल्सः त्वचा पर दर्द करने वाले लाल व पस से भरे ये दाने उन बैक्टीरिया के कारण होते हैं जो त्वचा की सतह पर आ कर चिपक जाते हैं।

कारणः	**लक्षणः**
▯ स्वेट ग्लैंड या हेयर फॉलीकल में बैक्टीरिया के कारण। ▯ रक्त में अशुद्धि के कारण। ▯ गलत खानपान और जीवनशैली के कारण।	▯ चेहरे, पलकों, गर्दन व पीठ के पीछे और नितंबों पर दाने। ▯ त्वचा पर उभरने वाले लाल दर्दनाक दाने।

इलाजः

▯ यदि बॉयल्स पर लहसुन का रस लगाएँ तो वे जल्दी पक कर फूटते हैं और पस निकल जाती है।

▯ दिन में तीन-चार बार हल्का नम सेंक देने से भी वे आसानी से फटते हैं और गंदगी निकल जाती है।

▯ एलोवेरा जेल में भी बॉयल्स को मिटाने का गुण पाया जाता है क्योंकि यह एंटीफंगल व एंटीबैक्टीरियल होता है।

जूस थेरेपीः

▯ तंत्र में टॉक्सिन एकत्र होने से ही यह त्वचा रोग होता है। उत्सर्जन अंगों को उत्तेजित करने के लिए गाजर, चुकंदर व सेलेरी का रस लें। सुबह के समय एक बड़ा गिलास और दोपहर के बाद एक छोटा गिलास रस लेना फायदेमंद होगा।

ब्रोंकाइटिस: यह एक ब्रीदिंग डिसऑर्डर है जो श्वसन तंत्र को प्रभावित करता है। यह तब होता है जब इंफेक्शन आदि के कारण विंडपाइप में म्यूकस का जमाव हो जाता है। इसके कारण काफी खांसी होती है और सांस लेने में तकलीफ होती है।

कारण:

- सिगरेट पीना।
- धूल व वायु प्रदूषण।

लक्षण:

- सर्दियों में सुबह के समय काफी खांसी होना।
- छाती में जकड़न।
- सांस न आना।
- सांस लेते समय मुँह से सीटी जैसी आवाज निकलना।

इलाज:

- एक छोटा चम्मच पिसे अदरक में शहद मिला कर दिन में तीन बार लें।
- तुलसी का सत्त, अदरक व काली मिर्च समान मात्रा में मिलाएँ और दिन में तीन बार लें।
- एक छोटा चम्मच लहसुन का गूदा और 3 छोटे चम्मच शहद मिला कर दिन में तीन बार लें।
- एक माह तक प्रतिदिन 50 मि0ली0 आंवले का रस लें।

जूस थेरेपी:

- एंटीऑक्सीडेंट, बीटाकेरोटिन और विटामिन सी से भरपूर जूस रोग प्रतिरोधक क्षमता बढ़ाते हैं। आप तीन ब्रोकली के फूल, एक कली लहसुन, चार गाजर, दो स्टॉक सेलेरी और आधी शिमला मिर्च लें। इन्हें पीस कर इस रस को दिन में कई बार लें।
- हर रोज शलगम, पत्तागोभी और गाजर का रस लेने से भी म्यूकस का जमाव घटता है और ब्रोंकाइटिस के इलाज में सहायता मिलती है।

(पेशाब) यूरिन में जलन होना: कुछ लोगों को यूरिन पास करते समय जलन महसूस होती है।

कारण:

- यूरीनरी ट्रेक में संक्रमण।
- वेनीरियल रोग।
- प्रोस्टेट में वृद्धि।
- यूरीनरी ब्लैडर में स्टोन।
- यूरीनरी पैसेज में बाधा।

लक्षण:

- यूरिन में खून आना।
- बुखार और यूरिन रुकना।
- यूरिन में पस होना।

इलाज:

- दिन में दो-तीन बार शहद और नींबू का रस मिला कर देना चाहिए।

जूस थेरेपी:

- यूरिन में जलन से छुटकारा पाने के लिए जौ का पानी लें।
- गाजर, सेलेरी व पालक का जूस लें (कच्चा लहसुन मिलाएँ)। दिन में तीन बार एक-एक गिलास लें।

जलना: जलने से आपकी त्वचा की सतह और उत्तक जल जाते हैं।

कारण:

- गर्मी।
- रसायन।
- बिजली।
- सूर्य की रोशनी और रेडिएशन।

लक्षण:

- त्वचा का लाल पड़ना।
- जलने से त्वचा पर सफेद दाग पड़ना।

इलाज:

- यदि जलन के कारण तेज दर्द हो तो तुलसी का रस और नारियल का तेल मिला कर लगाएँ। तुलसी भी जले के लिए फायदेमंद होती है।
- अगर किसी गर्म पदार्थ से जला हो तो तत्काल बर्फ मल कर दूध और शहद लगाएँ। इससे छाले नहीं बनेंगे।
- हल्की जलन पर शहद लगाने से आराम आ जाता है।
- जले सीान पर आलू के कतले भी रख सकते हैं।
- एलोवेरा जेल भी जले स्थान के लिए अच्छा उपचार है। यह एंटी फंगल, एंटी बैक्टीरियल और एंटीवायरल प्रभाव रखता है। इससे जलने का दर्द भी घटता है।

जूस थेरेपी:

- पपीते के एंजाइम घाव की मृत कोशिकाएँ घटाने में सहायक होते हैं। प्रतिदिन पपीते का जूस लें।
- इस इलाज में गाजर का रस भी लाभदायक है। प्रभावित हिस्से पर गाजर का रस लगाने से आराम आएगा।

कैंसर: जब किसी सेल के टिश्यु अनियंत्रित होकर मल्टीप्लाई होने लगते हैं तो ये लंग्स, बाउल, स्किन, पेट, ओवरी, पैंक्रियाज, प्रोस्ट्रेट, ब्लैडर, ब्रेस्ट और लिम्फ ग्लैंड को प्रभावित करते हैं।

कारण:
- जेनेटिक डिसपोजिशन।
- ज्यादा शराब पीना।
- धूम्रपान।
- केमिकल और फूड एडीटिव।
- सैचुरेटिड वसायुक्त भोजन का अधिक मात्रा में प्रयोग।
- असुरक्षित सेक्स
- भावों को दबाना या आध्यात्मिक विकास में कमी।

लक्षण:
- अचानक वजन में कमी आना।
- किसी तिल का बड़ा होना, खुजली या आकार बदलना।
- त्वचा पर ठीक न होने वाले धब्बे व जख्म आदि।
- तेज सिरदर्द।
- पेट में लगातार दर्द या अपच।
- मल या मूत्र में खून आना।
- अकारण कब्ज रहना।
- पीरियड के बिना या मेनोपाज के बाद अचानक वैजाइन ब्लीडिंग होना।

इलाज:
- व्हीटग्रास जूस और सुपर स्पेशलिटी मास्टर प्लान।
- कैंसर रोगियों के लिए खरबूजा भी अच्छा होता है। एक औसतन छोटे खरबूजे में करीब 100 कैलोरी होती हैं।

जूस थेरेपी:
- कैंसर के उपचार में रोज आलू का रस लेना फायदेमंद होता है।
- अंगूर के शक्तिशाली रासायनिक एजेंट भी कैंसर, ट्यूमर, अल्सर व फाइबर मासिस की वृद्धि को रोकते हैं। कैंसर रोगियों को अंगूर का रस भी अवश्य लेना चाहिए।

कैटेरेक्टः अगर आँख के लैंस या कवरिंग के ओपेसिफिकेशन के कारण नजर धुंधला जाए तो उसे कैटेरेक्ट कहते हैं।

कारणः

- कुपोषण।
- विटामिन ए या बी की कमी।
- मधुमेह।
- बुढ़ापा।
- आँख का इंफेक्शन।

लक्षणः

- रोग के आरंभ में रोगी धुंधला दिखने की शिकायत करता है।
- बाद की अवस्था में आँख की रोशनी पूरी तरह से चली जाती है।

इलाजः

- एक छोटा चम्मच गुलाबजल में एक छोटा चम्मच ताजा नींबू का रस मिलाएँ। प्रभावित आँख में दो-तीन बार एक-एक बूंद डालें।

जूस थेरेपीः

- बीटा केरोटिन और विटामिन सी युक्त जूस पीने से कैटेरेक्ट का बनना घटता है। ये पोषक तत्व सूरज के कारण होने वाली फ्री रेडीकल प्रभाव से नेत्रों की रक्षा करते हैं। दो स्टॉक सेलेरी और चार गाजरों का रस लें। इसे पीने से नेत्रों को होने वाला नुकसान थम जाएगा।
- कैटेरेक्ट के रोगी को प्रतिदिन कच्ची गाजरें खानी चाहिए। रोज सुबह-शाम दो गिलास गाजर का ताजा रस पिएँ।

चिकनपॉक्स या चेचकः यह बचपन में होने वाले क्लासिक रोगों में से एक है। चिकनपॉक्स से ग्रस्त बालक या वयस्क के शरीर पर सैंकड़ों की संख्या में पानी से भरे छाले हो सकते हैं, जिनमें फूटने पर दर्द होता है और उन पर पपड़ी सी जम जाती है। चिकनपॉक्स एक वायरस के कारण होता है।

लक्षणः	**कारणः**
□ बुखार, सिरदर्द, पेटदर्द, एक दो दिन भूख न लगना। □ छाले पहले चेहरे, पीठ या खोपड़ी पर दिखाई देते हैं। □ फिर ये छाले पानी से भरे हुए दिखने लगते हैं।	□ किसी चिकनपॉक्स रोगी के फूटे छाले से निकले द्रव्य को छूने के कारण। □ रोगप्रतिरोधक तंत्र का कमजोर होना। □ बड़ी आसानी से एक से दूसरे तक फैलती है। □ किसी रोग या दवा लेने के कारण जैसे- कीमोथेरेपी या स्टीरॉयड्स।

उपचारः

□ हल्के गुनगुने पानी में एक मुट्ठी नीम की पत्तियां डालें। इससे रोगी को नहलाएं। चिकनपॉक्स जल्दी ठीक होगा और खुजली भी नहीं सताएगी।

□ त्वचा पर आर्गेनिक शहद लगाएं व त्वचा में ही सोखने दें। इससे चिकनपॉक्स जल्दी ठीक होगा।

जूस थेरेपीः

□ रोगी को पहले कुछ दिन तक जूस डाइट पर रखें। उसे कच्चे फल व सब्जियों का रस दिया जाना चाहिए। नींबू का रस काफी फायदेमंद हो सकता है।

□ कच्चे करेले का रस भी तत्काल राहत देता है।

कॉलेरा: आंतों के सबसे गंभीर रोगों में से है। यह पानी से पैदा होने वाला रोग है जो प्राय: मानसून के महीने में होता है।

कारण:	**लक्षण:**
▯ विब्रिओ कॉलेरा नामक रॉड शेप्ड वर्म के कारण। ▯ खानपान और रहने की गलत आदतें।	▯ पेट की गड़बड़ी। ▯ प्रारंभ में उल्टी व बुखार। ▯ मांसपेशियों और पेट में तेज दर्द।

इलाज:

- नींबू का रस कीड़े मारने में सहायक है। यदि रोज भोजन के साथ नींबू लें तो हैजे से बच सकते हैं।
- तुलसी की पत्तियाँ उबाल कर काढ़ा बना लें और दिन में एक बार लें।

जूस थेरेपी:

- 30 ग्राम प्याज व 10 काली मिर्चें पीस लें व इसे दिन में दो बार लें।
- कॉलेरा के इलाज के लिए रोज संतरे या नींबू का रस लेना बहुत फायदेमंद होगा।

सर्दी: सर्दी से बचाव का कोई इलाज नहीं है। यह स्वयं ही एक सप्ताह में ठीक हो जाती है। इसके लक्षणों के इलाज से आराम आ सकता है जैसे- सिरदर्द, नाक बहना और छाती की जकड़न।

कारण:

- खानपान की गलत आदतें।
- यह 200 या उससे अधिक वायरस के कारण हो सकता है।
- वायरल इंफेक्शन।
- तापमान में अचानक बदलाव।
- काफी समय तक ठंड में रहना।

लक्षण:

- छींकें।
- आँखों से पानी आना।
- गले में दर्द।
- खांसी और खराश।
- नाक बहना।

इलाज:

- दिन में दो बार एक आंवला खाएँ।
- आधा लीटर उबले पानी में दो नींबू का रस मिलाएँ और शहद डाल कर रात को सोने से पहले लें।
- प्रतिदिन सुबह-शाम दो छोटे चम्मच तुलसी, दो छोटे चम्मच अदरक और शहद मिला कर लें।

जूस थेरेपी:

- सर्दी के लिए संतरे का रस अच्छा है क्योंकि यह विटामिन सी से भरपूर होता है।
- एक गिलास नींबू पानी में थोड़ा शहद मिला कर लेने से भी सर्दी में आराम आएगा।
- यदि ताजा मिक्स वेज जूस लिया जाए तो सर्दी ठीक होने में लगने वाला समय घट जाता है।

कब्ज: यह पाचन तंत्र की आम समस्याओं में से एक है। जिन लोगों को कब्ज होती है उन्हें नियमित तौर पर मल त्याग में कठिनाई या दर्द हो सकता है।

कारण:

- आहार में रेशे की कमी।
- तरल पदार्थ कम लेना।
- मल त्याग के लिए पूरा समय न दे पाना। ज्यादातर लोग व्यस्त जीवनशैली के कारण सही तरीके से मल-त्याग के लिए भी समय नहीं निकाल पाते।

लक्षण:

- पेट में अफारा, बेचैनी, गैस के कारण तकलीफ।
- मल कठोर होने के कारण उसे त्यागने में कठिनाई।
- चेहरे पर पिंपल।
- आँखों के नीचे काले घेरे।

इलाज:

- तांबे के जग में पीने का पानी भर कर रखें और सुबह उठते ही खाली पेट उसे पिएँ।
- सुबह उठते ही गुनगुने पानी में आधा नींबू का रस और एक चम्मच शहद मिला कर लें।
- सुबह एक बार में एक लीटर पानी पिएँ।
- हमारे आहार में टॉक्सिन और अनचाहे तत्वों का जमाव आंतों में होने पर सही तरह से अनिवार्य पोषकों का अवशोषण नहीं हो पाता जिससे पोषण संबंधी अभाव हो जाता है और कब्ज होने लगती है। एलोवेरा जूस शरीर से व्यर्थ पदार्थ निकालने में सहायक होता है और हाजमे को भी ठीक करता है।

जूस थेरेपी:

- सुबह के समय सेब, चुकंदर, गाजर और एक चम्मच अदरक का रस लें। सेब के जूस में सरबीटॉल पाया जाता है जो अपने लैक्सेटिव गुण के कारण कब्ज मिटाएगा।
- पालक व अस्पैरगस (एक प्रकार का साग) जैसी हरी सब्जियों का जूस पीने से भी कब्ज से राहत मिलेगी।

- कद्दू का रस कब्ज का रामबाण इलाज है। यह मल को नरम बनाता है।
- कच्चे खीरे का रस भी कब्ज में लाभकारी होता है। इसे लेने से मल त्याग में आसानी होती है।
- आलूबुखारे का रस भी फायदेमंद होता है। अगर इसमें सेब या खुमानी मिला लें तो स्वाद और भी बेहतर हो जाएगा।

नोटः केला व दही जैसे चिपचिपे खाद्य पदार्थ न लें। केले से भी कब्ज होती है। अतः कब्ज के दौरान केला न लें।

खांसीः लंग्स के एयरपैसेज में सेल्स के साथ-साथ म्यूकस होते हैं जो कि धूल कणों के कारण जाम हो जाते हैं। मेम्ब्रेन की सूजन व संक्रमण के कारण म्यूकस का प्रवाह भी बढ़ जाता है और एयरपैसेज की लाइनिंग इरीटेट होती है।

कारणः

- संवेदनशील गले वालों द्वारा ठंडा या खट्टा भोजन लेना।
- ब्रोंकाइल ट्यूब में व्यर्थ पदार्थ जाने से भी कफ हो सकती है।

लक्षणः

- सुबह के समय खांसी अधिक होती है और गाढ़ा पीला व हरा बलगम निकलता है।

इलाजः

- तुलसी की 5 ताजी पत्तियाँ 10 मि0ली0 शुद्ध शहद में मिला कर दिन में दो बार लें इससे खांसी में काफी आराम आता है।
- 10 मि0ली0 शुद्ध शहद में 5 मि0ली0 प्याज का रस मिला लें और 10 दिन तक दिन में दो बार लें।
- तुलसी की ताजी पत्तियाँ दो कप पानी में उबालें व उबाल कर 1 कप रहने दें। यह पानी प्रतिदिन लें।
- शहद और अदरक का रस मिला लें। बेहतर नतीजों के लिए दिन में चार-पाँच बार लें।

जूस थेरेपीः

- कफ के इलाज के लिए अंगूर सबसे अच्छा घरेलू उपचार है। ये लंग्स को टोनअप करके एक्सपैक्टोरेंट (म्यूकस बाहर निकलने की प्रक्रिया) का काम करते हैं और दो दिन में ही सामान्य खांसी से आराम आ जाता है। खांसी से आराम के लिए एक कप अंगूर के जूस में एक चम्मच शहद लेने की सलाह दी जाती है।
- खांसी में कच्चे प्याज का रस भी गुणकारी है। एक छोटे चम्मच प्याज के रस में एक छोटा चम्मच शहद मिला कर लें। इसे चार-पांच घंटे पड़ा रहने दें। यह एक अच्छा कफ सिरप बन जाएगा। इसे दिन में दो बार लें।
- यदि खांसी ज्यादा हो तो रोगी को संतरे के जूस व पानी के साथ उपवास रखना चाहिए। सुबह आठ बजे से ले कर रात आठ बजे तक, हर दो घंटे बाद एक संतरे के रस में गर्म पानी मिला कर लें।

डैंड्रूफः यह त्वचा या खोपड़ी का हानिरहित रोग है। इससे त्वचा पर जीम की मृत परतें उतरती हैं।

कारणः

- खोपड़ी की सीबेशियस ग्रंथियों द्वारा अधिक या कम तेल बनने के कारण।
- सिर की त्वचा में फंगल इंफेक्शन के कारण।

लक्षणः

- कंघी करने से मृत त्वचा अधिक झड़ती है।
- खुजली के कारण त्वचा लाल हो जाती है।
- सिर से लगातार डैंड्रूफ गिरता रहता है।

इलाजः

- 25ग्रा0 सूखा आंवला सारी रात पानी में भीगा रहने दें। सुबह इसे उबाल कर आधा कर लें। इसमें 25 ग्रा0 दही मिला कर स्कैल्प पर लगाएँ। एक घंटा लगाने के बाद पहले आंवले के पानी से और फिर सादे पानी से सिर धो दें। यह तरीका 2-3 माह तक हर सप्ताह दोहराएँ।
- रोज रात को सोने से पहले स्कैल्प पर आंवले के रस में नींबू के रस की कुछ बूंदें मिला कर लगाएँ।
- स्कैल्प पर एलोवेरा का जूस लगा कर मालिश करें। 30 मिनट तक रखने के बाद पानी से धो दें।

जूस थेरेपीः

- डैंड्रूफ के उपचार में स्नेक गॉर्ड को फायदेमंद कहा गया है। इस रस को स्कैल्प पर मलना चाहिए।
- रात को सोने से पहले दही या आंवले के रस में नींबू के रस की कुछ बूंदें मिला कर सिर की मालिश करने से भी रूसी घटाने में मदद मिलती है।

डेंगू: इसे हड्डी तोड़ बुखार के नाम से भी जाना जाता है। यह बुखार डेंगू वायरस के कारण होने वाला संक्रमित ट्रॉपिकल रोग है।

लक्षणः

- तेज़ बुखार, 105 डिग्री तक।
- सिर, पीठ या दोनों में तेज़ दर्द।
- आंखों के नीचे दर्द।
- जोड़ों व मांसपेशियों में भयंकर दर्द।
- जी मिचलाना व उल्टी होना

कारण

- रक्त नलिका के प्लाज़्मा का स्राव
- भारी रक्तस्राव
- अचानक से रक्तचाप में कमी।

चिकित्साः

- बुखार उतारने के लिए रोगी को भरपूर मात्रा में पानी पिलाएं ताकि पानी का संतुलन व रक्तचाप नियंत्रित रहें।
- आधा छोटा चम्मच मेथीदाना डाल कर चाय बनाएं। इसे इतना उबालें कि पानी आधा रह जाए। यह चाय दिन में तीन बार पिएं। यह नुस्खा डेंगू के उपचार में बहुत सहायक है।

जूस थेरेपीः

- यदि डेंगू का रोगी दिन में दो बार 20 मि0ली0 पपीते के पत्ते का रस ले तो उसके प्लेटलेट्स की संख्या बढ़ेगी और बुखार उतारने में भी सहायता मिलेगी।
- बुखार उतारने के लिए संतरे का रस भी फायदेमंद है। इससे एंटीबॉडीज बढ़ते हैं जिससे उपचार में तेजी आती है। संतरे के रस से पर्याप्त ऊर्जा व विटामिन भी मिलता है।
- सुबह के समय 20 से 25 मि0ली0 व्हीटग्रास जूस लें ताकि रोगप्रतिरोधक क्षमता में वृद्धि हो सके।

डीहाइड्रेशन: शरीर में पानी की कमी या पानी का अपर्याप्त स्तर होने के कारण डीहाइड्रेशन हो जाता है।	
कारण: ▯ बहुत अधिक उल्टी होना व डायरिया।	**लक्षण:** ▯ बहुत कमजोरी आना।
इलाज: ▯ नींबू के रस और शहद को अच्छी तरह मिलाएँ और दिन में 5 से 6 बार लें।	
जूस थेरेपी: ▯ पानी की अधिक मात्रा होने के कारण तरबूज को डीहाइड्रेशन का अच्छा उपचार माना जाता है। ▯ एक गिलास नींबू का रस पीने से तत्काल आराम आता है। यह थकान मिटाने के साथ-साथ उल्टी रोकने में भी मदद करता है। ▯ एक छोटा चम्मच पुदीने का रस, आधा छोटा चम्मच अदरक का रस और एक छोटा चम्मच शहद मिला कर रोज लें। ▯ डीहाइड्रेशन के उपचार के लिए पपीता, सेब, अनार, गाजर व आलू का रस प्रतिदिन लें। ▯ लक्षण समाप्त होने तक हर दो से चार घंटे में एक हरा केला लें।	

डिप्रेशनः यह रोग भावात्मक डिसऑर्डरों में सबसे ज्यादा प्रमुख है। इसमें हल्की उदासी से ले कर गंभीर दुख और विरक्ति भी शामिल हो सकती है।

कारणः

- एड्रीनल ग्रंथियों का सही तरह से काम न करना।
- ड्रग्स का गलत व अधिक प्रयोग।
- अधिक मात्रा में एस्प्रिन लेना।

लक्षणः

- अपना होश न रहना।
- काफी गहरी उदासी।
- एनर्जी की कमी।
- संसार में रुचि न रहना।

इलाजः

- दूध व शहद के साथ एक सेब लें।
- एक गिलास उबले पानी में गुलाब की पत्तियाँ लें। इसमें चीनी मिलाएँ व ठंडा करके लें।
- सुबह खाली पेट 10 से 30 मि0ली0 एलोवेरा का जूस पीने से भी डिप्रेशन में आराम मिलता है।

जूस थेरेपीः

- मेंटल डिप्रेशन के लिए सेब का रस बहुत फायदेमंद है। इस फल में मौजूद विभिन्न रासायनिक तत्व जैसे विटामिन बी, फास्फोरस व पोटाशियम ग्लुटामिक एसिड के सिंथेसिस में मदद करता है जो कि नर्व सेल की मरम्मत करता है। यह नर्व टॉनिक सारे नर्वस सिस्टम को एक नया जीवन और ऊर्जा से भरपूर कर देगा।
- डिप्रेशन के इलाज के लिए व्हीटग्रास जूस पीने की भी सलाह दी जाती है। सुबह खाली पेट 50 मि0ली0 व्हीटग्रास जूस लें।
- माइंड द्वारा किए गए एक ताजा सर्वे से पता चला है कि अवसाद के रोगी केले के गूदे का जूस लेने के बाद बेहतर महसूस करते हैं। केले में ट्रिप्टोफन नामक प्रोटीन पाया जाता है जिसे शरीर सिरोटोनिन में बदलता है। यह आपको रिलैक्स करता है, मूड को सुधारता है और आपको प्रसन्न रहने में मदद करता है।

डायबिटीजः इस रोग में शरीर इंसुलिन का सही इस्तेमाल नहीं कर पाता। (इंसुलिल हारमोन शुगर, स्टार्च व दूसरे भोजन को रोज के लिए आवश्यक ऊर्जा में बदलने के काम आता है।)	
कारणः ▯ जेनेटिक कारण। ▯ अधिक मात्रा में शराब का सेवन। ▯ वजन अधिक होना। ▯ शुगर तथा वसा का अधिक प्रयोग।	**लक्षणः** ▯ अधिक प्यास लगना। ▯ बार-बार मूत्र त्याग की इच्छा होना। ▯ नजर धुंधलाना। ▯ खुजली व बॉयल्स।

इलाजः

▯ हर रोज सुबह 10-15 तुलसी की पत्तियाँ चबाएँ।

▯ एक छोटा चम्मच आंवले के रस में शहद मिला कर खुराक के तौर पर लें।

▯ एक गिलास गुनगुने पानी में नींबू का रस निचोड़ कर भी ले सकते हैं।

▯ सुबह खाली पेट और रात को डिनर से आधा घंटा पहले 10 से 30 मि0ली0 एलोवेरा का जूस लें।

जूस थेरेपीः

▯ गूजबैरी (आंवले) में भरपूर विटामिन सी होता है जो कि मधुमेह में फायदेमंद है। दो महीने तक एक चम्मच आंवले के रस में एक कप करेले का जूस मिला कर लें । इससे डायबिटीज में ब्लड शुगर घटेगी।

▯ फ्रेंच बीन का जूस भी इंसुलिन के उत्पादन में वृद्धि करता है। इसे पत्तागोभी के रस में भी मिला कर ले सकते हैं।

▯ हर रोज करेले और आंवले का जूस लेने से ब्लड ग्लुकोज़ का स्तर भी घटता है।

▯ नाशपाती में पाई जाने वाली फ्रूट शुगर लेवूलोस डायबिटीज रोगी आराम से ले सकते हैं।

डायरिया: इस रोग में पतले पानी की तरह दस्त आते हैं। यह मामूली और गंभीर हो सकता है। इसे लूजमोशन भी कहते हैं। भारत में आमतौर लोग इससे पीड़ित देखे जा सकते हैं।

कारण:

- अधिक मात्रा में गलत भोजन लेना।
- आंतों में इंफेक्शन।
- एंटीबायोटिक दवाओं और लेक्सेटिव का अधिक प्रयोग।

लक्षण:

- एनीमिक और पीला चेहरा।
- पेट में दर्द।
- जी मिचलाना और उल्टी।

इलाज:

- नींबू के रस में थोड़ा नमक मिला कर उसमें पानी मिलाए बिना ऐसे ही दें।
- 10 मि0ली0 शहद में 25 ग्रा0 तुलसी के पिसे बीज मिला कर निगलें।

जूस थेरेपी:

- डायरिया के लिए गाजर का जूस भी फायदेमंद है। यह डीहाइड्रेशन से बचाव के लिए पानी देता है। हानिकारक बैक्टीरिया को पनपने नहीं देता और उल्टी से बचाव करता है। रोगी को हर आधे घंटे बाद इसकी थोड़ी-थोड़ी मात्रा दें।
- शिमला मिर्च भी एक स्टिमलेंट (उत्तेजक जड़ी-बूटी) हर्ब है। इसके जूस से डायरिया जैसी गैस्ट्रोइंटेस्टाइनल तकलीफों से आराम मिलता है।
- फूड प्वाइजनिंग और डायरिया के मामले में गाजर के रस में आलू का रस व शहद मिला कर लें।

डीसेंट्री या पेचिशः यह बड़ी आंत को प्रभावित करने वाली गंभीर अवस्था है। दूसरे शब्दों में यह पाचन मार्ग का संक्रमण होता है।

कारणः	**लक्षणः**
जर्म इंफेक्शन। मिर्च मसालेदार भोजन। मांस का अधिक प्रयोग।	भूख न लगना। मल त्याग के समय पेट के निचले हिस्से में दर्द। बुखार, उल्टी व पेट दर्द। मल के साथ रक्त आना।

इलाजः

- 50 ग्रा0 दही में थोड़ा शहद मिला कर दिन में तीन बार लें।
- नींबू के छिलके व कतरे 250 मि0ली0 पानी में उबाल कर छानें व दिन में तीन बार यह काढ़ा लें।

जूस थेरेपीः

- ताजे बेरों से पैंक्रियाज को लाभ होता है और एंटीसेप्टिक होने के कारण डीसेंट्री के लिए भी अच्छे हैं।
- नींबू का रस भी ले सकते हैं।

नोटः डायरिया या डीसेंट्री के रोगी हरी पत्तेदार सब्जी न खाएँ।

एग्जिमाः इस रोग में शरीर पर बॉयलिंग सी हो जाती है और हल्के से गंभीर तक इरप्शन हो सकती ह । इस रोग में त्वचा मोटी सी हो कर पेड़ की छाल जैसी हो जाती है।	
कारणः □ पैस्टीसाइड, एस्ट्रिन्जेंट परफ्यूम कठोर साबुन डिटर्जेंट और क्लीनर के कारण होने वाली एलर्जी।	**लक्षणः** □ त्वचा की सतह से खून निकलना। □ पस या दूसरा कोई डिस्चार्ज □ खुजली।
इलाजः □ प्रभावित जगह पर कुचला हुआ लहसुन लगाना चाहिए।	
जूस थेरेपीः □ एग्जिमा के इलाज के लिए खुमानी का ताजा रस लें। 15 दिन तक रोज 50 मि0ली0 खुमानी का रस लें। □ रोज 50 मि0ली0 व्हीटग्रास जूस लेना भी फायदेमंद है। इसमें पाया जाने वाला क्लोरोफिल डीटॉक्सीफाइंग एजेंट है जो शरीर में एल्केलाइन का स्तर बनाए रखता है। जूस के एंजाइम इम्युनिटी भी बढ़ाते हैं।	

मिर्गी या एपिलेप्सी: इस रोग में रोगी को मिर्गी के दौरे पड़ते हैं। ये दौरे दिमाग की एब्नार्मल एक्टिविटी के कारण होते हैं।

कारण:	**लक्षण:**
□ डिलीवरी के दौरान शिशु को चोट लगना। □ डिलीवरी में देर होने पर दिमाग को पूरी तरह से ऑक्सीजन न मिलना। □ हाइड्रोसेफलस: दिमाग में अधिक मात्रा में तरल का होना।	□ रोगी का मल-मूत्र पर नियंत्रण नहीं रहता। □ होश आने पर रोगी सिरदर्द होने के कारण सो जाता है। □ सिर और पीठ में अचानक स्पास्म (मरोड़) होना।

इलाज:

□ सिर पर ताजे नींबू के रस से मालिश करके धो दें।

□ 3-4 लहसुन की कलियां 100 मि0ली0 दूध में उबालें। जब दूध आधा रह जाए तो उसे इस्तेमाल करें।

□ नहाने के बाद शरीर पर तुलसी मलें। यह बहुत फायदेमंद उपाय है।

जूस थेरेपी:

□ तुलसी के पत्तों का रस निकाल कर पिएँ व नहाने के बाद शरीर पर मलें।

□ तीन माह तक दिन में तीन बार ताजे अंगूरों का 200 मि0ली0 रस लें। इससे काफी राहत मिलेगी।

□ गाजर, चुकंदर और खीरे का रस भी मिर्गी के उपचार में सहायक है। तीनों जूसों की मात्रा 100-100 मि0ली0 होनी चाहिए। इसे प्रतिदिन नियमित तौर पर लें।

गाउटी पेन: यह आर्थराइटिस का दर्दनाक रूप है, जिसमें टखने, घुटने, पैर, हाथ, कोहनी और कलाई आदि प्रभावित होते हैं। पुरुषों में स्त्रियों के मुकाबले यह चार गुना अधिक पाया जाता है।

कारण:

- शरीर में यूरिक एसिड होने के कारण।
- जोड़ों में क्रिस्टेलाइन का जमाव हो जाता है।
- यह वंशानुगत हो सकता है।
- अल्कोहल का अधिक सेवन।

लक्षण:

- जोड़ों में दर्द के साथ सूजन।
- जोड़ों में लाली और दर्द।
- यह दर्द सुबह के समय या आधी रात को होता है।

इलाज:

- गुनगुने पानी में आधा गिलास नींबू और थोड़ा शहद मिला कर सुबह के समय लें।
- एक गिलास पानी में आधा छोटा चम्मच बेकिंग सोडा मिलाएँ और दर्द से राहत पाने के लिए पिएँ।

जूस थेरेपी:

- इसके लिए चेरी का ताजा जूस। रोज उठते ही 15 से 20 चेरी लें। इसमें एंथोसायनिन नामक एंटीऑक्सीडेंट सूजन के अलावा दर्द से भी राहत देता है।
- सेबों का मेलिक एसिड यूरिक एसिड को न्यूट्रालाइज कर देता है जिससे गाउट के रोगियों को आराम मिलता है। रोगी को हर भोजन के बाद एक सेब खाने की सलाह दी जाती है।
- दिन में दो-चार केले खाने से भी दर्द से राहत मिलती है। इस दौरान रोगी 8-9 केले खा सकता है।
- नींबू का विटामिन सी भी शरीर के जोड़ने वाले टिश्यू को मजबूती देता है और इसका साइट्रिक एसिड यूरिक एसिड का साल्वेंट है। दिन में दो बार आधा-आधा नींबू का रस पानी में मिला कर लें।

बाल गिरना या झड़ना: युवा लड़के-लड़कियों के लिए छोटी आयु में बाल झड़ना काफी शर्मनाक होता है। वे किसी के भी सामने निकलने से कतराने लगते हैं।

कारण:	**लक्षण:**
▯ पोषण का अभाव। ▯ विटामिन और फॉलिक एसिड की कमी। ▯ तनाव, चिंता और दबाव आदि दूसरे कारण हैं।	▯ बाल पतले होना। ▯ बाल लगातार गिरना।

इलाज:

- ▯ नींबू व छिलके को खोपड़ी पर मलते हुए मालिश करें व आधे घंटे बाद सादे पानी से सिर धो दें। इस तरह बालों का गिरना कम हो जाएगा।
- ▯ सिर में तीस मिनट तक एलोवेरा का जूस लगाएँ। फिर सादे पानी से सिर धो लें।

जूस थेरेपी:

- ▯ पालक, शिमला मिर्च और ब्रोकली जैसी हरी पत्तेदार सब्जियों में काफी पोषक तत्व पाए जाते हैं, जो बालों के लिए अच्छे हैं। इनमें विटामिन ई, सी प्लस, बी तथा कुछ मजबूत एंटीऑक्सीडेंट भी पाए जाते हैं।
- ▯ खीरे व पत्तागोभी का रस सिलिकन और सल्फर युक्त होता है जो बालों की लंबाई को बढ़ाता है और बाल गिरने या झड़ने की गति को कम करता है।
- ▯ पत्तागोभी का रस शुष्क बालों को मुलायम व चमकदार बनाता है। इसके लिए गाजर का रस 80 मि0ली0 + खीरे का रस 80 मि0ली0 + पत्तागोभी का रस 40 मि0ली0 लें व मिला कर पिएँ। बाल बेहद खूबसूरत हो जाएँगे।

सिरदर्द: सिर में दर्द प्रायः प्रकृति की ओर से चेतावनी होता है कि शरीर में कहीं कुछ गलत हो रहा है।

कारण:	**लक्षण:**
▯ नजर कमजोर होना, बुखार व चोट। ▯ उच्च रक्तचाप।	▯ आँखों व सिर में तेज दर्द। ▯ जी मिचलाना और सिर चकराना।

इलाज:

▯ हर सुबह खाली पेट एक सेब लें।

▯ पिसी दालचीनी पानी में मिला कर माथे पर लगाएँ।

▯ सिरदर्द होने पर एलोवेरा के जूस से मालिश करें व कुछ देर बाद सिर धो दें। आराम आ जाएगा।

जूस थेरेपी:

▯ लिवर की गड़बड़ी व कब्ज के कारण ही सिर में दर्द होता है। अंगूर का रस लेने से सिरदर्द में आराम आता है। ताजे अंगूर पीसें व बिना पानी मिलाए लें।

▯ सिर दर्द में रोज सेलेरी का जूस भी ले सकते हैं। यह एक सुपर्ब नर्व टॉनिक है। यह थोड़ा कड़वा होता है इसलिए गाजर या सेब का रस मिला कर लें।

हार्ट प्रॉब्लम: हार्ट पर अधिक दबाव होने के कारण प्राय: हार्ट की तकलीफ हो जाती है। रक्त प्रवाह घटने के कारण छाती में दर्द और हार्ट अटैक हो जाता है।

कारण:

- अधिक धूम्रपान।
- हाइपरटेंशन।
- ब्लड कॉलेस्ट्राल का स्तर बढ़ना।
- डायबिटीज।
- व्यायाम की कमी।
- अधिक मात्रा में अल्कोहल लेना।

लक्षण:

- छाती के बीच या दाईं-बाईं ओर दर्द होना।
- सांस लेने में तकलीफ।
- गंभीर अटैक होने पर पसीना आना।
- हार्टबीट अनियमित होना।
- बिना किसी कारण के थकान होना।

इलाज:

- हर रोज खाली पेट लहसुन की एक कली लें।
- एक छोटा चम्मच कच्चे प्याज का रस सुबह लेना भी ठीक रहेगा।
- रोज रात के खाने के बाद शहद लेना हार्ट के लिए अच्छा होता है ।

जूस थेरेपी:

- हार्ट प्रॉब्लम दूर करने के लिए रोज 50 मि0ली0 चुकंदर का रस लें। चाहें तो स्वाद बदलने के लिए थोड़ा संतरे या नींबू का रस मिला लें।
- हार्ट के लिए अंगूर का ताजा रस भी फायदेमंद है। यह हार्ट की टोनिंग करता है।
- सेब के रस में भी हार्ट प्रॉब्लम दूर करने की क्षमता पाई जाती है।

हेपेटाइटिसः लिवर का इंफ्लामेशन मेडिकल भाषा में हेपेटाइटिस कहलाता है। इसकी वजह से लिवर काम करना बंद कर देता है।

कारणः

- अल्कोहल या कुछ खास दवाएँ।

लक्षणः

- बुखार जैसा रोग, उल्टी या जी मिचलाना।
- भूख न लगना।
- वजन घटना।
- त्वचा में खुजली।

इलाजः

- 1 या 2 छोटे चम्मच ताजा धनिया के रस में एक कप बटरमिल्क मिला कर दिन में दो-तीन बार लें ।
- रोज 20 से 30 मि0ली0 एलोवेरा जूस लेने से भी हेपेटाइटिस के रोगी को आराम आता है। इसे कम से कम दो सप्ताह तक लें।

जूस थेरेपीः

- इसके रोगियों को रोज गाजर व चुकंदर का रस मिला कर लेना चाहिए।
- सुबह खाली पेट 50 मि0ली0 व्हीटग्रास जूस लेने से भी इम्यूनिटी में सुधार होता है।

हाई कॉलेस्ट्रॉल : यह एक पीले रंग का वसायुक्त पदार्थ होता है। हालांकि यह कुछ हद तक जीवन के लिए अनिवार्य है किंतु हृदय रोगों में खास विलयन होने के कारण यह काफी बदनाम है।

कारण:	**लक्षण:**
▯ दूध व उससे बने उत्पादों, जैसे- घी मक्खन व क्रीम आदि का अधिक प्रयोग। ▯ धूम्रपान व शराब आदि का सेवन। ▯ तला-भुना भोजन।	▯ इस रोग के कोई प्रत्यक्ष लक्षण नहीं होते। इसके लिए आपको एक सादा सा ब्लड टेस्ट कराना होता है जिसे लिपोप्रोटीन प्रोफाइल कहते हैं।

इलाज:

- ▯ रोगी को दिन में कम से कम 8 से 10 गिलास पानी पीना चाहिए। इससे त्वचा व किडनी की एक्सक्रिट्री एक्टिविटी (बेकार पदार्थ शरीर से बाहर निकालने की प्रक्रिया) चालू रहती है।
- ▯ धनिए का पानी पीना भी फायदेमंद होता है। इसके लिए हमें धनिए के सूखे बीज चाहिए। इन्हें पानी में उबाल कर सत्त छान लें।
- ▯ पानी में पिसा कच्चा लहसुन लेने से भी उच्च रक्तचाप घटता है।
- ▯ एलोवेरा जूस पीने से भी शरीर में वसा का जमाव घटता है। अत: यह जूस हाई कॉलेस्ट्रॉल से बचाव में सहायक है।

जूस थेरेपी:

- ▯ चुकंदर का रस शरीर की सफाई के लिए बहुत महत्व रखता है। यह विटामिन ए, सोडियम, कैल्शियम, क्लोरीन, विटामिन बी 6, सल्फर, आयरन और पोटाशियम से भरपूर होता है।
- ▯ आपको सुबह खाली पेट और रात को गुनगुने पानी में नींबू का रस और शहद लेना चाहिए।

नोट: सादा बीटरूट जूस लेने से हार्ट रेट बढ़ सकता है इसलिए इस प्रभाव को घटाने के लिए इसमें सेब, गाजर या खीरे आदि का रस मिला कर लें।

हाई ब्लडप्रेशर : हाई ब्लडप्रेशर को उस बल के रूप में परिभाषित कर सकते हैं, जिसके द्वारा रक्त अपने सामान्य प्रवाह में आट्रिरियल वॉल्व से निकलता है। यदि इसे सामान्य स्तर पर बना कर रखें तो यह सामान्य गतिविधियों के लिए अनिवार्य है।

कारण:	**लक्षण:**
भावात्मक तनाव।	नाक से खून आना।
कैफीन की अधिक मात्रा।	सांस लेने में दिक्कत।
मोटापा।	नींद न आना।
शराब और धुम्रपान का सेवन।	भ्रम।
नमक का अधिक सेवन।	थकान।

इलाज:

- सुबह खाली पेट नींबू का रस लेने से हाई ब्लड प्रेशर में आराम आता हैं।
- इसके उपचार के लिए हर रोज एक छोटा चम्मच आंवले का रस लें।
- 15-20 दिन तक सुबह खाली पेट पपीता लेने से भी हाई ब्लड प्रेशर के उपचार में सहायता मिलती है।
- प्याज के रस में शहद मिला कर दिन में दो बार लें। यह हाई ब्लड प्रेशर के उपचार में सहायक होगा।

जूस थेरेपी:

- हर रोज 100 मि0ली0 अंगूर का जूस लेना भी अच्छा उपचार है। यह रक्तचाप घटाने में सहायक है।

अपचः पाचन तंत्र ही सारे भोजन को लाभदायक तत्वों में बदलता है, जिससे शरीर एक स्वस्थ जीवन जी पाता है। इस पाचन तंत्र में अव्यवस्था होने से ही इनडाइजेशन होता है।

कारणः

- बहुत जल्दी खाना, खासतौर पर हाई फैट फूड।
- पेट में अम्ल का अधिक जमाव।
- अल्कोहल का अधिक सेवन।
- प्रेग्नेंसी के दौरान तनाव।

लक्षणः

- पेट या छाती में जलन।
- अफारा, जी मिचलाना और डकार आना।

इलाजः

- भारी खाना खाने से पहले अदरक के दो-तीन टुकड़े चूसें।
- अदरक के रस में शहद का रस मिला कर लें।
- तुलसी की दो-तीन पत्तियों को रात भर भिगोकर रखें और सुबह उस पानी को पिएँ।

जूस थेरेपीः

- गाजर व पत्तागोभी का रस मिला कर लें। इससे हाजमे में सुधार होगा।
- अदरक, पुदीना, कीवी और अनानास मिला कर पीसें और दिन में दो बार 40-40 मि0ली0 लें। इससे आँतों को आराम मिलेगा, हाजमे में सुधार होगा और गैस निकलने में मदद मिलेगी।
- हर भोजन के बाद अनानास का रस लेने से भी पाचन में सुधाार होता है।
- गुनगुने पानी में अदरक, शहद और नींबू का रस मिला कर पिएँ।
- संतरे का रस पाचन अंगों को राहत देने के साथ पोषण भी प्रदान करता है।
- अंगूर का रस पेट की जलन शांत करता है।
- नींबू का रस बैक्टीरिया से लड़ने में मदद करता है। खाने से पहले इसे लेने से एसिड इनडाइजेशन से बचाव होगा।

मसूड़ों का इंफ्लामेशन: मसूड़ों में सूजन या खून आना मसूड़ों की इंफ्लामेशन के लक्षण होते हैं।

कारण:	**लक्षण**
▯ मुँह की साफ-सफाई पर ध्यान न देना। ▯ खाना खाने के बाद मुँह साफ न करना।	▯ भोजन चबाने में कठिनाई होना। ▯ मसूड़ों में दर्द व खून आना। ▯ एक-एक कर दांत गिरना।

इलाज:

▯ प्रभावित दांत पर लहसुन की कली पीस कर लगाएँ।

▯ भोजन करने के बाद तुलसी की पत्ती चबाना भी फायदेमंद होगा।

जूस थेरेपी:

▯ करौंदे का रस पीने से जिंजिवाइटिस में सुधार होगा। इन प्राकृतिक जूसों में अनेक पोषक तत्व पाए जाते हैं, जो बैक्टीरिया के कारण होने वाले जिंजिवाइटिस के उपचार में सहायक हैं। मिश्रण में अंगूर मिलाने से इसके रस में सुधार होगा।

▯ व्हीटग्रास जूस भी मुँह में बैक्टीरिया की बढ़त को रोकता है।

नोट: करौंदे का रस बैक्टीरिया को दांतों से चिपकने नहीं देता।

इंसोमेनिया या अनिद्राः नींद न आना ही इंसोमेनिया कहलाता है। नींद आना आवश्यक है क्योंकि इसी के दौरान हम खोई ऊर्जा पा कर स्वस्थ जीवन जी सकते हैं।

कारणः

- अधिक थकान।
- पुराना रोग।
- तनाव और दबाव।
- धूम्रपान।

लक्षणः

- नींद की अवधि और क्वालिटी में नाटकीय बदलाव।
- याददाश्त और एकाग्रता में कमी।

इलाजः

- एक बड़े कप पानी में दो छोटे चम्मच शहद मिला कर रात को सोते समय लें।
- कच्चे प्याज खाने से भी अच्छी नींद आती है।
- इंसोमेनिया के लिए शहद एक पारंपरिक उपचार है। यह शरीर में शुगर लेवल को थोड़ा बढ़ा देता है, जिससे इंसुलिन में वृद्धि होती है और ट्रिप्टोफन अवशोषित होकर मेलानिन में बदलता है। इससे आप आरामदेह महसूस करते हैं और बेहतर नींद ले पाते हैं।

जूस थेरेपीः

- मैग्नीशियम से भरपूर कच्चे कद्दू का जूस अच्छी नींद लाने में सहायक है और मांसपेशियों को भी आराम देता है।
- रात को बिस्तर में जाने से पहले शहद के साथ कद्दू का रस लें। काफी अच्छी नींद आएगी।

आंतों के कीड़े: मनुष्य के शरीर व आंतों को नुकसान पहुंचाने वाले कीड़े पूरी दुनिया के सभी देशों में पाए जाते हैं। बड़ों के मुकाबले बच्चों में यह समस्या ज्यादा पाई जाती है।

कारण:
- अधपका मांस।
- गंदे हाथ व भोजन।
- गंदे पानी का स्किन से भीतर जाना।

लक्षण:
- डायरिया।
- गंदी बदबू।
- आँखों के नीचे काले घेरे।
- लगातार भूख लगना।
- वजन घटना।
- नर्वसनेस और चिड़चिड़ापन।

इलाज:
- लहसुन के लगातार इस्तेमाल से आंतों के कीड़े निकल जाते हैं।
- दिन में दो बार एलोवेरा जूस पीने से आंतों के कीड़े मरते हैं। इसमें एल्कालाइन और एंटी इंफ्लामेट्री प्रभाव पाए जाते हैं।

जूस थेरेपी:
- कद्दू पाचन तंत्र के कीड़े निकालने में सहायक होता है। किसी भी अन्य फल या सब्जी में इसके जितना विटामिन-सी नहीं होता।
- पपीते का रस भी फायदेमंद है। जहाँ रोगी एंटीबायोटिक ले रहे हों, वहाँ पपीता लेने से सिम्बायोटिक बैक्टीरिया के रेस्टोरेशन में वृद्धि होती है, जिन्हें दवाएँ नष्ट कर देती हैं। पपीता शरीर की पूरी सफाई कर देता है।
- दिन में तीन बार एक छोटा चम्मच पुदीने का रस लेने से भी आंतों के कीड़े मर जाते हैं।

अनियमित मासिक/पीरियड्सः प्रजनन योग्य आयु की महिलाओं में यह समस्या आमतौर पर पाई जाती है।	
कारणः □ हारमोन का असंतुलन। □ तनाव। □ गर्भाशय का कैंसर।	**लक्षणः** □ पेट में दर्द। □ लुंबर व हिप रीजन में दर्द। □ कमजोरी आना। □ सांस लेने में तकलीफ होना। □ पल्पिटेशन (धड़कनें तेज हो जाना व पसीना आना) और एनीमिया।
इलाजः □ ब्लीडिंग रोकने के लिए प्रतिदिन आंवला खा सकते हैं। □ एक ताजा अदरक का टुकड़ा पीस कर पानी में उबालें। इसे दिन में तीन बार लें। यदि खाने के बाद शहद के साथ लें तो और भी अच्छा होगा।	
जूस थेरेपीः □ नियमित समय पर पीरियड्स के लिए रोज अंगूर का रस लें। □ तीन माह तक रोज गाजर का जूस लें। यह हर्बल उपचार अनियमित मासिक धर्म को नियमित करता है। □ रोज करेले का जूस लेने से भी पीरियड्स सामान्य हो जाते हैं।	

जांडिस या पीलियाः लिवर के रोगों में से जांडिस सबसे आम रोग है जो कि बाइल डक्ट (पित्त की नली) में अवरोध होने के कारण होता है ।

कारणः	**लक्षणः**
लिवर में स्टोन। बाइल के रास्ते में रुकावट। संक्रमित भोजन व पानी। कुछ विटामिनों का अभाव। लिवर का सही तरह काम न करना।	रंग पीला होना। जी मिचलाना। थकान व खुजली। नब्ज धीमी पड़ना। पीली आँखें। भूख न लगना।

इलाजः

- नींबू के रस का सेवन करें।
- रोगी को अधिक मात्रा में व्हीटग्रास जूस दें ताकि उसे अधिक मूत्र आए और सेहत में सुधार हो।
- एक छोटा चम्मच अदरक के रस में एक छोटा चम्मच नींबू का रस और तुलसी का रस मिला कर लें।

जूस थेरेपीः

- गन्ना, पपीता व अनानास का रस जांडिस में लाभकारी है। इनके इस्तेमाल से जल्द राहत पा सकते हैं।
- सुबह थोड़ा नमक व कालीमिर्च डाल कर टमाटर का रस लें ताकि रोग का सुधार हो सके। यह बहुत फायदेमंद होता है।
- गन्ने के रस में आधा नींबू का रस मिला कर दिन में दो बार लेने से रोग में जल्दी सुधार होता है।

किडनी स्टोनः किडनी या यूरिनरी ट्रेक में स्टोन का बनना एक आम रोग है।	
कारणः ▯ जनरल मेटाबालिज्म में विकृति। ▯ तरल पदार्थों की कम मात्रा लेना। ▯ अधिक अम्लयुक्त भोजन लेना।	**लक्षणः** ▯ पेशाब आने में रुकावट और दर्द होना। ▯ बार-बार पेशाब जाने की इच्छा। ▯ पेशाब आने पर दर्द होना। ▯ पेशाब में बदबू।
इलाजः ▯ एक गिलास उबले पानी में दो चम्मच पिसा धनिया मिलाएँ अब इसे शहद में मिला कर लें। ▯ शहद में तुलसी का रस मिला कर छः माह तक लें।	
जूस थेरेपीः ▯ अगर किडनी में स्टोन हो तो नारियल पानी लें। यूरिन के रास्ते छोटे स्टोन निकल जाएँगे। ▯ केले में पोटाशियम पाया जाता है। यह भी स्टोन निकालने में सहायक है। ▯ तरबूज में पानी की काफी मात्रा पाई जाती है। यह भी स्टोन को जल्दी घोलने में सहायक होता है। ▯ अंगूर में पानी व पोटाशियम साल्ट की भरपूर मात्रा पाई जाती है और एल्बुमिन और सोडियम क्लोराइड की कम मात्रा के कारण किडनी स्टोन के उपचार में इसका मूल्य और भी बढ़ जाता है। ▯ रोज खाने के बाद नींबू का रस लेने से भी किडनी स्टोन के उपचार में सहायता मिलती है।	

लो ब्लडप्रेशर: इसे हाइपोटेंशन भी कहते हैं। यह तब होता है, जब दिल की हर धड़कन के दौरान व बाद में रक्तचाप सामान्य से भी कम हो जाता है। इसका अर्थ है कि दिल, दिमाग व शरीर के दूसरे हिस्सों को भी पर्याप्त मात्रा में रक्त नहीं मिलता।

लक्षण

- नज़र धुंधलाना।
- सिर चकराना।
- सारा दिन नींद आना।
- कमजोरी महसूस होना।

कारण

- अधिक दर्दनिवारक दवाएं लेना।
- शरीर में पानी की कमी होना।
- दिल का दौरा।
- शराब।

चिकित्सा:

- 10–15 तुलसी के पत्ते पीसकर मलमल के कपड़े से छान लें। इसमें एक छोटा चम्मच शहद मिलाएं। इसे सुबह उठते ही लें।
- निम्न रक्तचाप के लिए सबसे बेहतर घरेलू उपचार यह है कि अधिक से अधिक मात्रा में पानी पिएं। डीहाइड्रेशन के कारण ही रक्त का वोल्यूम घटता है जिससे रक्तचाप में भी कमी आती है।

जूस थेरेपी:

- सुबह उठते ही 20 से 25 मि0ली0 व्हीटग्रास जूस पिएं, इससे हारमोनल स्तर नियमित हो जाएगा।
- निम्न रक्तचाप रोगियों के लिए चुकंदर का रस बहुत अच्छा है इसलिए दिन में दो बार एक कप चुकंदर का रस लें।

मलेरिया: मलेरिया एक आम बुखार है जो भारत व अफ्रीका जैसे ट्रॉपिकल देशों में अक्सर होता रहता है।

कारण:

- छोटे पैरासाइट।
- संक्रमित मच्छर के काटने के कारण।

लक्षण:

- तेज सिरदर्द, बदन दर्द व मांसपेशियों में दर्द।
- कंपकंपी के साथ तेज बुखार।
- उल्टी।
- बुखार आता-जाता रहता है।

इलाज:

- पानी के साथ प्रतिदिन 15 से 25 मि0ली0 नींबू का रस लेना चाहिए।
- 10 तुलसी पत्तियों का ताजा रस निकाल कर 10 मि0ली0 शहद में मिलाएँ व दिन में चार बार लें।

जूस थेरेपी:

- मलेरिया में पपीते के पत्तों का रस लें। यह किसी भी इंफेक्शन के काम आ सकता है। इसमें नीम के पत्तों का रस मिलाएँ तो यह और भी कारगर हो जाएगा। 30 मि0ली0 नीम का रस और 15 मि0ली0 पपीते का रस लें।
- कुछ दिन तक पानी और संतरे के रस पर उपवास रखने की सलाह दी जाती है। उपवास के दिन इस रोग की गंभीरता पर निर्भर करते हैं।

माइग्रेन: इस रोग में सिर में तेज दर्द होता है। इसके साथ ही जी मिचलाने और उल्टी आने पर सिरदर्द तीन दिन तक रह सकता है।

कारण :	**लक्षण :**
□ तेज सिरदर्द। □ अपच होना। □ अधिक मानसिक दबाव होना।	□ नजर धुंधलाना। □ टिंगलिंग (सिरहन) सी महसूस होना। □ सुन्नपन महसूस होना। □ हाथ या पैर में कमजोरी महसूस होना।

इलाज:

□ थोड़ी-थोड़ी मात्रा में नींबू का रस पीने से माइग्रेन में आराम मिलता है।

□ माइग्रेन के इलाज के लिए कॉपियस ड्रिंकिंग भी फायदेमंद है।

जूस थेरेपी:

□ माइग्रेन के उपचार में गाजर व पालक का रस मिला कर लेना चाहिए।

□ इस रोग के लिए अंगूर का रस भी फायदेमंद होता है। रोज सुबह 15 दिन तक 50 मि0ली0 अंगूर का रस लें।

नाक से खून आना: नाक से खून आना एक ऐसा रोग है जिसका घर पर ही आराम से इलाज हो सकता है। मेडिकल भाषा में इसे ऐपीटेसिस कहते हैं।

कारण:
- सर्दी।
- एलर्जी।
- नाक का ट्यूमर।
- नाक की चोट।
- नाक का संक्रमण।

लक्षण:
- नाक के नथुनों से खून आना।

इलाज:
- नाक के नथुनों में नींबू का रस डालें।
- नाक को नम या ठंडा सेंक दें।

जूस थेरेपी:
- नथुनों में कुछ बूंदें अनार के रस की डालने से भी नाक से खून आना बंद हो जाता है।
- विटामिन सी म्यूकस मैम्ब्रेन की लाइनिंग को मजबूती देता है और उसमें सुधार करता है।
- आंवले का रस भी नाक से खून आने के उपचार में सहायक है।
- पेठे के जूस की तासीर भी ठंडी होती है। इसे पीने से शरीर को तरावट मिलती है और नाक से खून आना बंद हो जाता है।

नाक बहना या बंद होना: नाक के नथुनों में म्यूकस मैम्ब्रेन की लाइनिंग की इंफ्लामेशन के कारण ऐसा होता है।

कारण:	**लक्षण:**
▯ नाक, गले और सिर में म्यूकस का अधिक मात्रा में बनना। ▯ गलत खान-पान	▯ लगातार छींकें आना। ▯ नाक बहना। ▯ एक या दोनों नथुने बंद होना।

इलाज:

▯ उबले पानी में तुलसी पत्ते व पिसा अदरक मिला कर लें।

▯ प्याज व लहसुन जैसे हर्ब्स श्वसनतंत्र को साफ करने में मदद करते हैं

▯ दो सप्ताह तक प्रतिदिन 50 मि0ली0 आंवले का रस पिएँ।

जूस थेरेपी:

▯ यदि नाक बह रहा हो या बंद हो तो आम का रस लेना चाहिए। यह विटामिन ए का भंडार होता है। इसकी रोज 50 मि0ली0 मात्रा लें।

▯ गर्म हरा वैज जूस पीने से भी राहत मिलती है।

▯ गाजर का जूस भी बंद या बहते नाक के उपचार में सहायक होता है। आप गाजर, खीरे व पालक का रस मिला कर भी ले सकते हैं।

मोटापाः जब किसी आदमी के शरीर पर काफी चर्बी हो जाए और वह अपने आदर्श भार से बीस गुना अधिक हो जाए तो उसे मोटा माना जाता है ।

कारणः	**लक्षणः**
अधिक मात्रा में खाना। वंशानुगत। हारमोनल डिसऑर्डर के कारण।	हिप्स, घुटनों और टखनों पर वसा का अधिक जमाव। कोरोनरी थंबोसिस, हार्ट फेलियर।

इलाजः

 एक छोटा चम्मच शहद और आधे नींबू का ताजा रस अच्छी तरह मिला लें व एक गिलास गुनगुने पानी में मिला कर दिन में दो–तीन बार लें।

 शहद, पानी और नींबू का रस मिला कर प्रतिदिन सुबह लें।

 मोटापे का उपचार एलोवेरा जूस लेने से भी हो सकता है। इससे मेटाबॉलिक दर बढ़ती है जो कि कैलोरी घटाने में सहायक है।

जूस थेरेपीः

 मोटापा घटाने के लिए अनानास का रस लें। इसे लेने से भूख भी शांत होती है।

 खरबूजे का जूस भी वजन घटाने में सहायक है।

पाइल्स या बवासीर: इसमें रैक्टम के भीतर या बाहर की नसें सूज कर फूल जाती हैं।

कारण:

- लगातार कब्ज व अन्य बोवेल रोग।
- काफी देर तक बैठना या खड़े रहना।
- कड़ी मेहनत वाला काम।
- मोटापा।
- शरीर के टिश्यु की कमजोरी।
- मानसिक तनाव।
- अनुवांशिकता।

लक्षण:

- मल त्याग के समय दर्द।
- कभी-कभी मल के साथ खून आना।
- मल त्याग करते समय बेचैनी होना।
- रैक्टल एरिया के आसपास तकलीफ रहना।

इलाज:

- हर रोज दो-तीन नींबू का रस पिएँ।
- भोजन से पहले 1-2 छोटे चम्मच कच्चे आलू का रस भी लेना चाहिए।
- पाइल्स के इलाज के लिए एलोवेरा का जूस लें व प्रभावित जगह पर एलोवेरा जेल लगाएँ।

जूस थेरेपी:

- पाइल्स के इलाज में अदरक बहुत फायदेमंद है। रोगी को आधा चम्मच ताजा अदरक का रस, 1 छोटा चम्मच नींबू का रस, 1 छोटा चम्मच पुदीने का रस और 1 चम्मच शहद मिला कर लेना चाहिए।
- पाइल्स के लिए ताजा मूली का रस भी फायदेमंद होता है। इसे सुबह और रात को लें। इसकी मात्रा धीरे-धीरे बढ़ाएँ।
- शलगम का रस भी दिन में दो बार ले सकते हैं। इसकी 100 मि0 ली0 खुराक लें।

नोट: तला-भुना व मिर्चयुक्त भोजन करने से रोगी का कष्ट बढ़ सकता है। पिज्जा, बर्गर, फास्ट फूड, नूडल्स, कोल्ड ड्रिंक व फ्रोजन फूड आदि इस उपचार में बाधा दे सकते हैं। चाय या कॉफी का भी अधिक मात्रा में सेवन न करें।

कान में पस: कुछ बैक्टीरिया और वायरस के कारण कान में इंफ्लामेशन होने पर वहां (कान में)पस हो जाती है।	
कारण: ▯ खांसी, सर्दी व साइनस के कारण कान में पस होना। ▯ कान में बैक्टीरिया का बढ़ना। ▯ कान का इंफेक्शन।	**लक्षण:** ▯ कान में पस होने पर बच्चे भयंकर दर्द की शिकायत करते हैं। ▯ उल्टी आना, भूख न लगना व खांसी। ▯ कई मामलों में पस बाहरी कान में चला जाता है जिससे कान के पर्दे के फटने का डर बना रहता है।
इलाज: ▯ कान में पस होने पर प्याज का रस हल्का गुनगुना करें व दिन में दो-तीन बार कान में डालें। प्याज का रस निकालने के लिए उसे पीस लें। ▯ एक छोटा चम्मच ऑलिव ऑयल में एक कली लहसुन डाल कर कान में डालें। ▯ किसी भी तरह के कान के संक्रमण के लिए प्याज का रस गुणकारी होता है। प्रभावित कान के लिए प्याज के रस की दो-तीन बूंदें डालें। ▯ तुलसी की ताजी पत्तियों का रस भी कान में डालना चाहिए।	
जूस थेरेपी: ▯ कान में संक्रमण से जल्द राहत पानी हो तो मिक्स वैज और फ्रूट जूस लें।	

रेबीज: किसी पागल कुत्ते के काटने से रेबीज हो सकती है। इसमें रोगी की जान भी जा सकती है।	
कारण: ☐ किसी संक्रमित जानवर के काटने से वायरस का मनुष्य तक आना।	**लक्षण:** ☐ रोगी मुँह से सांस लेने लगता है। उसका मानसिक संतुलन खो जाता है।
इलाज: ☐ प्रभावित हिस्से पर प्याज का ताजा रस व शहद 2 व 1 के अनुपात में लगाएँ।	
जूस थेरेपी: ☐ रेबीज के लिए 50 मि0ली0 व्हीटग्रास जूस लें। इससे तेजी से इम्यूनिटी में सुधार होता है।	

स्कर्वी : यह रोग विटामिन सी की कम मात्रा लेने से होता है।	
कारण: ☐ शरीर में विटामिन सी की कमी होना। ☐ पर्याप्त मात्रा में फल व सब्जियाँ न लेना।	**लक्षण:** ☐ सांस न आना। ☐ त्वचा पर गहरे जामुनी धब्बे। ☐ दांत गिरना और मसूड़ों में तकलीफ। ☐ सूखे जख्म खुलना और जुड़ी हड्डियाँ अलग होना।
इलाज: ☐ दिन में तीन बार शहद के साथ तीन चम्मच आंवले का रस लें। ☐ रोज नींबू का रस लेने से भी स्कर्वी का इलाज हो सकता है।	
जूस थेरेपी: ☐ स्कर्वी होने पर प्रतिदिन व्हीटग्रास जूस लें। यह अपने क्लोरोफिल के कारण ग्रीन ब्लड भी कहलाता है। इससे रोग में जल्दी सुधार होगा।	

र्‍यूमेटिक पेन: इस तकलीफ में जोड़ों की मांसपेशियों, लिगामेंट व टेंडनों में दर्द व सूजन हो जाती है। यह कम तथा अधिक दोनों आयु के स्त्री-पुरुषों को हो सकता है।

कारण:

- रक्त व अम्ल पदार्थों का विषाक्त होना।
- तंत्र में अम्लीय विषाक्त पदार्थों का जमाव।
- ठंडे पानी में संपर्क के कारण।

लक्षण:

- गहरी सूजन व दर्द।
- लिवर की सूजन।
- दर्द व जकड़न।

इलाज:

- हर रोज दो-तीन नींबू का रस लें।

जूस थेरेपी:

- ऐसे रोगियों को अपने भोजन में एंटी इंफ्लामेट्री पोषक तत्व शामिल करने चाहिए। यह एंटी इंफ्लामेट्री तत्व और बीटाकेरोटिन हमें ब्रोकली और पालक से मिलेंगे। साथ ही गाजर, सेब और अदरक से कॉपर मिलेगा।
- र्‍यूमेटाइड आर्थराइटिस रोगियों को दिन में एक-दो बार अनानास का रस लेना चाहिए। इसके ब्रोमीलेन नामक एंजाइम में एंटी इंफ्लामेट्री गुण पाए जाते हैं।

नोट: खट्टे फल व आलू टमाटर आदि सब्जी न लें। इनसे सूजन बढ़ सकती है।

दांत में दर्दः दांत में दर्द होना एक आम समस्या है। दांतों में बहुत जल्दी संक्रमण हो जाता है क्योंकि इनका बहुत इस्तेमाल होता है और यह कई प्रकार के भोजन और तरल पदार्थों के संपर्क में आता है।

कारणः

- दांतों में सड़न।
- अधिक मात्रा में मीठा खाना।

लक्षणः

- दिन–रात लगातार दर्द हो सकता है।
- इसके साथ–साथ सिर में दर्द भी हो सकता है।

इलाजः

- एक–दो कली लहसुन का पेस्ट प्रभावित दांत पर लगाएँ।
- प्रभावित दांत पर प्याज का छोटा टुकड़ा भी रख सकते हैं।
- एक छोटे चम्मच नींबू के रस में लहसुन की तीन कलियां पीसकर मिला लें। अब इसे दांत व मसूड़ों पर लगा कर मालिश करें।

जूस थेरेपीः

- दांत दर्द के लिए प्याज या लहसुन के रस का इस्तेमाल करें। यह दांत की सभी समस्याओं में कारगर है।
- दांत दर्द में बैंगन का रस भी फायदेमंद होता है। प्रभावित दांत पर यह रस लगाएँ।

ट्यूबरक्लोसिस: यह एक बैक्टीरिया जनित रोग है, जो प्राय: लंग्स को प्रभावित करता है। शरीर के दूसरे अंगों पर भी इसका प्रभाव हो सकता है, जैसे: लिम्फ नोड, किडनी, बोन्स व ज्वाइंट्स आदि।

कारण:

- संक्रमण।
- भीड़भाड़ से भरी अवस्था।
- शराब।
- अनुचित जीवनशैली।

लक्षण:

- लगातार खांसी या तेज बुखार।
- भूख न लगना।
- छाती में दर्द।
- सांस लेने में दिक्कत।
- पीला बलगम निकलना।

इलाज:

- इसका उपचार आंवले से संभव है। आंवले के रस में रोज शहद मिला कर लें।
- इस रोग में लौकी का रस भी अच्छा होता है।

जूस थेरेपी:

- ट्यूबरक्लोसिस के रोगी को रोज 200 मि0ली0 सेब का जूस दें। उसे लाभ होगा।
- अंगूर का रस भी टयूबरक्लोसिस रोग में राहत देता है।
- गाजर का जूस लेना भी सहायक होगा। इसके संतुलित पोषक तत्व रोग के शीघ्र उपचार में सहायक होते हैं।

टायफाइडः इस रोग में कुछ अलग ही तरह से बुखार होता है। इसके लक्षणों में बाउल्स का अल्सीरेशन भी शामिल है। बुखार अनियमित समय के लिए होता है और काफी गंभीर हालत भी हो सकती है ।

कारणः	**लक्षणः**
▯ साफ-सफाई का अभाव। ▯ प्रदूषित पानी। ▯ संक्रमित दूध।	▯ रोगी थकान, कमजोरी व सर्दी महसूस करता है। ▯ सिर दर्द व भूख न लगना। ▯ पीठ में दर्द, डायरिया या कब्ज होना।

इलाजः

▯ हर रोज दो-तीन नींबू का रस लें।

जूस थेरेपीः

▯ टायफाइड के उपचार में लहसुन का रस सहायक है। इसका आयोडीन हाइपरथायराइड से बचाव करता है।

▯ अनार का छिलका फाइबर, पोषक तत्व और मिनरल से भरपूर होता है, जो कि डायरिया के उपचार में सहायक है (टायफाइड के कारण डायरिया भी हो सकता है।) इसलिए टायफाइड में अनार का जूस लेने की सलाह दी जाती है।

अल्सर: अल्सर ऐसे घाव हैं, जो म्यूकस मैम्ब्रेन पर हो जाते हैं। यदि वे गैस्ट्रोइंटेस्टाइनल ट्रैक पर हों तो पेप्टिक अल्सर कहलाते हैं।

कारण:

- बैक्टीरिया इंफेक्शन।
- तनाव और अन्य मनोवैज्ञानिक कारण।
- भारी व मसालेदार भोजन के कारण हाइपर एक्टिविटी।

लक्षण:

- पेट में दर्द।
- अफारा और पेट भरा महसूस होना।
- जी मिचलाना और उल्टी।
- भूख न लगना और वजन घटना।

इलाज:

- खाने से पहले एक चम्मच शहद लें। कच्चा शहद अल्सर के लिए फायदेमंद है। यह पेट की लाइनिंग का इलाज कर उसे मजबूती देता है।
- एलोवेरा जेल लगाने से भी अल्सर में आराम आता है।

जूस थेरेपी:

- हर कुछ घंटे बाद 450 मि0ली0 पत्ता गोभी का रस लें। पांच दिन में ही दर्द मिट जाता है और चौदहवें दिन तक आराम आ जाता है।
- आलू व गाजर का रस मिला कर लेने से भी पेप्टिक अल्सर में आराम आता है। इसे किसी भी खाने से आधा घंटा पहले लें। थोड़ी कालीमिर्च लेने से जलन भी शांत हो जाएगी।

<table>
<tr><td colspan="2">वाट्र्स: यह त्वचा पर सूखी हार्मलेस (नुकसान न पहुंचाने वाली) ग्रोथ होती है।</td></tr>
<tr><td>कारण:
□ वायरस के कारण।
□ कांटेजियस।
□ छूने या संपर्क में आने के कारण।</td><td>लक्षण:
□ सिर, चेहरे, त्वचा या घुटनों पर छोटे गुमड़ (मस्से की तरह) उभरना।</td></tr>
<tr><td colspan="2">इलाज:
□ इन हिस्सों पर प्याज मलने से थोड़ी बेचैनी हो सकती है पर यदि छोटे हैं तो कुछ समय के इस्तेमाल से लाभ होगा।</td></tr>
<tr><td colspan="2">जूस थेरेपी:
□ इन पर दिन में तीन-चार बार नींबू का रस छिड़कें। यह जूस लगाने से वे काले होंगे और हट जाएँगे।
□ एलोवेरा जैल काफी फायदेमंद होती है। यह नए सेल के बनाने में मदद करती है और अल्सर में तेजी से सुधार लाती है।</td></tr>
</table>

बुखारः यदि शरीर का तापमान 98.6 डिग्री फैरनहाइट (37 डिग्री सेल्सियस) के सामान्य तापमान से अधिक हो तो वह बुखार कहलाता है। व्यवहारिक रूप से किसी व्यक्ति को तब तक बुखार नहीं माना जाता जब तक कि तापमान 100.4 डिग्री फैरनहाइट (39 डिग्री सेल्सियस से अधिक न हो जाए।

कारणः

- वायरल या बैक्टीरिया संक्रमण।
- एलर्जी की प्रतिक्रिया।
- ट्रॉमा; जैसे कोई हड्डी टूटना।
- सूर्य की रोशनी में अधिक समय तक रहना।
- गहन व्यायाम।
- हारमोनल असंतुलन।
- निश्चित दवाएं।
- हाइपोथैलमस की क्षति।

लक्षणः

- आलस्य।
- तनाव व अवसाद।
- अनिद्रा।
- एकाग्रता शक्ति का अभाव।
- पसीना आना।
- डीहाइड्रेशन।
- सिर में दर्द।
- मांसपेशियों में दर्द।
- भूख में कमी।
- आंखों में जलन होना।
- कमजोरी आना।
- शरीर में कंपकंपी होना।

इलाजः

- पानी में किशमिश मिलाएं। साढ़े सात कप पानी में 3/4 कप कटी किशमिश मिला कर उबालें व पानी के एक तिहाई रहने तक पकाएं। दिन में कई-कई बार इसकी थोड़ी-थोड़ी मात्रा लें ताकि बुखार के कारण शरीर में पानी की कमी न हो।
- चाय में तुलसी डालें। एक छोटा चम्मच तुलसी में 1/4 छोटा चम्मच काली मिर्च मिलाएं। इस मिश्रण को एक कप पानी में डाल कर एक छोटा चम्मच शहद मिलाएं। इसे दिन में दो-तीन बार पिएं।
- ताज़ा अनानास खाएं। यह एक एंटी-इंफ्लामेटरी एजेंट है, जो न केवल बुखार से

लड़ेगा बल्कि इसका रस शरीर में पानी की कमी भी नहीं होने देगा।

- गर्म पानी में लहसुन भिगोएं। इसे धीरे-धीरे पिएं। इससे बुखार बढ़ने के अवसर घटेंगे व अभी चल रहे बुखार के लक्षणों में कमी आएगी।
- मेथी दाने से बनी चाय लें। मेथीदाने में कुनैन होती है जो बुखार उतारने में सहायक है। इसे दिन में दो बार लें, अवश्य लाभ होगा।
- 30 मि0ली0 पानी ले कर उबालें। इसमें आधा चम्मच केसर मिलाएं। रोगी को बुखार के सामान्य होने तक, हर घंटे बाद यह पेय पिलाएं।
- एक बड़े चम्मच शहद में कुछ बूंदें अदरक व नींबू का रस मिलाएं व इसे लें। यह भी बुखार के लिए एक प्रभावी उपचार है।

जूस थेरेपी:

- एक कप ताज़ी खुमानी का रस लें व इसमें एक छोटा चम्मच शहद मिलाएं। इन्हें अच्छी तरह मिला कर पीएं। इस जूस से शरीर की जलन शांत होगी व शरीर के विषैले तत्व भी निकल जाएंगे।
- चकोतरे का जूस भी बुखार के इलाज में सहायक है। पानी व चकोतरे के रस की समान मात्रा मिला कर लें। इससे बुखार के कारण होने वाली जलन शांत होगी।
- गूदे सहित या गूदा रहित संतरे का रस पीने से ऊर्जा मिलती है व शरीर में संक्रमणों का सामना करने के लिए रोग प्रतिरोधक क्षमता पैदा होती है। इससे मूत्र भी खुल कर आता है, जिससे विषैले तत्व नष्ट होते हैं।
- व्हीटग्रास जूस भी बुखार को दूर भगाने में सहायक है। व्हीटग्रास जूस से शरीर की रोगप्रतिरोधक क्षमता बढ़ती है, जिससे बाहरी बैक्टीरिया व वायरस से भी बचाव होता है।

थायरॉइड रोगः थायरॉइड रोग एक आम समस्या है, जो थायरॉइड ग्रंथि के कम या अधिक सक्रिय होने के कारण होता है। थायरॉइड ग्रंथि थायरॉइड हारमोन पैदा करने के लिए एक अनिवार्य अंग है, जो हमारे शरीर का मेटाबॉलिज़्म बनाए रखता है। थायरॉइड ग्रंथि गर्दन के आगे वाले हिस्से में एडम्स एप्पल के नीचे होती है।

हाइपरथाइरोडिज़्मः थायरॉइड ग्रंथि का अधिक सक्रिय होना।

कारणः
- बहुत अधिक मात्रा में आयोडीन लेना।
- ग्रेव्स रोग।
- वायरल इंफेक्शन व दूसरे कारणों से थायरॉइड का इंफ्लामेशन (थाइरॉइडीटिस)।
- अधिक मात्रा में थायरॉइड हारमोन लेना।
- टेस्टीज़ या ओवरीज़ का ट्यूमर।
- अधिक मात्रा में सोया, बाजरा या कसावा खाना।
- जेनेटिक विकृति।
- लंबे समय तक रहने वाला तनाव।

लक्षणः
- अधिक मात्रा में पसीना आना।
- गर्मी सहन न होना।
- बार-बार शौच जाना।
- हल्की कंपकंपाहट।
- घबराहट।
- दिल की धड़कन तेज़ होना।
- वजन घटना।
- थकान।
- एकाग्रता में कमी।
- अनियमित व बदबूदार मासिक स्राव।

उपचारः

- पत्तागोभी, ब्रोकली, स्प्राउट्स, केला व मस्टर्ड ग्रीन जैसी हरी सब्जियां खाएं क्योंकि वे थायरॉइड के असर को घटाती हैं।
- आड़ू और नाशपाती का सेवन लाभदायक होगा।
- डेयरी उत्पाद घटा दें व निकोटीन, कैफीन, किसी भी तरह के अल्कोहलयुक्त पदार्थ, साफ्ट ड्रिंक, प्रोसेस्ड व जंक फूड न लें।
- बगलवीडः यह हर्ब पुदीने जैसी होती है और पानी के पास उगती है। इसकी पत्तियां सफेद होती हैं। ये टीएसएच रिसेप्टर ब्लॉकर का काम करती है। इसे लेने से भी लाभ होगा।

- नियमित व्यायाम व संतुलित आहार लेने से थायरॉइड हारमोन के स्तर को नियमित कर सकते हैं और ग्रंथि का इंफ्लामेशन हो तो वह भी घटाया जा सकता है।

जूस थेरेपी:

- गाजर, सेलेरी, पालक व पार्सले का जूस पिएं।
- पत्तागोभी, जलकुंभी व पालक का जूस मिला कर पिएं।
- नियमित रूप से खाली पेट व्हीटग्रास जूस लें।

हाइपोथाइरोड़ोडिज़्म: थायरॉइड ग्रंथि का कम सक्रिय होना।

कारण:

- जन्मजात दोष।
- रेडीएशन।
- अतिसक्रिय थायरॉइड के उपचार के लिए रेडियोएक्टिव आयोडीन का प्रयोग।
- थायरॉइड ग्रंथि के हिस्से या पूरी ग्रंथि को निकाल देना दूसरी थायरॉइड समस्याओं को हल करने के लिए किया जाता है।
- वायरल थाइराइडीटिस।
- एमीओडेरॉन प्रॉपलीथिओयूरेसिल (पीटीयू) और मेथीमाज़ोल।
- लिथियम।
- शीशान सिंड्रोम।
- आयोडीन, विटामिन-ए, मैग्नीशियम व आयरन की कमी से कुपोषण।
- लंबे समय तक चलने वाला तनाव।
- जेनेटिक विकृतियां।

लक्षण:

- इसके रोगी निम्नलिखित प्रकार की शिकायतें करते पाए गए हैं:
- थकान।
- मानसिक रूप से थकान व भूलने की बीमारी।
- बहुत ठंड लगना।
- कब्ज़।
- शुष्क त्वचा।
- द्रव का जमाव।
- मांसपेशियों में जकड़न व दर्द।
- लंबे समय तक या अत्यधिक मासिक रक्तस्राव।
- अवसाद।

उपचार:

- संतरा, सेब, अनानास व अंगूर का रस लें।
- गुनगुने पानी से एनीमा लें।
- आयोडीनयुक्त भोजन लें, जैसे- केल्प (समुद्री जड़ी बूटी)। आयोडीनयुक्त नमक।
- हाई फाइबरयुक्त भोजन (फल व सब्जियां)।
- बीज व मेवों के स्नैक्स।
- कॉफी की मात्रा घटाएं व पर्याप्त मात्रा में पानी लें।
- इसके कारण होने वाली शुष्क त्वचा के उपचार के लिए ओटमील व एलोवेरा बढ़िया घरेलू उपचार हैं।
- अंडे, डेयरी उत्पाद व ब्रेड लें।
- आहार में दूध की मात्रा शामिल करें।
- चावल, बार्ली, चनादाल, मूंगदाल व खीरा भोजन में शामिल करें।
- ऐसे रोगियों में नारियल का तेल शरीर के मेटाबॉलिज़्म में सुधार करता है।
- भारी व खट्टे भोज्य पदार्थ न खाएं।
- पिपली, काली मिर्च व सोंठ की समान मात्रा मिला लें। आधा छोटा चम्मच दिन में दो बार हल्के गुनगुने पानी से लें।
- दिन में तीन बार मुलेठी व काली मिर्च 2:1 के अनुपात में लें।

जूस थेरेपी:

- गाजर, चुकंदर व खीरे का जूस समान मात्रा में लें।
- गाजर व पालक का जूस पिएं।
- गाजर, पार्सले, सेलेरी व पालक का जूस एक चौथाई छोटे चम्मच केल्प के साथ लें।
- प्रतिदिन नियमित रूप से खाली पेट व्हीटग्रास जूस पिएं।

थैलीसीमियाः थैलीसीमिया एक रक्त डिसऑर्डर है, जो कि माता-पिता से संतान में चला जाता है। यह एक आनुवांशिक रोग है। थैलीसीमिया के रोगियों में आम लोगों की तुलना में शरीर में स्वस्थ लाल रक्तकणों की संख्या व हीमोग्लोबिन की मात्रा कम होती है। ऐसे रोगी हल्के या गंभीर एनीमिया से ग्रस्त हो सकते हैं।

कारणः
हीमोग्लोबिन दो प्रोटीन से बनता हैः अल्फा व बीटा ग्लोबिन। थैलीसीमिया तब होता है, जब किसी जीन में विकृति आ जाती है, यह इन दोनो में से एक प्रोटीन के उत्पादन नियंत्रण में सहायक होता है।

थैलीसीमिया दो प्रकार के होते हैंः
अल्फा थैलीसीमिया तब होता है जब अल्फा ग्लोबिन प्रोटीन से संबंधित जीन या जीन्स नहीं होते या उनमें बदलाव आ जाता है। बीटा थैलीसीमिया तब होता है जब उसी तरह की जीन्स विकृति बीटा ग्लोबिन प्रोटीन के उत्पादन को प्रभावित करती है। अल्फा थैलीसीमिया प्रायः दक्षिणपूर्व एशिया, मिडिल ईस्ट, चीन व सुदूर अफ्रीकी इलाकों में पाया जाता है। बीटा थैलीसीमिया मेडीटेरेनियन मूल व चीनी, दूसरे एशियाई व अफ्रीकी अमेरिकनों में पाया जाता है।

अल्फा व बीटा थैलीसीमिया में दो रूप शामिल हैंः
थैलीसीमिया मेजरः जब विकृत जीन्स माता-पिता दोनों से आता है तो इसे थैलीसीमिया मेजर कहते हैं।
थैलीसीमिया माइनरः जब विकृत जीन्स माता या पिता, दोनों में से किसी एक से आता है तो इसे थैलीसीमिया माइनर कहते हैं। इस रोग के वाहकों में प्रायः रोग के लक्षण दिखाई नहीं देते।

थैलीसीमिया के लिए खतरे के कारकः
- एशियाई, चीनी,मेडीटेरेनियन या अफ्रीकी अमेरिकन लोग।
- डिसऑर्डर का पारिवारिक इतिहास।

लक्षण:

- पीला व मुरझाया हुआ दिखना।
- भूख न लगना।
- मूत्र का गहरा रंग (एक लक्षण कि लालरक्त कण टूट रहे हैं।)
- वृद्धि व किशोरावस्था आने में कमी।
- पीलिया (त्वचा का पीला पड़ना या आंखें सफेद दिखना।)
- प्लीहा, जिगर या दिल का बढ़ना।
- हड्डियों की समस्याएं (चेहरे की हड्डियां)।
- मेजर थैलीसीमिया के साथ जन्म लेने वाले शिशु (कूलीज़ एनीमिया) जन्म के समय सामान्य होते हैं किंतु पहले ही साल में गंभीर एनीमिया से ग्रस्त होते हैं।
- चेहरे की हड्डियों में विकृतियां।
- थकान।
- वृद्धि न हो पाना।
- सांस लेने में तंगी।
- त्वचा का पीलापन (पीलिया)।
- अल्फा व बीटा थैलीसीमिया के माइनर रोगियों में लाल रक्त कण छोटे होते हैं, पर लक्षण दिखाई नहीं देते।

उपचार:

- मेजर थैलीसीमिया के रोगियों को रक्त चढ़वाना पड़ता है। उन्हें फोलेट सप्लीमेंट भी देने होते हैं। इस तरह के रोगियों को चिलेशन थेरेपी (chelation therapy) भी देनी पड़ती है ताकि उनके शरीर से आयरन की अतिरिक्त मात्रा निकाली जा सके।
- कुछ रोगियों व खासतौर पर बच्चों में बोन मैरो ट्रांसप्लांट से लाभ होता पाया गया है।

आहार प्रबंधन:

- उच्च आयरन युक्त प्रोटीन का सेवन न करें, जैसे- लिवर, ऑयस्टर, पोर्क, बींस, बीफ, पीनट बटर व टोफू।
- आयरन से भरपूर अनाज भी न लें।

- आयरन से भरपूर फल व सब्जी भी न खाएं, जैसे- तरबूज, मटर, ब्रोकली, किशमिश, पालक व हरी पत्तेदार सब्जियां।
- कैल्शियम की भरपूर मात्रा लें। डेयरी उत्पाद भी कैल्शियम का अच्छा स्रोत हैं। इनसे हड्डियां भी मजबूत व स्वस्थ रहती हैं। इसके अतिरिक्त डेयरी उत्पाद लेने से शरीर में आयरन अवशोषण की क्षमता में भी वृद्धि होती है।
- अपने आहार में विटामिन डी शामिल करें। कैल्शियम के अवशोषण के लिए विटामिन डी चाहिए। यह अंडों, डेयरी उत्पाद व मछली में पाया जाता है।
- प्रतिदिन एक कप हरी चाय अवश्य लें। चाय का टैनिंस शरीर में आयरन के अधिक अवशोषण को रोकेगा।

जूस थेरेपी:

- थैलीसीमिया के रोगियों के लिए व्हीटग्रास जूस बहुत लाभकारी माना गया है। यह आरबीसी के प्लाज्मा मैम्ब्रेन के ब्रेकडाउन से बचाव करता है और लंबे समय तक हीमोग्लोबिन के स्तर को स्थिर बनाए रखता है। इससे रक्त चढ़वाने के समय अंतराल को बढ़ाने में भी मदद मिलती है।
- साफ-सफाई का ध्यान रखें ताकि संक्रमण से बचाव हो सके। लंबी व संक्रामक बीमारी वाले लोगों से दूर रहें और चोटों व घावों की समुचित चिकित्सा करें। खुले घावों को पट्टी से ढकें।

अध्याय-16

सुपर स्पेशलिटी होम हॉस्पिटल (क्लींजिंग) स्टेप-6

कल्पना करें कि आप इस ग्रह का सबसे बढ़िया भोजन कर रहे हैं पर आपका बर्तन गंदा है। माइक्रोवेब से भरे ऐसे गंदे भोजन को खाने का कोई फायदा नहीं होगा। पौष्टिक भोजन खाने का सबसे पहला कदम तो यही होना चाहिए कि आप एक साफ बर्तन लें, जो हानिकारक बैक्टीरिया और वायरस से रहित हो।

ठीक इसी तरह, शरीर की कोशिकाओं को महत्वपूर्ण व अनिवार्य तत्व देने से पहले आवश्यक है कि आप शरीर की क्लींजिंग (सफाई) करें। यहाँ क्लींजिंग से मेरा मतलब है कि मेटाबॉलिक वेस्ट और प्रोटीन, म्यूकस, तरल, वसा, कैल्शियम और खनिज लवणों; मर्करी, लेड, कैडमियम, आर्सेनिक, एल्यूमीनियम, फूड एडिटिव से बचे रसायनिक तत्वों, ड्रग्स, फूड स्प्रे, वायु प्रदूषण और एक्स-रे आदि से पैदा होने वाले रेडिएशन जैसे विजातीय पदार्थों को बाहर निकाला जाए।

आधुनिक जीवनशैली ने कोलोन, त्वचा, किडनी, लिवर और लंग्स जैसे व्यर्थ पदार्थ निकालने वाले अंगों की कार्यक्षमता को बुरी तरह से प्रभावित किया है। उन्हें न केवल सामान्य शुद्धिकरण के कार्य करने होते हैं बल्कि हाई एसिड से भरपूर डाइट का भी सामना करना पड़ता है। बर्गर, पिज्जा, चिप्स, फ्रेंच फ्राई, मैदा, सीरीयल, रिफाइंड शुगर, दूध और मांस में हजारों केमिकल और एडिटिव होते हैं। हमारा पाचन तंत्र ऐसा नहीं बना कि वह रसायनों से पोषक तत्वों को अलग कर सके और निश्चित तौर पर कुछ हानिकारक अवशेष शरीर में बने रह सकते हैं।

हमारे शरीर की नसें व्यर्थ पदार्थों को उत्सर्जन अंगों तक ले जाती हैं। यदि ये अंग सही तरीके से अपना काम नहीं करेंगे तो ये रक्त से सभी व्यर्थ पदार्थों को नहीं निकाल पाएँगे क्योंकि ये स्वयं ही डेब्रिस के कारण जाम हैं। जब यह और अधिक विषैले पदार्थों को सोल्यूशन में नहीं ले जा पाता तो रक्त शरीर की दस ट्रिलियन कोशिकाओं को मजबूर करता है कि वे व्यर्थ पदार्थों का अपनी क्षमता तक संचय करें। यह कुछ

ऐसा ही है जो नई दिल्ली में हुआ, कई साल पहले कूड़ा बटोरने वालों ने हड़ताल कर दी थी। कूड़ाघर बंद थे, वहाँ और कूड़ा रखने की जगह नहीं थी और घरों से भी कचरा नहीं उठ रहा था। इमारतों और सड़कों पर कूड़े का अंबार लग गया था। जल्दी ही पूरे शहर में कचरा दिखने लगा।

उस कचरे की सफाई के लिए जरूरी था कि कूड़ाघर (अंग) खोले जाएँ ताकि लोग और ट्रकों की मदद से सफाई हो सके। इसी तरह कोशिकाओं की सफाई होना भी जरूरी है। इससे पहले कि सेहत में सुधार हो या उसके लक्षण दिखें, हमें शरीर की कोशिकाओं, अंगों और रक्त में से सारे व्यर्थ पदार्थों को बाहर निकालना होगा। यह काम जितनी जल्दी होगा, शरीर को अपनी मरम्मत करने में उतनी ही मदद मिलेगी। कोलोन (बड़ी आंत), त्वचा, किडनी, लिवर और लंग्स की क्लींजिंग की प्रक्रिया के दौरान, आहार के महत्वपूर्ण पोषक तत्व कोशिकाओं तक जाएँगे जिससे मेटाबॉलिक दर में वृद्धि होगी। कोशिकाएँ अधिक तेजी से रक्तप्रवाह में व्यर्थ पदार्थों को छोड़ेंगी जिससे प्रमुख उत्सर्जन तंत्रों पर भार पड़ेगा।

मैं आपको सलाह दूँगा कि आप दस दिन तक क्लींजिंग की यह प्रक्रिया अपनाएँ। इन दिनों आप महसूस करेंगे कि कभी-कभी ऊर्जा का स्तर काफी अच्छा होगा तो कभी-कभी आप काफी थकान और निढाल महसूस करेंगे किंतु प्रिय मित्रों! ये लक्षण तो बिल्कुल नेचुरल हैं, इनका मतलब है कि आपका शरीर क्लींजिंग की प्रक्रिया से गुजर रहा है। जब व्यर्थ पदार्थ शरीर से निकलेंगे तो आपके ऊर्जा के स्तर में वृद्धि होगी किंतु जैसे ही आपका रक्त और उत्सर्जन तंत्र फिर से दूसरे अंगों से प्राप्त व्यर्थ पदार्थ से जाम हो जाएँगे तो आप फिर से थकान महसूस करेंगे।

इस उतार-चढ़ाव में सुधार के लिए दिन में तीन बार आहार लेने का प्रयास करें।

प्रतिदिन के भोजन में केवल निम्नलिखित को शामिल करें :

- ताजे फलों की 5 से 7 सर्विंग।
- 2 से 3 बड़े कटोरे हरा सलाद।

- 2 कप स्प्राउट।
- एक गिलास हरा ड्रिंक (सब्जियाँ)।
- 50 मि0ली0 व्हीटग्रास जूस, सुबह उठ कर सबसे पहले।
- 8 से 10 गिलास पानी (सारी रात तांबे के जग में रखा पानी)।
- भरपूर आराम करें और प्रतिदिन व्यायाम करना न भूलें, जैसे एक घंटे के लिए स्ट्रेचिंग और वॉकिंग।
- आगे के पन्नों में दी गई नॉन डायटरी क्लींजिंग तकनीकें भी लागू करें....।

बड़ी आंत (कोलोन) की क्लींजिंग:

कोलोन शरीर से व्यर्थ पदार्थों को निकालने में अहम भूमिका निभाता है। आधुनिक आरामदायक जीवनशैली, पशु वसा, प्रोटीन, कृत्रिम और रिफाइंड भोजन ने कोलोन को सीवर सिस्टम बना दिया है। इसमें लाखों-करोड़ों हानिकारक बैक्टीरिया, गंदगी बदबू और सड़ांध से भरी गैसें हो सकती हैं।

यहाँ आपको एक विजुअल आइडिया देने की कोशिश की गई है।

कोलोन में काफी समय तक पड़ा रहने वाला प्यूट्रीफिकेशन और डिके धीरे-धीरे दीवारों से रिसता हुआ रक्त के प्रवाह में मिल जाता है। फिर यह जहर रक्तप्रवाह से मिल कर शरीर के ही अंग में पहुँच जाता है।

- यह दिमाग और नर्वस सिस्टम को नुकसान पहुँचाता है जिससे हम अवसादग्रस्त और चिड़चिड़े हो जाते हैं।
- इससे दिल कमजोर होने लगता है।
- लिवर और गॉलब्लैडर इतने जाम हो जाते हैं कि वे सही तरह से काम नहीं कर पाते। नतीजतन, कुछ भी खाने के बाद पेट को अफारा महसूस होता है।
- त्वचा भी ढीली और अस्वस्थ लगने लगती है।

इन सब बातों के कारण आप समय से पहले बूढ़े दिखने लगते हैं, आपके जोड़ों में

अकड़न के साथ-साथ दर्द रहने लगता है। आँखें निस्तेज हो जाती हैं, दिमाग की चुस्ती जाती रहती है और अम्लीय व्यर्थ पदार्थों के जमाव के कारण शरीर असमय बूढ़ा हो जाता है।

कोलोन को साफ करने का सबसे बेहतर तरीका-एनीमा

एनीमा के चरण

1. यदि सुबह एनीमा (पेट साफ करने की प्रक्रिया) लेना हो तो उससे एक रात पहले कुछ न खाएँ।
2. एक एनीमा बैग लें।
3. एक गिलास साफ पानी लें और उसमें आधा गिलास व्हीटग्रास जूस मिलाएँ।
4. अपने एनीमा बैग को व्हीटग्रास जूस मिले पानी से भरें और बाथरूम में ऊँचे स्थान पर टाँग दें। यह ध्यान दें कि टिप आसानी से आप तक आ सके।

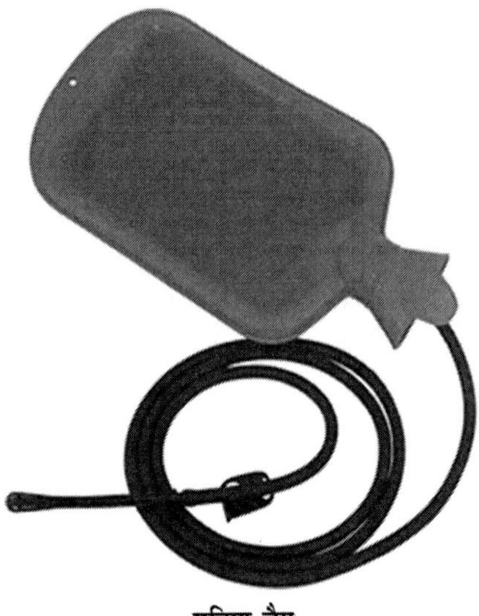

एनिमा बैग

5. अगर बाथरूम का फर्श कठोर है तो अपने घुटनों के नीचे तौलिए की कई तह बना कर रखें।
6. एनीमा बैग की टिप पर तेल लगाएँ और जरूरत हो तो मल द्वार पर भी थोड़ा तेल लगाएँ।
7. टॉयलेट या सिंक पर लगा प्लास्टिक क्लैंप तब तक खोलें जब तक पानी बहता दिखाई न दे। इससे ट्यूब में बची हवा भी निकल जाएगी।

8. घुटनों के बल उकड़ूँ बैठें और आगे की ओर झुकें, ध्यान रहे कि घुटने चौड़े खुले हों ताकि पेट के निचले हिस्से पर दबाव न पड़े।

9. अब एनीमा बैग की टिप को धीरे से मलाशय (रैक्टम) में डालें और पानी का नल खोल दें।

10. जब पानी भीतर जाए तो गहरी सांसें लेते हुए, हर सांस के बाद पेट को बाहर की ओर धकेलें। इससे पेट के निचले हिस्से पर और भी प्रेशर रिलीज होगा।

11. अगर आरामदेह न लगे तो क्लैम्प खींच दें ताकि पानी आना बंद हो जाए। फिर कुछ गहरी सांसें लें, बेचैनी दूर हो जाए तो फिर से पानी को अंदर लें। तब तक ऐसा करें जब तक पूरे पानी की थैली आपके अंदर न चली जाए।

एडवांस्ड कोलोन क्लींजिंग :

एनीमा के 3-4 दिन के बाद आप स्वयं को एडवांस्ड कोलोन क्लींजिंग के लिए तैयार कर सकते हैं।

व्हीटग्रास इंप्लांट

व्हीटग्रास जूस इंप्लांट का इस्तेमाल करने के लिए एक स्टेरलाइज्ड छोटी एनीमा सीरिंज में 30 मिली ताजा जूस भर कर उसे मलाशय (रैक्टम) में लगा लें। दो मिनट बाद ही पेट में खलबली होने लगेगी। इसी तरह एक और 30 मिली खुराक लेने का प्रयास करें और भीतर न रोक सकें तो उसे निकाल दें। दूसरे प्रयास में और भी मल साथ बाहर आएगा। 60 मिली के तीसरे इंप्लांट को आराम से रख सकते हैं। इसे तब तक भीतर रखें जब तक शौच जाने की इच्छा न हो, तकरीबन बीस मिनट रख सकते हैं। यदि आपने पहले से ही एनीमा ले कर कोलोन को साफ किया हुआ है तो जहरीले पदार्थों के भीतर जाने का कोई खतरा नहीं है। आप यह देख कर भी हैरान रह सकते हैं कि सारा जूस आपके भीतर अवशोषित हो गया है।

कोलोन की सफाई के बाद इंप्लांट करने के लिए टॉयलेट सीट पर एक ओर झुकें और रैक्टम में जूस का सीरिंज लगा लें। आपके सारे उपकरण स्टेराइल होने चाहिए। 60

मि0ली0 जूस आराम से कोलोन में बना रह सकता है। जूस को निकालने से पहले 15 मिनट से 1 घंटे तक भीतर रखने की कोशिश करें। व्हीटग्रास जूस की मात्रा प्रत्येक व्यक्ति के हिसाब से 30 से 60 मि0ली0 तक हो सकती है।

लिवर की क्लींजिंग:

लिवर विषहरण (डिटॉक्सीफिकेशन) का प्रमुख अंग है। यही दूसरे अंगों व रक्त की सेहत सुनिश्चित करता है। यह लिवर मेटाबॉलिक व्यर्थ, प्रदूषक व पोषकों के लिए प्रोसेसिंग व स्टोरिंग का स्थान है। आधुनिक शैली के आहार, खासतौर पर मीट, फ्राइड फूड, रिफाइंड ऑयल व केमिकल से भरपूर फूड लिवर को कमजोर बनाता है। लिवर 260 कार्य करने के लिए जाना जाता है। शराब, तंबाकू और पर्यावरण प्रदूषक इस पर और भी भार डाल देते हैं।

सेहत व एनर्जी बनाए रखने के लिए लिवर और गॉलब्लैडर का साफ रहना बहुत आवश्यक है। इसे पाने का बेहतर तरीका यही है कि 3-4 सप्ताह तक सुबह खाली पेट 60 मिली व्हीटग्रास जूस पिया जाए। इसमें मैग्नीशियम, एंजाइम, क्लोरोफिल, प्रोटीन, विटामिन और मिनरल की भरपूर मात्रा पाई जाती है।

आधा नींबू का रस और दो चम्मच शहद गुनगुने पानी में मिला कर लें। ये एक्सीलेंट क्लींजिंग एजेंट है और अपनी एंटीसेप्टिक खूबी के लिए जाना जाता है। इसे 4 हफ्तों तक दिन में 3 से 4 बार पिएँ।

लंग्स की क्लींजिंग:

भोजन के बिना हम महीनों रह सकते हैं और तरल पदार्थ के बिना कई दिन तक रह सकते हैं किंतु सांस हमारा जीवन है। सांस लिए बिना तो हम कुछ पल भी नहीं जी सकते। संभवतः यही कारण है कि सभी प्राचीन कॉस्मोलॉजी और रिलीजन में श्वास का इतना वर्णन किया गया है। सांस हमें वातावरण, सागर, पौधों और पेड़ों से जोड़ता है। पेड़ों की पत्तियाँ मनुष्य के कार्बन डाइऑक्साइड व्यर्थ को ऑक्सीजन की ताजा सप्लाई में बदलती हैं। जब हमारे लंग्स म्यूकस से कंजस्टेड हो कर कार्बन डाइऑक्साइड व्यर्थ के भार तले दब जाते हैं तो उनकी क्षमता घट जाती है और हमारे

पास ऑक्सीजन की भरपूर मात्रा नहीं बचती, जो कि शरीर के काम आ सके।

श्वसन अभ्यास:

शरीर में ऑक्सीजन की सप्लाई ही खासतौर पर ऑक्सीडेशन या टॉक्सिन को जलाने के लिए उत्तरदायी होती है। ज्यादातर वयस्क सांस लेते समय अपने लंग्स की केवल एक चौथाई क्षमता का ही प्रयोग करते हैं। जब हम श्वसन से जुड़े व्यायाम करते हैं तो इस क्षमता का तीन चौथाई हिस्सा इस्तेमाल होता है जिससे रक्त को भरपूर मात्रा में ऑक्सीजन मिलती है। अगर आप डीप ब्रीदिंग व्यायाम के लिए बिल्कुल नए हैं तो इस अतिरिक्त ऑक्सीजन के कारण आप काफी हल्का महसूस कर सकते हैं।

डीप ब्रीदिंग पेट से आरंभ होनी चाहिए जहाँ आप डायफ्राम को नीचे और बाहर की ओर धकेलेंगे। ध्यान रहे कि आपकी स्पाइन सीधी हो और पूरा शरीर आरामदेह अवस्था में हो। अब सांस भीतर लेते हुए लंग्स के बीच वाले और ऊपर वाले हिस्सों में हवा भरने दें। आप नोटिस करेंगे कि जब आप ऊपरी हिस्से में हवा भरेंगे तो पेट का निचला हिस्सा स्वयं ही सिकुड़ेगा और कंधे पीछे की ओर जाएँगे। अब अपनी सांस रोके बिना, हवा को धीरे-धीरे बाहर निकालें। रिवर्स ऑर्डर में पहले छाती और फिर पेट सिकोड़ें। अगर हल्का सा सिर चकराए तो रोक दें नहीं तो इसे कम से कम पंद्रह बार दोहराएँ (बीच-बीच में 5 मिनट का आराम भी लें)।

व्हीटग्रास जूस पीने से भी आपके लंग्स की सफाई होती है क्योंकि इसका केमिकल मेकअप लाल रक्त कोशिकाओं की तरह होता है। व्हीटग्रास का क्लोरोफिल शरीर में लाल रक्त कणों की मात्रा बढ़ाता है जिससे शरीर में ऑक्सीजन ग्रहण करने और एसीडिक व्यर्थ को निकालने की क्षमता बढ़ती है।

किडनी की क्लींजिंग:

प्रतिदिन रक्त के चार हजार क्वाटर्स आपकी किडनी से हो कर गुजरते हैं, जहाँ ये मेटाबॉलिक व्यर्थ, यूरिया, यूरिक एसिड, पानी और अन्य मेटाबॉलिक व्यर्थ से मुक्त होते हैं और किडनी रक्त का एसिड-एल्केलाइन संतुलन बनाए रखती है। उनकी इस सहायता के बिना आप कुछ ही घंटों में ऑटो इनटॉक्सीकेशन के कारण मारे जाते।

किडनी शरीर के तापमान को भी नियंत्रित करती है। ओरियंटल डॉक्टर इसे सीट ऑफ लाइफ का नाम देते हैं। कई लोगों का यह भी मानना है कि किडनी का संबंध प्रजनन क्रियाओं तथा संकल्प शक्ति से भी होता है। वे ही आपके शरीर से दवा, प्रदूषक तथा बैक्टीरियल व्यर्थ निकालने का भी काम करती हैं। आधुनिक लोगों में संभवत: किडनी ही सबसे तनावजनित अंग है। हमारे खानपान में हजारों एडिटिव और ड्रग्स होने के कारण किडनी को लगातार मेहनत करनी पड़ती है। हर किडनी में मिलियन महत्वपूर्ण और छोटे फिल्टर्स होते हैं जो कि नेफॅरांस कहलाते हैं और एसीडिक टॉक्सिन से नष्ट हो जाते हैं। बदकिस्मती से किडनी की कार्यक्षमता के 90 प्रतिशत तक नष्ट होने के बाद ही लोगों को इसके लक्षणों का पता चल पाता है और इस अवस्था में तो यह नुकसान प्राणघातक हो जाता है।

किडनी के उपचार का सबसे पहला चरण यही है कि आप सभी प्रकार के रिफाइंड फूड, प्रोसेस्ड फूड, नमक, मीट, कॉफी, चाय, तंबाकू और नल का पानी लेना बंद कर दें।

- हमने किडनी की सफाई और मजबूती के लिए जो कोर्स बताया है, वह पूरी तरह से सुरक्षित है। इस प्रक्रिया के सक्रिय तत्व नीचे दिए गए हैं।
- हरे पेय पदार्थ (हरी सब्जियाँ)
- व्हीटग्रास जूस डायोरेटिक (मूत्रवर्धक) और स्टिुमलेंट (उत्तेजक पदार्थ) का काम करता है जिससे किडनी द्वारा वेस्ट की फिल्टरेशन में वृद्धि होती है। इसका क्लोरोफिल कंटेंट रक्त के दोबारा बनने में मदद करता है और किडनी को भारमुक्त करता है।

हमने इस अध्याय में पढ़ा कि किस तरह से हम कोलोन, लिवर, लंग्स और किडनी को व्हीटग्रास एनीमा से क्लींजिंग कर सकते हैं। जैसे कि हम जानते हैं कि कब्ज ही सब बीमारियों कि जन्मदात्री है और कई और भयंकर बीमारियों को जन्म देती है। विज्ञान का मानना है कि अगर हम बीमारी की शरुआत में ही व्हीटग्रास एनीमा लेते है तो हम उस बीमारी को काफी हद तक फैलने से रोक सकता है। हम अक्सर बदहजमी और कब्ज से परेशान होते हैं क्योंकि हम सारा दिन अंट-संट चीजें खाते

रहते हैं नतीजतन, कब्ज, बदहजमी, पेट दर्द, बुखार, जुकाम वगैरह-वगैरह से परेशान रहते हैं। इस सब परेशानियों से बचने का एक ही मार्ग है, व्हीटग्रास एनीमा। या तो आप अपने खाने-पीने की चीजों पर नियंत्रण रखें या व्हीटग्रास एनीमा का प्रयोग करें। जीभ पर नियत्रंण करना कठिन है, एनीमा आसान तरीका है। व्हीटग्रास एनीमा में आधा पानी और आधा व्हीटग्रास जूस(100 मि0ली0) बराबर मात्रा में प्रयोग करें।

व्हीटग्रास एनीमा से लाभ

जी हां, आप व्हीटग्रास जूस के लाभों के बारे में तो जान ही चुके हैं। अब आपको व्हीटग्रास एनीमा से होने वाले लाभों के विषय में जानकारी दी जा रही है। आपको जान कर आश्चर्य होगा कि अनेक रोगों में व्हीटग्रास का एनीमा दे कर रोग पर काफी हद तक काबू पाया जा सकता है जैसेः

कब्ज़ः

कब्ज़ को सौ रोगों की जड़ कहा जाता है। कब्ज़ के रोगी को यदि जुलाब आदि दिया जाए तो उसकी आंतें कमज़ोर हो जाती हैं। ऐसी दशा में व्हीटग्रास एनीमा ही एकमात्र उपचार है, जिससे किसी भी तरह की हानि नहीं होती।

दस्त, उदर शूलः

दस्त के रोगी को भी यह एनीमा देना ठीक रहता है। इससे दर्द घटता है व आंतें भी कमज़ोर नहीं होतीं। जब भी पेट में दर्द या दस्त हो तो एनीमा लें।

बवासीर व भगंदरः

लंबे समय तक रहने वाली कब्ज़ के कारण ही ये रोग होते हैं। बवासीर व भगंदर के रोगी को मल विसर्जन में कठिनाई व दर्द होता है। एनीमा देने से मल आसानी से बाहर आ जाता है।

दमा व बलगमः

अस्थमा या दमा के रोगियों को कब्ज़ के कारण अधिक कष्ट होता है। यदि वे एनीमा लें तो मल खुल कर होगा और नाक भी बंद नहीं होगी।

शरीर के अन्य अंगों में दर्द होनाः

कई बार कब्ज़ के कारण ही आंख, कान, दांत व सिर आदि में दर्द होने लगता है क्योंकि कब्ज़ से पैदा होने वाली गैस रोगों का कारण बनती है। एनीमा लेने से इन रोगों का निदान हो सकता है ।

बुखार:

बुखार होने पर पेट अच्छी तरह साफ नहीं हो पाता और मल का निकास न होने से रोग का कष्ट और भी बढ़ जाता है। बुखार के रोगी को एनीमा दें, उसका रोग ठीक होने में अधिक समय नहीं लगेगा।

चर्मरोग:

शरीर में जमा विषैले द्रव जब चमड़ी के माध्यम से बाहर आते हैं तो वे चर्म रोग बन जाते हैं। यदि चर्मरोगी कब्ज़ न होने दें व नियमित रूप से एनीमा लेता रहे तो उसका रोग जल्दी ही ठीक हो जाएगा।

हृदय संबंधी रोग व रक्तचाप:

हृदयरोगी को यदि कब्ज़ होगी तो उसे शौचालय में अधिक समय तक बैठना होगा, जो कि उसकी सेहत के लिए ठीक नहीं है। कब्ज़ व वायु का दबाव ही दिल के दौरे का कारण बनते हैं। एनीमा लेने से उन्हें कब्ज़ नहीं होगी। रक्तचाप के रोगियों के लिए भी एनीमा का उपचार लेना लाभदायक होता है।

महिलाओं में पेटदर्द:

माहवारी के दिनों में प्रायः महिलाएं पेटदर्द की शिकायत करती हैं। ऐसा पेट की गर्मी के कारण होता है। यदि वे एनीमा लें तो पेट, कमर व हाथ-पैर के दर्द से छुटकारा पा सकती हैं।

सर्पदंश:

यदि किसी को सांप या कोई जहरीला जीव काट ले तो तत्काल एनीमा देना चाहिए। मल बाहर आते ही दर्द घट जाएगा।

आलस्य:

कब्ज़ के कारण आम व्यक्ति का शरीर भी आलस्य का घर बना रहता है। यदि आंतों में मल जमा हो या नींद नहीं आती या फिर इतनी नींद आती है कि घंटों सोने पर भी

उसकी खुमारी नहीं टूटती। तो व्हीटग्रास का एनीमा दे कर उनके जीवन में फिर से चुस्ती और फुर्ती पैदा की जा सकती है।

चिकित्सीय जांच:

किसी भी प्रकार की चिकित्सीय जांच के समय यदि रोगी एनीमा ले कर डॉक्टर के पास जाए तो जांच में भी आसानी होगी और डॉक्टर को भी दुर्गंध के कारण नाक-भौं नहीं सिकोड़नी होगी।

हड्डियां टूटने पर:

यदि किसी व्यक्ति की हड्डी टूट जाए तो ऐसे में उसके लिए एनीमा लेना फायदेमंद होता है क्योंकि कई बार वह शौचालय में बैठ नहीं पाता या उसे लगातार बिस्तर पर रहना होता है। ऐसे में एनीमा ले कर पेट साफ किया जा सकता है।

यदि संक्षेप में कहें तो व्हीटग्रास का एनीमा अनेक रोगों में लाभकारी है। इसे लेने से काफी हद तक रोग का शमन हो जाता है। रोगी को रोगमुक्त होने में अधिक समय भी नहीं लगता और उसकी पीड़ा भी घटती है।

अध्याय-17

गाइडेड इमेजनरी मैथड

स्टेप -7

माइंड-बॉडी मॉडल की रिकवरी का तंत्र समझने के लिए यह उदाहरण लें। कल्पना करें कि आपके पास स्टॉक में निम्नलिखित वस्तुएँ व संसाधन हैं :

1. ईंट
2. सीमेंट
3. लेबर फोर्स
4. कीचड़ और गारा
5. रॉक
6. कंक्रीट
7. ग्लास

आपके पास भूमि भी है और आप ही इस सामान से बनने वाली इमारत के आर्किटेक्ट भी हैं। अब सब कुछ आर्किटेक्ट यानी आप पर ही निर्भर करता है। आपको ही तय करना है कि मौजूदा संसाधनों के साथ आप क्या करना चाहते हैं। इन्हीं संसाधनों को स्कूल, मंदिर, अस्पताल या फिर प्रदूषण फैलाने वाली फैक्ट्री बनाने में लगाया जा सकता है।

संसाधन व सामग्री तो वही रहेगी किंतु जिस बात से अंतर पड़ता है, वह है "आप" यानी आर्किटेक्ट।

आपके शरीर के साथ भी ठीक ऐसा ही है। आपका शरीर उस सारी अनिवार्य सामग्री का संग्रह है जिसे एक सुंदर जीवन बनाने के काम में लाया जा सकता है किंतु आपके शरीर का आर्किटेक्ट आपका मन है। याद रखें, हम पूरे भरोसे और विश्वास के साथ अपनी सेहत के बारे में जो सोचते हैं वही वास्तविक रूप में सामने आता है। किसी अंग को सेहतमंद बनाने के लिए स्वयं को उसके स्वास्थ्य के साथ मानसिक तौर पर केंद्रित करें तो दिमाग एक विशेष न्यूरल नेटवर्क पैदा करता है जिससे कल्पित अंग को स्वस्थ होने में मदद मिलती है। न्यूरोसाइंस में यह कांसेप्ट "हैबियन लर्निंग" कहलाता है। माइंड-बॉडी नियम की सहायता से सभी प्रकार के रोगों से मुक्ति पा सकते हैं।

निम्नलिखित तालिका से साफ पता चलता है कि किस तरह मन और शरीर के मेल से सेहत में सुधार होता है। यह व्याख्या मानसिक तल पर ही आरंभ होती है।

मानसिक मध्यस्थता

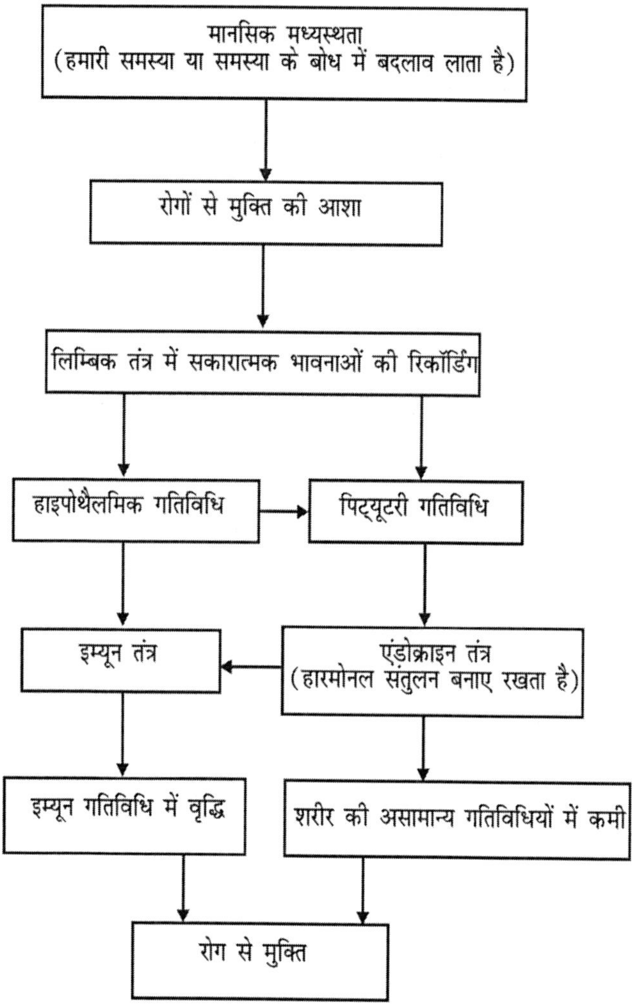

माइंड-बॉडी का रिकवरी मॉडल

मानसिक मध्यस्थता

रिकवरी के लिए सबसे पहले तो आपको व्हीटग्रास थेरेपी के बारे में पूरा विश्वास जताना होगा। फिर, आप जीवन के तनावों का अधिक क्षमता से सामना कर सकते हैं। यह भी बहुत महत्व रखता है कि आपमें अपने बोधों के प्रति भी बदलाव आए, तभी आप यह विश्वास कर सकते हैं कि समस्या या रोग चाहे जो भी हो, आप उसका सामना अच्छी तरह कर पाएँगे। फिर, आपको यह भी यकीन हो जाएगा कि आप स्वयं को भी पहले से कहीं बेहतर ढंग से संभाल सकते हैं।

रोगों से मुक्ति की आशाः

सबसे पहले आपको यह यकीन करना होगा कि आप रोगों से मुक्त हो सकते हैं। फिर अपनी समस्याओं को एक नए नजरिए से देखना होगा ताकि जीवन जीने का एक नया रवैया और उम्मीद पा सकें।

सकारात्मक भावनाओं की रिकवरी :

उम्मीद व आशा की नई भावनाएँ आपके लिम्बिक तंत्र में रिकॉर्ड होंगी।

हाइपोथैलमिक गतिविधिः

एक बार ये भावनाएँ लिम्बिक तंत्र में रिकॉर्ड हो जाएँ तो हाइपोथैलमस तक जाने वाले संदेश आपकी बदली हुई भावनात्मक अवस्था का संकेत देंगे जिसमें जीवित रहने की इच्छा भी शामिल होगी। फिर, हाइपोथैलमस पीयूष ग्रंथि को संदेश भेजता है जिससे आपकी बदली हुई भावनात्मक अवस्था पता चलती है।

इम्यून तंत्र

फिर, हाइपोथैलमस इम्यून सिस्टम के सप्रेशन का रिवर्स करता है, ताकि शरीर का रक्षातंत्र एक बार फिर से असामान्य गतिविधियों के लिए तैयार हो सके।

पिट्यूटरी एक्टिविटी/ एंडोक्राइन सिस्टम

यह ग्लैंड हाइपोथैलमस से संदेश लेती है और पूरे एंडोक्राइन तंत्र को भेजती है, जिससे शरीर का हारमोनल संतुलन बना रहता है।

शरीर की असामान्य गतिविधियों में कमी :

हारमोनल संतुलन बनने के बाद शरीर की असामान्य गतिविधियों में कमी आ जाती है और शरीर रोगों से लड़ने के लिए अपने डिफेंस तंत्र को नए सिरे से रीवाइटलाइज (स्फूर्ति प्रदान) करता है या कर लेता है।

यदि आप माइंड पावर के सभी चरणों का सही तरीके से पालन करें तो किसी भी रोग से सुपर रिकवरी पा सकते हैं।

आप इन चरणों को टेपरिकॉर्डर में रिकॉर्ड भी कर सकते हैं। इस तरह मानसिक अभ्यास करने में आसानी होगी। यह अभ्यास 10 से 15 मिनट का समय लेता है और व्हीटग्रास जूस लेने के तुरंत बाद दिन में तीन बार इसका अभ्यास करना चाहिए। (हम आगे के अध्यायों में व्हीटग्रास थेरेपी की और जानकारी लेंगे)।

1. हल्की हरी रोशनी वाले शांत कमरे में जाएँ। दरवाजा बंद करके, किसी आरामदायक कुर्सी पर बैठें। ध्यान रखें कि आपके पैर जमीन पर टिके हों, आँखें बंद रखें।
2. अपनी श्वास पर पूरा ध्यान दें।
3. कुछ गहरी सांसें लें और जब भी हर सांस मुँह से बाहर निकालें तो 'रिलैक्स' शब्द कहें।
4. अपने चेहरे पर ध्यान लगाते हुए महसूस करें कि कहीं चेहरे पर या आँखों के आसपास की मांसपेशियों में तनाव तो नहीं। इस तनाव का मानसिक चित्र बनाएँ, यह गांठ लगी रस्सी या भिंची मुट्ठी के रूप में हो सकता है। अब मानसिक तौर पर कल्पना करें कि यह एक ढीले रबर बैंड की तरह खुल रहा है।
5. अनुभव करें कि आपका चेहरा और आँखें रिलैक्स हो रही हैं। उनके रिलैक्स होते ही महसूस करें कि पूरे शरीर में उसी तरह की लहर दौड़ रही है।
6. चेहरे व आँखों के आसपास की मांसपेशियों में तनाव लाते हुए इन्हें सिकोड़ें। फिर, ढीला छोड़ दें। पूरे शरीर में इस रिलैक्सेशन को महसूस करें ।
7. धीरे-धीरे अपने पूरे शरीर में जबड़े, गर्दन, कंधों, पीठ, ऊपरी और निचली बाजू, हाथ, छाती, पेट का निचला हिस्सा, जांघों, पिंडलियों, टखनों और पैरों तक जाते हुए हर अंग को रिलैक्स करें। पहले हर अंग के तनाव का मानसिक चित्रण करें।

फिर, कल्पना करें कि सारा तनाव पिघल रहा है।

8. अब स्वयं को किसी खुशनुमा प्राकृतिक वातावरण में देखें, जहाँ आपको आराम महसूस हो। मन ही मन रंग, ध्वनि और बनावट का चित्रण करें।
9. 2 से 3 मिनट तक स्वयं को उसी आरामदायक और प्राकृतिक वातावरण में लगातार देखें।
10. अब जो भी दर्द या तकलीफ हो, उसे मन ही मन उसी रूप में देखें।
11. जब आप सांस भीतर लें तो कल्पना करें कि हरे प्रकाश की बौछार (व्हीटग्रास जूस जैसी) मुख के रास्ते आपके शरीर में जा रही है और दर्दयुक्त अंग या हिस्से पर काफी असरदार तरीके से गिर रही है।
12. कल्पना करें कि रोगग्रस्त अंग को हरे प्रकाश की शक्ति से ऊष्मा मिल रही है। अपने शरीर के प्राकृतिक रक्षातंत्र व प्रक्रिया को भी देखें, जो कि दर्द के मूल को मिटाने की कोशिश कर रही है।
13. कल्पना करें कि आप दर्द से मुक्त हो कर स्वस्थ हो गए हैं।
14. देखें कि आप सफलतापूर्वक अपने जीवनलक्ष्यों की ओर बढ़ रहे हैं।
15 कल्पना करें कि अपनी रिकवरी में सहयोग के लिए आप अपनी पीठ थपथपा रहे हैं। स्वयं को इस मानसिक काल्पनिक कसरत के दौरान पूरी तरह से सजग व जागृत रखें।
16. अपनी आँखों की मांसपेशियों को ढीला करें और कमरे को देखने के लिए तैयार हों।
17. अब आँखें खोलें और रोज की गतिविधियों को करने के लिए तैयार हों।

अब मैं आपको कुछ 'ढीठ' पर आम रोगों के लिए इलाज की तकनीकें देना चाहूँगा। इन्हें आप कहीं भी, किसी भी समय कर सकते हैं पर मैं आपको सलाह देता हूँ कि इसे करते हुए आप अध्याय 18 में दिए गए सुपर स्पेशलिटी मास्टर प्लान का पालन करें और उसे देखना न भूलें।

किसी भी रोग के सुधार के लिए स्टेप 1-9 और 12-17 तो वही रहेंगे। केवल 10 से 11 न0 स्टेप में बदलाव आएगा। मैं केवल कुछ रोगों के लिए इनके बारे में वर्णन कर रहा हूँ।

सीएडी (कोरोनरी हार्ट डिजीज)

पहले नौ स्टेप दोहराएँ....

स्टेप 10: अब कुछ गहरी सांसें लें, कल्पना करें कि आप ब्रह्माण्ड से आने वाली उजली, हरी और गहरी रोशनी में सांस ले रहे हैं। मानसिक चित्रण करें कि प्रकाश आपके नथुनों से होते हुए फेफड़ों में जा रहा है और फिर पूरे शरीर में फैल रहा है। आप अपने शरीर में एक आभा का अनुभव करते हैं।

स्टेप-11: अब उन किरणों की एक इमेज बनाएँ जो आपकी ब्लॉक्ड आर्टरी से हो कर जा रही हैं। पहले-पहल वे रुकावट के कारण नहीं जा सकेंगी। फिर, कल्पना करें कि..... एक लेजर ग्राइंडर ब्लेड गोलाईयों में घूम रहे हैं। रोशनी तेजी से आगे जा रही है... बहुत तेजी से... अपने शरीर के भीतर कुछ टूटने और टकराने की आवाज सुनने की कोशिश करें और अपने मुख से भी वैसी ही आवाज निकालें ... किर्र... किर्र.....महसूस करें कि आर्टरी के ब्लॉक खुल रहे हैं।

स्टेप-12: अनुभव करें कि जमा हुआ ब्लॉक पिघल रहा है और आपकी आर्टरी से ताजा रक्तप्रवाह तेजी से हो रहा है। कल्पना करें कि जमाव घट रहा है और रक्त का प्रवाह सामान्य हो रहा है... एक ऊष्मा, ताजगी और कायाकल्प का भाव अनुभव करें।

हाइपरटेंशन

यह न केवल हाइपरटेंशन से बचाव करेगा बल्कि आपके हाइपरटेंशन का इलाज भी करेगा।

1 से 9 तक के स्टेप का पालन करें।

स्टेप-10: हार्ट बीटिंग ब्लड का मानसिक चित्रण करें। जो लिम्बस की संकरी परिधि में से हो कर जा रहा है। यह हार्ट और धमनियों पर दबाव डाल रहा है। हार्ट और आर्टरी के भीतर दबाव बढ़ रहा है।

स्टेप-11: कल्पना करें कि आप सांस के साथ ताजी हवा, उजली और उष्ण रोशनी भीतर ले जा रहे हैं। आपके फेफड़े इस वायु और प्रकाश से भरते जा रहे हैं।

यह धीरे-धीरे आपके शरीर पर फैल रहा है और सभी अंग चमकदार और उजले हो रहे हैं।

स्टेप-12: आप जो रोशनी अंदर ले जा रहे हैं, वह संकरे स्थानों से गुजरने के बाद आपको काफी रिलैक्स कर रही है। दबाव और तनाव धीरे-धीरे घट रहा है और हार्ट सामान्य होता जा रहा है। आप ब्लडप्रेशर का कम होना या घटना महसूस करें।

खुद को रिलैक्स और तनावरहित महसूस करें। इस प्रक्रिया को तीन-चार बार दोहराएँ।

आप पाएँगे कि आपका सिरदर्द धीरे-धीरे गायब हो रहा है..... आपके सिर से सारा तनाव मिट गया है।

स्लीप डिसऑर्डर

मैं आपको यकीन दिलाता हूँ कि इस तकनीक से आप एक रॉकिंग पार्टी के बीच भी गहरी नींद ले सकते हैं।

स्टेप-10: कल्पना करें कि आप किसी शांत सागर तट, समुद्र के किनारे या खूबसूरत से बाग में हैं। आप अपनी मर्जी से कोई भी प्यारा सा प्राकृतिक स्थान भी कल्पना के लिए चुन सकते हैं।

स्टेप-11: मानसिक चित्रण करें कि आप अपनी पसंद के स्थान पर टहल रहे हैं। जॉगिंग करते हुए जमीन के स्पर्श को महसूस करें। आपको पसीना आ रहा है और जॉग करने के कारण थकान महसूस हो रही है। मांसपेशियों पर दबाव और टाँगों में थकान को महसूस करें।

स्टेप-12: अब गति घटा कर सामान्य तौर पर चलें... अब चलना भी बंद कर दें और खड़े हो जाएँ। अब आराम से जमीन पर लेट कर शरीर को रिलैक्स करें। घास/रेत या जमीन के स्पर्श को महसूस करें।

कल्पना करें कि कोई आपकी मालिश कर रहा है। अपने अंगों को मिल रहे आराम को महसूस करें। ताजी हवा के झोंके को भीतर लें....।

क्या आपको नींद आ रही है?... आपकी आँखें मुंद रही हैं और धीरे-धीरे नींद हावी हो रही है... आप गहरी नींद सो जाते हैं।

घाव का भरना

जी हाँ...हैरान न हों..... आप अपने घाव भी भर सकते हैं.....

स्टेप-10: कल्पना करें कि एक उजली तेज रोशनी ब्रह्मांड से आते हुए आपके घाव पर गिर रही है। देखें कि आपका घाव उस हरी रोशनी में नहा गया है और उसे काफी आराम मिल रहा है।

स्टेप-11: अब घाव धीरे-धीरे लाल ऊत्तक से भरता जा रहा है, अब उस रोशनी से हल्की सी खुजली हो रही है... उस खुजली को महसूस करें... ओह...

स्टेप-12: धीरे-धीरे घाव सामान्य ऊत्तक से भर जाता है। यह परिधि से होते हुए केंद्र तक जा रहा है। त्वचा का गैप घट रहा है। घाव के ऊपर की त्वचा मोटी हो रही है। अब यह ठीक पहले जैसी हो गई है। अब महसूस करें कि वहाँ दर्द का कोई एहसास नहीं रहा।

आपका घाव भर गया है......

इरीटेबल बॉउल सिंड्रोम

स्टेप-10: अपनी आंतों का मानसिक चित्रण करें...

स्टेप-11: कल्पना करें कि आप तनावग्रस्त.... क्रोधी मुद्रा में हैं। किसी ऐसे पर चिल्ला रहे हैं जो आपकी बात नहीं मान रहा। देखें कि आपके पेट के निचले हिस्से में दर्द हो रहा है, पेट के निचले हिस्से में बेचैनी सी महसूस हो रही है..... इस दर्द को महसूस करें ।

स्टेप-12: स्वयं को अपने प्रिय स्थान पर लेटा हुआ देखें, हवा की ताजगी को महसूस करें। कल्पना करें कि हरी रोशनी आपके पेट के निचले हिस्से पर गिर रही है। धीरे-धीरे इस रोशनी के कारण आपकी आंतें गोल-गोल घूम रही हैं। इससे आपके दिमाग और पेट पर बहुत ही शांतिदायक और अच्छा असर हो रहा है। अब आंतों ने अपनी सामान्य गति घटा दी और सामान्य गति में आ गई। अब आपकी आंतों को आराम मिल रहा है। आंतों की गैस धीरे-धीरे एब्सार्ब होते हुए बाहर निकल रही है।

ग्लूकोमा

आपने धार्मिक स्थलों पर चमत्कारिक तौर पर रोगों का इलाज होते देखा होगा... जी हाँ... यह बिल्कुल सच है...रोगी अपनी माइंड पावर से ठीक हो जाते हैं... अपनी भीतरी ताकत के बल पर रोगमुक्त हो जाते हैं। धार्मिक स्थल आपकी माइंडपावर को शिखर तक ले जाने के लिए प्रेरणा प्रदान करते हैं।

स्टेप-10: कल्पना करें कि आपकी आँखें दो अलग-अलग क्षेत्रों में हैं... प्रत्येक आँख में बाधा का प्रतिनिधित्व करने वाली छः गेंदें हैं। कल्पना करें कि हरी प्रकाश किरणें आपकी दोनों आँखों पर पड़ रही हैं। कल्पना करें कि ये किरणें उन गेंदों को ठोकर मार रही हैं (बिलियर्ड खेलें)। ये एक-एक करके टकरा कर नीचे गिर रही हैं...

स्टेप-11: अब आपकी आँखें किसी भी तरह की बाधा से मुक्त हैं। यह दोनों आँखों के गोलकों में एक-एक कर होता है।

स्टेप-12: अपनी आँखों में "एक्यिोस हयूमर" के बढ़ते प्रवाह को महसूस करें। स्वयं को रिलैक्स और तनाव रहित महसूस करें । महसूस करें कि सिरदर्द भी खत्म हो रहा है।

अब आपकी आईबॉल्स पूरी तरह से दबाव से मुक्त हैं.......

पीठ दर्द

यह एक सामान्य रोग है। यह आधुनिक जीवनशैली की देन है।

स्टेप-10: अपनी स्पाइन का मानसिक चित्रण करें।

स्टेप-11: कल्पना करें कि आपकी पीठ काफी अकड़ी और जकड़ी पड़ी है।

अब मानसिक चित्रण करें कि कोई आपकी स्पाइन की मालिश कर रहा है। ऊपर और नीचे..... इस दबाव को महसूस करें। दुखती हुई मांसपेशियों के दबाव को महसूस करें।

स्टेप-12: कल्पना करें कि एक हरी प्रकाश किरण आपकी स्पाइन पर पड़ रही है और धीरे-धीरे नीचे की ओर आ रही है। इससे आपकी मांसपेशियों को आराम

मिल रहा है... लिगामेंट्स और जोड़ भी रिलैक्स होते जा रहे हैं... महसूस करें कि धीरे-धीरे अकड़न निकलती जा रही है... इस रिलैक्सेशन को महसूस करें... इसे कम से कम छः बार दोहराएँ।

कब्ज

स्टेप-10: फीसिस से भरे एक बड़े कोलोन की कल्पना करें। कम से कम पेट से छः बार गहरी सांस लें।

स्टेप-11: कल्पना करें कि एक हरी प्रकाश किरण आपके बड़ी आंत (कोलोन) पर पड़ रही है। महसूस करें कि पेट के निचले हिस्से की मांसपेशियाँ सिकुड़ रही हैं और रिलैक्स हो रही हैं और आपके कोलोन पर दबाव डाल रही हैं।

स्टेप-12: कल्पना करें कि आपके रैक्टम (मलाशय) के फीसिस (मल/स्टूल) धीरे-धीरे नीचे आ रहा हैं। इस दबाव और इच्छा को महसूस करें....

माइग्रेन

अपने दुखते हुए सिर की कल्पना करें...

स्टेप-10: आराम से बैठ जाएँ...पेट से 5-6 गहरी सांसें लें... किसी भी प्रियजन का चेहरा याद करें (आपकी माँ, पत्नी, पुत्री या पुत्र...)

स्टेप-11: कल्पना करें कि एक हरी प्रकाश किरण आपके माथे पर पड़ रही है। देखें कि आपके नर्व्स शांत हो रहे हैं और प्रियजन का चेहरा आपके माथे को आराम दे रहा है।

स्टेप-12: महसूस करें कि आप रिलैक्स और तनावरहित हो रहे हैं और माइग्रेन भी गायब हो रहा है....

नोट: यदि मनचाहे नतीजे पाना चाहें तो इस तकनीक को 21 दिन तक, दिन में कम से कम 3 बार अपनाने की सलाह दी जाती है।

यदि आप दिल से कुछ करना चाहते हैं तो आपके लिए कुछ भी असंभव नहीं है।

अध्याय-18

सुपर स्पेशलिटी मास्टर प्लान (S_2MP) स्टेप-8

जब हम डाइट प्लान की बात करते हैं तो अक्सर यह बात करते हैं कि क्या खाया जाए? किंतु इससे तो हमेशा कन्फ्यूजन बना रहता है। आइए, इससे बचने के लिए कुछ करें।
चीजें 'जो नहीं खानी हैं।' उनके बारे में जानें।

निम्नलिखित उक्ति आपके जीवन को रोगमुक्त करने व लंबा और सेहतमंद जीवन देने की शक्ति रखती है ।

यदि यह मनुष्य द्वारा बना है, तो इसे न खाएँ।

याद रखें कि जो कुछ भी पैक है और सेल्फ लाइफ रखता है, वह शरीर के लिए जहर के समान है। आप इसे डेड फूड भी कह सकते हैं। इसमें न केवल चिप्स, कोल्डड्रिंक, सॉस, ब्रेड, पैक्ड आइसक्रीम और दही शामिल हैं बल्कि केमिस्ट की दुकान पर पाई जाने वाली सभी औपचारिक (कन्वेंशनल) दवाएँ भी शामिल हैं। आइए, लाइव और डेड फूड का अंतर जानें।

लाइव फूड बनाम डेड फूड

आपको अपना सबसे ज्यादा ध्यान इसी बात पर लगाना है कि आप किस चीज को भोजन का नाम दे कर अपने शरीर में डाल रहे हैं व पूरे स्वाद और आनंद से चबा कर निगल रहे हैं। क्या कभी सोचा कि शरीर को भी उसका आनंद आ रहा है या नहीं?

हमें इन दोनों भोजनों में अंतर करना सीखना ही होगा।

लिविंग फूड- कोई भी भोजन जो अपनी प्राकृतिक अवस्था में है व मनुष्य द्वारा अडल्ट्रेटिड नहीं किया गया, जैसे-फल, अंकुरित अनाज, कच्चा शहद, भीगे मेवे और सब्जियाँ।

डेड फूड- ऐसा कोई भी भोजन जो अधिक पका, पाश्चराइज्ड, माइक्रोवेव्ड, होमोजिनाइज्ड, प्रोसेस्ड या अडल्ट्रेटिड हो, जैसे- बर्गर, चिप्स, नूडल्स, डिब्बाबंद भोजन, बेकरी पदार्थ, ब्रेड व कंडेंस्ड मिल्क आदि।

इस ग्रह की ट्रिलियन प्रजातियों में से; धूल के माइक्रोस्कोपिक कीटाणुओं से ले कर, आकाश के पक्षियों व सागर की गइराइयों तक हम इंसान ही ऐसे जीव हैं जो अपना भोजन पकाते और मिक्स करते हैं और यही मानते हैं कि हम बुद्धिमान होने के कारण ऐसा कर रहे हैं। जबकि वास्तव में इसका विपरीत होता है। हम अपने प्राकृतिक भोजन को नष्ट कर रहे होते हैं।

भोजन को पकाने से उसमें काफी बदलाव आ जाते हैं। जब भी आप किसी भी भोजन के टुकड़े को तीन मिनट तक 180 डिग्री फैरनहाइट पर गर्म करते हैं तो उसके सौ प्रतिशत एंजाइम और तकरीबन सारे विटामिन व मिनरल नष्ट कर देते हैं। वसा व प्रोटीन को अधिक गर्म करने से केमिकल ढांचे बिगड़ जाते हैं जिससे न पचने लायक कारसीनोजन्स पैदा होते हैं। ये न पचने योग्य व्यर्थ पदार्थ शरीर के लिए काफी

नुकसानदायक होते हैं। तेज आंच से नेचुरल शुगर कैरेमलाइज्ड हो जाती है और फूड के नेचुरल फाइबर बेकार के तत्वों में बदल जाते हैं जिससे भोजन काफी समय तक पाचन नली में ही पड़ा रहता है।

सभी जीवित भोजन जीवित कोशिकाओं से बने हैं। जब आप यह जीवित भोजन लेते हैं तो यही जीवन ऊर्जा आपकी कोशिकाओं तक चली जाती है। पके व प्रोसेस्ड भोजन से आपको कुछ कैलोरी और थोड़े से पोषक तत्व तो मिलते हैं पर लाइफ फोर्स नहीं मिलता। तो यह साफ है कि जीवित कोशिकाओं से भरपूर भोजन ही बेहतर होता है।

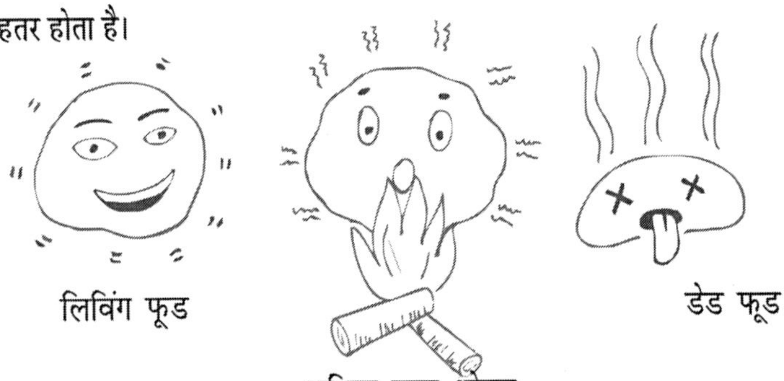

यह तो आप आसानी से देख सकते हैं कि जब आप आग पर कुछ रखते हैं तो क्या होता है?

यह ब्रेकडाउन हो कर नष्ट हो जाता है।

जब यह जला हुआ डैमेज भोजन शरीर में जाता है तो क्या होता है?

गर्म शुगर, वसा और प्रोटीन उसे इनआर्गेनिक पदार्थ में बदल देते हैं। यही इनआर्गेनिक पदार्थ रक्तधारा में मिल कर आपकी नसों, नाड़ियों और स्नायु तक पहुँच जाते हैं। यही जमाव गठिया, दिल के रोग व कोलोन कैंसर जैसे अनेक रोगों का कारण बनते हैं...

धीरे-धीरे हमारा शरीर अपनी लोच खोने लगता है। स्नायु संदेश देने की ताकत खो देते हैं। स्पाइनल कॉर्ड सख्त हो जाती है। शरीर समय से पहले बूढ़ा लगने लगता है

और पूरे शरीर के टिश्यू सिकुड़ जाते हैं। प्रोसेस्ड और अधिक पके भोजन के जहरीले प्रभावों से निरंतर संघर्ष के दौरान शरीर की ऊर्जा व जीवंतता नष्ट हो जाती है और रोगों को निमंत्रण मिलने के साथ-साथ आयु भी घटती है।

फाइबर का प्रयोजन:

नेचुरल फूड के फाइबर हमारी आंतों के अंदर झाड़ू का काम करते हैं जो आंतों से गुजरने वाले व्यर्थ पदार्थों व कचरे को साफ करते हैं। खाने की ओवरकुकिंग से यह फाइबर काफी नर्म हो जाता है।

रेशेयुक्त पदार्थ को थोड़ा रफ-टफ होना चाहिए तभी तो फाइबर को रफेज भी कहते हैं। भोजन पूरे शरीर में मांसपेशियों और बाल जैसी संरचनाओं द्वारा आंतों की भीतरी दीवारों की ओर धकेला जाता है। इसे 'पैरासटैलटिक एक्शन' कहते है आंतों को इस तरह के रफेज की आवश्यकता होती है ताकि इसे भीतरी नलियों तक धकेलने के लिए कुछ और ठोस पदार्थ मिल जाए। इस फाइबर के बिना आंतें काम नहीं कर पातीं। इसके कारण आंतों से व्यर्थ पदार्थ निकल नहीं पाता जब वह तेजी से निकल नहीं पाता तो आंत में ही जमा हो कर सड़ने लगता है। फिर, यह व्यर्थ पदार्थ बड़ी और छोटी आंतों की दीवारों में जमा होने लगता है। इस दौरान जमाव बढ़ता ही जाता है।

अगले पन्ने पर दिए गए चित्र से आप अनुमान लगा सकते हैं कि किस तरह व्यर्थ पदार्थ कोलोन की दीवारों पर चिपक जाता है और फाइबर कैसे एक झाड़ू का काम करते हुए इसे साफ करने और पकड़ने में मदद करता है।

भोजन के नब्बे प्रतिशत विटामिन और मिनरल को छोटी आंत की दीवारें अवशोषित करती हैं। जब वे प्यूट्रीफैक्टिव पदार्थ से मिलते हैं तो उनका बहुत कम अंश ही अवशोषित हो पाता है। धीरे-धीरे यह व्यर्थ पदार्थ आंतों की दीवारों से रिस कर रक्तधारा में मिलने लगता है जिसे 'ऑटोइनटॉक्सिकेशन' या सेल्फ प्वाइजनिंग कहते हैं यानी शरीर स्वयं को विषैला कर रहा है। कभी-कभी वे इतने जाम हो जाते हैं कि वहां से कुछ भी नहीं गुजर पाता जिससे कब्ज वगैरह कई तरह की समस्याएँ पैदा हो जाती हैं।

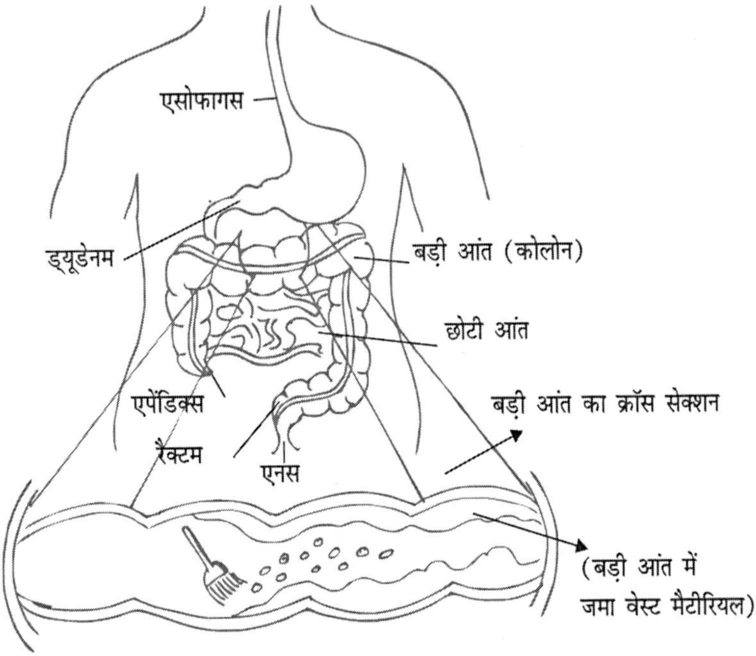

झाड़ू उस फाइबर का प्रतीक है जो पुराने व्यर्थ पदार्थ को कोलोन के रास्ते निकाल रहा है।

क्या आपने खाना खाने के तुरंत बाद भूख महसूस की है?

कई ओवर कुक्ड और प्रोसेस्ड फूड ऐसे होते हैं जिनमें पर्याप्त पोषक तत्वों का अभाव होता है। अब आपका शरीर दोबारा भोजन मांगता है जो कि पोषक तत्वों से भरपूर हो।

ओवर कुक्ड भोजन में भरपूर पौष्टिक तत्व नहीं होते इसलिए आपको अपनी भूख मिटाने के लिए ज्यादा से ज्यादा खाना पड़ता है। और जब आप ज्यादा ओवर कुक्ड खाना खाते हैं तो मोटापा आता है और आसानी से सेहत गंवा देते हैं।

तो जीवित भोजन खाने से हमें क्या-क्या लाभ होते हैं :

1. जीवित भोजन या लिविंग फूड आसानी से हजम हो कर शरीर में से गुजर जाता है। उनमें अपने ही एंजाइम होते हैं। ये एंजाइम आपके पेट में भोजन के ब्रेकडाउन में

सहायक होते हैं जिससे शरीर को इस प्रक्रिया को पूरा करने के लिए ज्यादा मेहनत नहीं करनी पड़ती।

2. ऐसा भोजन करने से आप थकान महसूस नहीं करते जो कि अक्सर लोगों को पका भोजन करने से महसूस होती है।

3. आपका दिमाग पहले से कहीं सजग, सचेत, तेज और तर्कशील होगा। यदि आप एक छात्र हैं और किसी परीक्षा की तैयारी कर रहे हैं या आपको काम के दौरान मानसिक तौर पर सजग रहने की आवश्यकता होती है तो आप जीवित भोजन खाने के बाद अपने भीतर काफी बदलाव महसूस करेंगे।

4. शरीर ऐसे भोजन के पोषक तत्वों को पूरी तरह से अवशोषित कर लेगा जिससे आप भोजन के बाद तृप्त महसूस करेंगे। तब आपमें थोड़े भोजन से ही तृप्त होने की आदत पैदा हो जाएगी यानी आपको ठूंस-ठंस कर खाना नहीं पड़ेगा।

5. यह भोजन शरीर की शुद्धि करता है। कुछ माह तक लगातार इसी तरह का भोजन करें। इससे आपके शरीर से निकलने वाली दुर्गंध दूर हो जाएगी और आपको महंगे डियो नहीं खरीदने होंगे।

6. आँखें पहले से काफी साफ होंगी और उनमें एक नई चमक आ जाएगी।

7. त्वचा में चमक आएगी, वह पहले से मुलायम दिखेगी और आप कहीं जवान दिखेंगे।

8. आपकी एनर्जी का लेवल बढ़ेगा और नींद घटेगी लेकिन आपको चैन की नींद लेना सीखना होगा।

कुछ समय के बाद आपके पूरे शरीर में शांति की लहर सी दौड़ेगी और आपके स्नायु पहले से कहीं शांत होंगे। आपका दिमाग यहाँ-वहाँ भटकने की बजाय शांत रहेगा।

जब शरीर लिविंग फूड से क्लींजिंग करता है तो वास्तव में यह अनुभव काफी अद्‌भुत होता है।

आप जिंदगी को ऐसे नजरिए से देखने लगते हैं जैसा आपने पहले कभी नहीं देखा था। एंजाइम ही लिविंग फूड के पीछे छिपा असली रहस्य हैं।

एंजाइम ही शरीर का लेबर फोर्स होते हैं। यह टीम पूरे शरीर में तोड़-फोड़ और मरम्मत का काम संभालते हुए 24 घंटे संतुलन बनाए रखती है।

आपके जीवित रहने का कारण भी तो ये हजारों एंजाइम ही हैं। ये शरीर के मेटाबालिटीज के एनर्जी फोर्स हैं। इनके बिना तो हम प्रोटीन, विटामिन, मिनरल और पानी का लाइफलैस ग्लॉप होते।

वे शरीर की प्रत्येक कार्यवाही में हिस्सा लेते हैं। आप जो भी सांस लेते हैं, जो कुछ भी सोचते हैं या जो भी वाक्य पढ़ते हैं, वह हजारों कांप्लैक्स एंजाइम तंत्रों का नतीजा है, जो लगातार अपना काम कर रहे हैं।

लिविंग फूड में तो अपने ही एंजाइम होते हैं, जो भोजन के पाचन और एसीमिलेशन (समावेश) में सहायक होते हैं। इन्हीं एंजाइमों के कारण तो फल पकते हैं या टूट कर गिरते हैं। जब आप किसी केले को हरे से पीला या फिर भूरा होता देखें तो जान लें कि यह एंजाइम का ही कमाल है।

एंजाइम भोजन को सादे तत्वों में बदल रहे हैं ताकि शरीर उनका प्रयोग कर सके। यही कारण है कि पपीता मीठा हो जाता है।

राशन की दुकान पर मिलने वाले प्रोसेस्ड फूड में ऐसा नहीं होता। तभी तो, चाहे जो भी हो जाए उनमें कोई बदलाव नहीं आता। वे वास्तव में एक खास रूप में ढले निर्जीव केमिकल्स का ढेर हैं। निर्जीव होने के कारण यह भोजन डिपार्टमेंटल स्टोर के शेल्फ पर महीनों पड़ा रहता है। इस तरह इन्हें बेचने वाले को कभी नुकसान नहीं होता क्योंकि इन्हें झटपट फेंकने की आवश्यकता नहीं होती।

प्रोसेस्ड फूड से एनर्जी का घटना :

जब हम प्रोसेस्ड और पका भोजन खाते हैं तो इस एंजाइम रहित भोजन को पाते ही पेट के भीतर एक अलार्म बजता है। यह अलार्म हमारे शरीर के एंजाइमों को बुलाने के लिए होता है ताकि वे आ कर इस निर्जीव भोजन को ब्रेकडाउन करने में मदद करें क्योंकि गर्म करने और प्रोसेसिंग के दौरान फूड के एंजाइम खत्म हो चुके होते हैं।

तभी तो अक्सर लोग पका हुआ भोजन खाने के बाद अपनी ऊर्जा और कंसंट्रेशन खो देते हैं। सोचने और मांसपेशियों की मरम्मत जैसे दूसरे कामों में लगे शरीर के एंजाइमों

को अपना काम रोक कर भोजन के पाचन में सहायता करने जाना पड़ता है जिसके कारण हम थकान महसूस करते हैं। आपने भी ध्यान दिया होगा कि भारी भोजन खाते ही आराम करने को दिल चाहता है और कोई काम नहीं किया जाता।

आप इस तरह के भोजन की जितनी मात्रा लेंगे, जीवन उतना ही घटता जाएगा। जब हम पका हुआ या केमिकल से प्रोसेस्ड भोजन खाते हैं, एल्कोहल लेते हैं, ड्रग्स व अन्य उत्तेजक पदार्थ लेते हैं तो हमारे अपने ही शरीर के सीमित एंजाइमों को इन सबसे छुटकारा पाने के लिए कड़ी मेहनत करनी पड़ती है।

मेडिकल अध्ययनों से पता चला है कि एलर्जी, स्किन डिसऑर्डर, हार्ट प्रॉब्लम, मोटापा, कुछ खास तरह के कैंसर और असमय बुढ़ापा आदि उन्हीं लोगों को ज्यादा होते हैं जिनमें एंजाइमों का अभाव होता है।

तो अगर आप शरीर से वसा, जोड़ों से कैल्शियम का जमाव व आर्टरी से कॉलेस्ट्रॉल घटाना चाहते हैं या कैंसर युक्त ट्यूमर को तोड़ना चाहते हैं तो आपको इन कामों में एंजाइम ही मदद करेंगे। हमें एंजाइम युक्त लिविंग फूड खाना ही सीखना होगा ताकि उनके अपने एंजाइम हों और शरीर के एंजाइम भोजन के पाचन के अलावा अपने दूसरे काम कर सकें।

यदि हम मसल्स बनाना चाहें, मजबूत दांत व अच्छी नजर चाहें या घावों को जल्दी भरना चाहें तो हमें अपने शरीर के एंजाइमों को पाचन के काम से मुक्त रखना होगा। केवल हाई क्वालिटी के प्रोटीन और विटामिन लेने से बात नहीं बनेगी। हमें लिविंग एंजाइम की मेटाबॉलिक प्रक्रिया चाहिए ताकि मांसपेशी, नया ब्लड, बोन्स, नर्व्स और हेल्दी टिश्यू बना सकें।

तो याद रखने योग्य तथ्य यह है कि यदि हम सही मायनों में जीवित रहना चाहते हैं तो हमें लिविंग फूड की आवश्यकता होगी। केवल जीवित नहीं, सही मायनों में जीवित!

फलों के विषय में जागरुकता:

मनुष्य के शरीर के लिए फल सबसे उत्तम आहार हैं। इन्हें प्रकृति ने इस तरह बनाया है कि शरीर 30 से 40 मिनट में इनका पाचन कर लेता है। जबकि किसी कांटिनेंटल लंच या डिनर मील को हजम होने में 2 से 4 घंटे लग जाते हैं तो आपको सबसे पहले

उठते ही ताजे फल खाने चाहिए ताकि पोषक तत्वों के अभाव को पूरा किया जा सके। हमें सुबह-सुबह ही अपने शरीर पर पके व प्रोसेस्ड भोजन का भार नहीं डालना चाहिए। इससे दिन के आरंभ के साथ ही एक थकान सी घेर लेती है। इसके बजाय हमें सुबह के समय एनर्जी लेवल को उठाने वाला भोजन चाहिए ताकि दिन का अच्छा आरंभ हो सके। इसके लिए फलों से बेहतर विकल्प क्या होगा। फल एंजाइम, विटामिन, मिनरल, फाइबर व ऑक्सीजन से भरपूर होते हैं। याद रहे कि फलों को किसी भी दूसरी तरह के भोजन से न मिलाएँ।

माइंड बॉडी फूड, दवाओं के बारे में सच और रोगों के तंत्र के बारे में जानने के बाद सुपर स्पेशलिटी मास्टर प्लान बनाने का समय आ गया है। यह न केवल सभी प्रकार के रोगों से बचाते हुए सेहत बरकरार रखेगा बल्कि लंबी आयु व जीवंतता भी प्रदान करेगा। यह सुपर स्पेशलिटी मास्टर प्लान धरती के सबसे सेहतमंद संस्कृतियों की जीवनशैली से प्रेरित है।

-इक्वाडोर के विलकाबंबास और हिमालय के हुंजास।

ये वे स्थान हैं जहाँ के लोग दिल के रोगों, कैंसर, गठिया, उच्च रक्तचाप, डायबिटीज, टीबी, हे फीवर, अस्थमा, लिवर ट्रबल, गॉल ब्लैडर या कब्ज आदि किसी भी ऐसे रोग से पीड़ित नहीं होते जिनसे बाकी सारा संसार घिरा हुआ है। वहाँ अस्पताल, पागलखाने, दवा की दुकानें, सैलून, तंबाकू की दुकानें, पुलिस, जेल, अपराधी, हत्या और भिखारी; इनमें से कुछ नहीं होता। ये व्यक्ति प्राय: 100, 110, 120, व कभी-कभी 140 साल तक भी जीते हैं।

सुपर स्पेशलिटी मास्टर प्लान :

किसी भी रोग से छुटकारा पाने या सेहत को बनाए रखने के लिए अगले 31 दिन तक:

स्टेप 1: पिछले अध्याय के अनुसार 10 दिन की क्लींजिंग।

स्टेप 2: औसतन 10 दिन तक, क्लींजिंग के दौरान एप्लीकेशन सैक्शन में दिए गए उपायों पर अमल करें (रोग की गंभीरता पर निर्भर करता है)।

स्अेप 3: 10 दिन के क्लींजिंग व एप्लीकेशन के बाद अगले 31 दिन तक सुपर

स्पेशलिटी मास्टर प्लान का पालन करें।

सुपर स्पेशलिटी मास्टर प्लान

5 बजे: व्हीटग्रास जूस (50 से 100 मि0ली0)

5:15 बजे: विशेष रोगों में सुधार के लिए 15 मिनट तक मेंटल इमेजरी (अध्याय 14 के अनुसार)

6 से 11 बजे तक: आपकी पसंद के ताजे फलों का आहार।

1 बजे: आपकी पसंद का कम पका सादा शाकाहारी भोजन। यह पूरे दिन का सबसे भारी आहार होना चाहिए क्योंकि वैज्ञानिक तौर पर भी प्रमाणित हो चुका है कि दोपहर के 1 बजे के करीब हमारे शरीर में भोजन को पचाने और मिलाने की क्षमता सबसे अधिक होती है।

4 बजे के करीब: व्हीटग्रास जूस (50 से 100 मि0ली0)।

6 से 7 बजे के बीच: बहुत से ताजे फल।

8 बजे के करीब: बहुत सी हल्की उबली सब्जियाँ।

10 बजे के करीब: विशेष रोगों में सुधार के लिए 15 मिनट तक मेंटल इमेजरी।

10:15 के करीब: एक अच्छी नींद लेने जाना।

सामान्य निर्देश:

1. कॉपर के जग से कम से कम 8 से 10 गिलास पानी पिएँ (इसे पीने से 24 घंटे पहले भर कर रखें)। इसमें अनेक उपचारक प्रॉपर्टी पाई जाती हैं जो दर्द से छुटकारा दिलाती हैं, घाव भरती हैं और पाचन शक्ति बनाए रखती हैं। मेन मील के ठीक पहले पानी न पिएं (खाने से आधा घंटा पहले और खाने के एक घंटा बाद)।
2. अपने मनोरंजन या शौक के लिए भी थोड़ा समय रखें या मजेदार वीडियो देखें।
3. किसी भी तरह के व्यायाम में एक घंटा लगाएँ, जैसे-वॉकिंग, रनिंग, स्ट्रेचिंग या

कोई भी भाग–दौड़ वाला खेल। इसे सुबह सूर्योदय से पहले या सूर्यास्त के समय करें।

4. विभिन्न प्रकार के भोजन मिला कर न खाएँ। आदिमानव सारा भोजन एक साथ एकत्र कर मिला कर नहीं खाता था। हमारा पेट ऐसा बना है कि वह एक बार में एक ही तरह का भोजन पचा सकता है। केवल मनुष्य ही सभी तरह के भोजन मिला कर खाते हैं और हैरानी की बात नहीं है कि केवल वे ही विभिन्न पाचन संबंधी रोगों से ग्रस्त होते हैं।

इस सुपर स्पेशलिटी मास्टर प्लान का प्रयोग कब तक करना है?

सुपर स्पेशलिटी मास्टर प्लान का एक माह तक पालन करने के बाद आप पाएँगे कि रोग के सभी लक्षण छूमंतर हो गए हैं। हो सकता है कि कुछ दीर्घकालीन रोगों में इस उपाय को छः माह तक अपनाना पड़े।

हमारा लक्ष्य यह है कि हमें केवल किसी रोग विशेष से मुक्त नहीं होना बल्कि पूरा जीवन सुपर फिट और हेल्दी रहना है इसलिए मैं आपको इस प्लान को आजीवन अपनाने की सलाह दूँगा। इसे अपनी लाइफस्टाइल का एक हिस्सा बना लें।

अध्याय-19

किसी भी इमोशन पर काबू कैसे पाएँ

इमोशन वे फीलिंग्स हैं जो आपको समाज में राजा या रंक बना सकती हैं।

जब भी मैं कभी दर्दनाक इमोशन या भाव महसूस करता हूँ तो मैं निम्नलिखित छः चरणों का पालन करता हूँ ताकि सीमित ढांचों को तोड़ कर इमोशन के शिकंजे में न फंसू किंतु मैं हर इमोशन से एक सबक भी लेता हूँ ताकि उनसे बेहतर तरीके से पार पा सकूँ। ....

आइए, इन चरणों को जानें......

पहला स्टेप: लोग अक्सर अपनी सच्ची भावनाएँ जाने बिना ही भावों से भरे रहते हैं। वे केवल कुछ नकारात्मकता, कुछ अनुचित या उदासी को ही पहचान पाते हैं। मैं आपको सलाह दूँगा कि अपने-आप को रिवर्स गीयर में ला कर खुद से कुछ सवाल पूछें। 'आप सही मायनों में किस वजह से परेशान हैं? आप वास्तव में क्या महसूस कर रहे हैं?' अपनी भावानाओं को जानने का प्रयास करें। स्वयं से बार-बार पूछें, 'मैं क्या महसूस कर रहा हूँ?' खीझ, बेचैनी, ठेस लगना, नकारा जाना या फिर कुछ और.. ....इस तरह आप भावनात्मक आवेग से छुटकारा पा कर समस्या का पता लगा सकेंगे। आप कहीं बेहतर तरीके से, तत्काल व पूरे आत्मविश्वास के साथ हालात का सामना कर सकेंगे।

उदाहरण के लिए मानते हैं- स्वयं से पूछें, 'क्या मैं कोई वियोग महसूस कर रहा हूँ? या 'क्या मैं निराश हूँ?' या 'मैं किसी की सफलता से परेशान हूँ?' या 'क्या मैं ठगा हुआ महसूस कर रहा हूँ?' या 'यह कोई अस्थायी समस्या है या गंभीर समस्या है?' इस प्रश्न कौशल को याद रखें; किसी भी इमोशन को छूकर महसूस करने या वास्तविक भाव में बदलने की यह योग्यता आपकी गहनता को उसी समय घटा देगी। इसके अलावा यह आपके किसी भी नकारात्मक भाव पर विजय पाने में सहायक होगी और आप इस अनुभव से सीख ले सकेंगे।

भावनाओं के सच्चे स्वरूप तक जाने के लिए कितना कुछ निकाल बाहर करना होगा।

लोग अपनी भावनाएँ दिखाने की कोशिश नहीं करते, वे उन्हें छिपाने का प्रयास करते हैं। बुद्धिमान व्यक्ति की निशानी यही होती है कि उसके पास कारणों के प्रयोग द्वारा भावनाओं पर काबू पाने की योग्यता होती है।

– भाव मन की अस्थायी अवस्था हैं, उन्हें इतनी इजाजत न दें कि वे आपको स्थायी तौर पर नष्ट कर दें।

दूसरा स्टेप : भावों को जानें व मान दें: इमोशन ही हमें ऊपर से नीचे और नीचे से ऊपर ले जाने की क्षमता रखते हैं। आप उन्हें जाने बिना स्वयं को अच्छी तरह नहीं जान सकते। हमें यह भूलना नहीं चाहिए कि ये नन्हे इमोशन ही हमारे जीवन की नैया के कप्तान हैं और हम इनका एहसास किए बिना ही इनका कहा मानते हैं। हम कभी नहीं चाहते कि हमारे इमोशन गलत हों। जिस एक पल में हम अपने इमोशन को गलत करार दे देते हैं, हमारा अपने साथ ईमानदार संप्रेषण समाप्त हो जाता है। इमोशन हमारी फीलिंग्स हैं। हम उन्हें अपने शरीर में टिंगल (सिहरन), हॉट स्पॉट या मांसपेशीय तनाव के रूप में महसूस करते हैं। ये कॉगनिटिव (संज्ञानात्मक) पहलू हैं पर फिजिकल सेंसेशन इन्हें बिल्कुल अलग बना देती है। अपने भावों को कभी कम न आंकें व इनका धन्यवाद दें क्योंकि ये एक बदलाव का सिग्नल देते हैं। यह बदलाव किसी परसेप्शन, कार्यवाही या फैसले से जुड़ा हो सकता है। चाहे आप उन्हें समझें या न समझें, उनकी कद्र जरूर करें, वे आपको समर्थन देंगे। किसी भी इमोशन को गलत ठहरा देने से उसकी गहनता में कमी नहीं आती। आप इस तरह उससे पीछा नहीं छुड़ा सकते। अपने मन में सभी भावों के प्रति प्रशंसा का भाव उत्पन्न करें; वे उस रोते बच्चे की तरह होते हैं जो थोड़ा सा भी ध्यानाकर्षण पाते ही शांत हो जाते हैं।

तीसरा स्टेप: इमोशन से मिलने वाले संदेश को जानें: अपने भावों को समझें, यह पता लगाने का प्रयास करें कि वे क्या हैं, वह कोई टैंट्रम (झल्लाहट/बदमिजाजी/चिड़चिड़ेपन का दौरा)है या डिप्रेशन। इमोशन प्राय: इमोशन को प्रकट करने वाले एक्शन तक ले जाते हैं। जब हम कुछ महसूस करते हैं तो उस फीलिंग के प्रति लगातार प्रतिक्रिया देते हैं। यह फीलिंग की तत्काल प्रतिक्रिया व बाद की थॉटफुल हैंडलिंग के बारे में हो सकता है। यदि ये भावनाएँ नकारात्मक होंगी तो इनके रिस्पांस भी अलग-अलग होंगे, जैसे अपने कामों की सफाई देना, माफी मांगना

आदि। यदि हम किसी भाव को दबाने का प्रयास करते हैं तो वह कुंठित रूप में सामने आता है। जैसे कि कोई फटकार खाया बालक, वह जानता है कि वह पलट कर जवाब नहीं दे सकता इसलिए वह अपने खिलौनों को सजा दे कर अपने मन की भड़ास निकालता है।

इमोशन प्रभाव डालते हैं और हमारे मूड पर भी असर डालते हैं जो कि एक भावात्मक अवस्था होती है। मूड हमारी न्याय क्षमता पर असर डालता है और हमारे द्वारा लिए जाने वाले फैसलों को भी प्रभावित करता है।

तो क्या? अपने भावों के प्रति उत्सुक हों, वे सही मायनों में आपसे क्या कह रहे हैं? स्वयं से पूछें: 'मैं वास्तव में क्या चाहता हूँ?', 'मुझे अपनी बिलीफ को बदलने के लिए क्या करना होगा?', 'क्या मैं हालात का गलत विश्लेषण कर रहा हूँ?', 'क्या मैं सचमुच कोई समाधान तलाश कर इसका निपटारा करना चाहता हूँ?', 'मैंने इससे क्या सीखा?'

तो भावों का प्रबंधन करें। किसी भी तरह की नेगोशिएशन में वही व्यक्ति जीत हासिल करता है जो सबसे अधिक भावात्मक नियंत्रण रखता है।

चौथा स्टेप: जाओ और इसे पा लो: इस बारे में आश्वस्त रहें कि आप किसी भी भाव पर काबू पा सकते हैं। मेरे हिसाब से तो यह किसी भी हालात/भाव से निबटने का सबसे शक्तिशाली, आसान, सरल व बढ़िया तरीका होता है। बीते समय के जादू को जगाने की कोशिश करें, जब ऐसी ही एक स्थिति पैदा हुई थी और आपने उसे बखूबी संभाला था, आप आज भी वैसा ही कर सकते हैं। उस समय को याद करते हुए उन सब बातों को दोहराएँ, जो इसके डू या डोंट डू से जुड़ी थीं। उसे इमोशन को संभालने के लिए रोल मॉडल के तौर पर इस्तेमाल करें। मान लेते हैं कि आप खुद को नकारा गया और अकेला महसूस कर रहे हैं तो ऐसे में आपने तब क्या किया था? क्या किसी दोस्त से मिले थे, किसी निकटतम के गले लगे थे, दोस्तों के साथ बाहर गए थे या एरोबिक व्यायाम किया था? क्या फोकस बदलने से कंसेप्शन में बदलाव आया था?.........आज भी वही करें। आपको तुलनात्मक नतीजे मिलेंगे। एक बार उन तकनीकों व विधियों को सीखने के बाद हमेशा प्रभावकारी नतीजे ही सामने होंगे।

बस, यह भरोसा बनाए रखें कि 'हाँ' यह काम करेगा......इसमें कोई हैरानी नहीं है। यह अवश्य काम करेगा।

पांचवां स्टेप: स्वयं को आश्वस्त करें: स्वयं को लगातार कहते रहें कि आप इस इमोशन को कल, परसों या कभी भी संभाल सकते हैं। इमोशन की बार-बार रिहर्सल करें.........उस इमोशन को सुनें, महसूस करें व रिएक्ट करें....विजवलाइज करें कि आप बड़ी आसानी से हालात संभाल रहे हैं। इससे बिलीफ का एक न्यूरल पाथवे तैयार होगा कि आप चुनौतियों का सामना कर सकते हैं। .....एक तरह की कंडीशनिंग.....अपने बारे में काफी भरोसे से बात करना.....कुछ ऐसे तरीके या स्टेप बनाने की कोशिश करें, जो लाल झंडी देखते ही आपके सोच (परसेप्शन)में बदलाव ला सकें। आप अपनी भावनाओं का संप्रेषण कैसे करते हैं?.........आप किसी खास हालात में एक्शन व परसेप्शन को कैसे बदलते हैं?

छठा स्टेप : एक उत्साही लड़ाकू बनें व इसे पा लें: अब जब कि आपने पहले पाँच स्टेप पूरे कर लिए हैं....., भाव को पहचानना, सराहना, इससे कुछ सीखने, बीती रणनीति के आधार पर रिएक्शन की मॉडलिंग करना.....तो अंतिम चरण तो साफ ही है, आपको पूरे उत्साह के साथ बस एक्शन लेना है। अपने आप को उस चेकलिस्ट के आधार पर चेक करें जिसका आपने परसेप्शन बदलने के लिए रिहर्सल किया था। इमोशन की उड़ान पर सवार होने के लिए तैयार हो जाएँ................।

इन छः चरणों का पालन करें और आप किसी भी;........जी हाँ किसी भी इमोशनल सेटबैक से छुटकारा पा सकते हैं। तो इस तंत्र का अभ्यास आरंभ करें... हो सकता है कि आरंभ में यह थोड़ा कठिन लगे किंतु आप जल्दी ही इसमें पारंगत हो जाएँगे। जैसे जब आप गाड़ी चलाना सीखते हैं तो गीयर बदलना, ब्रेक व एक्सीलेटर वगैरह को संभालना काफी कठिन लगता है किंतु कुछ ही दिन के अभ्यास से आप इसमें निपुण हो जाते हैं। मुझ पर भरोसा रखें कि आपका व्यक्तिगत ट्रेनर कभी आपको हार का मुँह नहीं देखने देगा। .....यह मार्गदर्शन देगा कि लक्ष्य तक जाने के लिए कौन सा रास्ता चुनना होगा। ....मैं तो यही कहूँगा कि जैसे ही आप किसी भाव को महसूस करें, उसकी हैंडलिंग आरंभ कर दें; आरंभ में यह काम काफी आसान होगा और समय भी कम लगेगा।

दस बेसिक इमोशन

वैसे तो आप छः चरणों से ही तकरीबन सभी भावों को बदल सकते हैं किंतु इन सभी चरणों के सही इस्तेमाल के लिए आपको हर भाव से मिलने वाली सकारात्मकता को सजग तौर पर समझना होगा तभी यह सही मायनों में लाभदायक हो पाएगा। मैं आपके साथ उन दस बेसिक व प्राइमरी इमोशन पर बात करने जा रहा हूँ, जिन्हें तकरीबन लोग अनदेखा करते हैं किंतु उनमें आपको एक्शन तक लाने की पूरी संभावना होती है। बेशक इन्हें सीखने से आपमें कोई मास्टरी तो नहीं आ जाएगी पर अभ्यास से काफी परिवर्तन आएगा। मैं तो यही कहूँगा कि आप इन्हें कहीं लिख लें ताकि इनकी छाप आपके मन पर जम जाए। वह आपको लगातार इन इमोशनों की याद दिलाता रहेगा और आप इनके लिए एक एक्शन प्लान तैयार कर सकेंगे।

आइए, सबसे पहले बेसिक कॉल से आरंभ करें:

1. बेसिक कॉल: आरामदेह न लगने वाले यानी अनकंफरटेबल इमोशंस का ज्यादा असर तो नहीं होता पर ये लगातार हमें परेशान करते रहते हैं और एहसास दिलाते रहते हैं कि सब कुछ ठीक नहीं है।

निराशा, बेचैनी, नाराजगी, मायूसी, बोरडम, ठेस लगना व उद्वेग आदि हमें लगातार कहते रहते हैं कि सब ठीक नहीं है। ऐसा हो भी सकता है पर इनसे निपटना बेहद आसान है।

- पहले सीखे गए कौशल का प्रयोग करें।
- अपनी मांगें स्पष्ट करें।
- अपने एक्शन को रिफाइन व रीडिफाइन करें।
- थोड़ी सी अलग स्ट्रेटजी अपनाएँ।

हमें बाकी भावनाओं की तरह इनका भी सामना करना होगा। डिसकंफर्ट दर्दनाक तो है किंतु इसके साथ आने वाले दर्द या खतरे का एहसास भी जुड़ा होता है। यहाँ मैं कहना चाहूँगा कि हमारी कल्पना किसी भी घटना को हकीकत के मुकाबले दस गुना अधिक गहन बना सकती है। रसेल ग्रीन के शब्दों में, 'चिंता ऐसी घटनाओं की भयंकर एंटीसिपेशन (पुर्वानुमान/पहले से सोच विचार) है जो कभी नहीं घटतीं।'

हमला होने की फीलिंग असली हमले से कहीं बुरी है। जब हम दर्द के बारे में सोचते हैं तो दूसरे भाव भी मन में आ जाते हैं और इस तरह कई नए लक्षण पैदा हो जाते हैं....

....

2. भय: यह एक ऐसा इमोशन है, जो खतरे की संभावना से जुड़ा है। इसे हम मानवजाति का सबसे ताकतवर और पुराना इमोशन भी कह सकते हैं। अरस्तू के शब्दों में, 'भय वह दर्द है जो ईविल के एंटीसिपेशन (प्रतीक्षा/पुर्वानुमान/पहले से सोच विचार) से आरंभ होता है। एंग्जाइटी, नर्वसनेस, टेंशन, बेचैनी, चिंता, मायूसी वगैरह यह सब इस बात का संकेत देते हैं कि कुछ होने जा रहा है जिसके लिए पूरे अटेंशन व तैयारी की आवश्यकता होगी। वैसे, तकरीबन लोग अपने भय को छिपाने का प्रयास करते हैं। हमें इस इमोशन से निबटने के लिए न तो इसके सबसे बुरे रूप की कल्पना करनी है और न ही इसके न होने का दिखावा करना है...... इन दोनों ही मामलों में आप संदेश का अनादर कर रहे हैं, जो कि भय आपको देना चाहता है।

इसका समाधान बेहद आसान है। सबसे पहले अपने फीलिंग पर नजर डालें और देखें कि मानसिक तौर पर क्या कर सकते हैं? इस हालात से निपटने के लिए चरण या स्टेप तैयार करें। कई बार ऐसा भी होता है कि हम जो कुछ कर सकते थे, उसके करने के बाद भी भय बना रहता है। इस अवस्था में आपको एक एंटीडोट (तनावमुक्ति/विषनाशक) लेना होगा, भय के लिए एक गोली.....एक फेथ पिल। आपको अपनी तैयारी पर भरोसा जताना चाहिए कि मैं इतना ही कर सकता था। प्रायः जो भय हमारी रातों की नींद उड़ा देते हैं, वे अक्सर सच ही नहीं होते। अपने को दिलासा दें कि यदि वे सामने आए भी तो....आप उनका अनुभव कर सकते हैं।

3. हर्ट होना या दिल को चोट लगना: प्रायः मानवीय संबंधों में यह इमोशन खास तौर पर पाया जाता है। हममें से सभी प्रायः व्यक्तिगत, व्यावसायिक या सामाजिक तौर पर इसे महसूस करते हैं। यह कुछ खोने के भय, छले जाने के भाव या धोखा होने के भाव से जुड़ा होता है। आम रिएक्शन तो यही होता है कि हम दूसरे की निंदा करने लगते हैं किंतु हमें इस भावना से मिलने वाले संदेश को समझना चाहिए। हम हमेशा लोगों से उम्मीद रखते हैं कि वे हमारे लिए कुछ करें। जब कोई हमारी उम्मीदों पर खरा नहीं उतरता तो हम जाने-अनजाने हर्ट महसूस करते हैं। हम चाहते हैं कि सामने

वाला हमसे इस बारे में कुछ कहे या हमारे लिए कुछ करे और अगर ऐसा कुछ नहीं होता तो हमारे दिल को चोट लगती है (चाहे हमने दूसरे व्यक्ति को अपनी उम्मीदों के बारे में कभी कहा भी न हो)। इस भाव के कारण प्यार, अपनेपन और भरोसे में कमी आती है।

इस भावना से उबरने के लिए, जरा विचार करें, हो सकता है कि आपने कुछ खोया ही न हो, हो सकता है कि यह एक झूठा परसेप्शन हो। हो सकता है कि आपने उस आदमी के बारे मे गलत राय बना ली हो, हो सकता है कि उससे अनजाने में ही ऐसा हुआ हो और उसे पता तक न हो कि उसकी वजह से आपके दिल को चोट लगी है। दूसरे, स्थिति पर फिर से विचार करें; हो सकता है कि आप ओवररिएक्ट कर रहे हों। स्वयं से पूछें: 'क्या सचमुच मेरा कोई नुकसान हुआ है?', 'क्या मैं जल्दबाजी में कोई फैसला ले रहा हूँ?' तीसरा स्टेप (संभवत: सबसे मर्यादित व स्पष्ट तरीका) आपके भाव की गहनता घटा देगा उस संबंधित व्यक्ति से अपने मन की बात कह दें। खुले दिल से अपनी बात कहते हुए उनसे कारण पूछें। ...उनसे कहें, 'आपके उस स्टेटमेंट/कमेंट/एक्शन ने मुझे ऐसा सोचने पर मजबूर कर दिया'------------ आपको यह जान कर प्रसन्नता होगी कि आपके मन से हर्ट होने का भाव उसी समय निकल जाएगा। याद रखें कि हंसी और दर्द, कॉमेडी और ट्रेजडी व ह्यूमर और हर्ट में एक पतली रेखा का ही अंतर होता है।

4. क्रोध: यदि हर्ट के इस भाव को सही तरह से डील न किया जाए तो यह एंगर यानी गुस्से में बदल जाता है। इस गुस्से में द्वेष, घृणा, कड़वाहट, बैर, नापसंदगी आदि सब कुछ शामिल होता है। यह संकेत देता है कि आपने जो मापदंड बनाए थे, उन्हें आपने या किसी दूसरे ने तोड़ा है।

जरा समझने की कोशिश करें; हो सकता है कि दूसरों को आपके द्वारा तय किए गए मापदंडों या कायदे-कानूनों का पता ही न हो। (चाहे यह आपकी तरफ से अनिवार्य था) इसका मतलब है कि आप हालात का गलत विश्लेषण कर रहे हैं। आपको खुले दिल से यह भी मानना होगा कि आपके द्वारा तय किए गए नियम सही नहीं हैं। फिर अपने-आप से पूछें: क्या सचमुच उक्त व्यक्ति आपकी परवाह करता है और आपको उसे अपने मापदंड बताने के लिए क्या करना चाहिए ताकि वह सब दोहराया न जाए।

तो जब भी गुस्सा आए तो अपना परसेप्शन बदलें, अपने नियमों पर नजर मारें, अपने व्यवहार में बदलाव लाएँ और लोगों से संप्रेषण करें कि आप उनसे क्या चाहते हैं।

यदि यह भाव बना रहे तो कुंठा में भी बदल सकता है.....

5. कुंठा: यह भी अनेक माध्यमों से सामने आता है। चक्का जाम, सड़क जाम, अवरोध, अवसाद, मायूसी, उदासी, अप्रसन्नता आदि यह सब कुंठा के कारण ही तो होता है। जीवन में निरंतर किए जाने वाले प्रयत्न भी व्यर्थ लगने लगते हैं मानो कुछ भी हमारे पास ठहर न रहा हो और हम कुंठित महसूस करने लगते हैं।

किंतु मैं कहना चाहूँगा कि अगर आप कुंठा से मिलने वाले संदेश को सही तरह से जान लें तो आप अवसादग्रस्त होने के बजाय रोमांचित होंगे....। यह कहती है कि आप वर्तमान में जो भी कर रहे हैं, उससे कहीं बेहतर कर सकते हैं।

इस इमोशन से मिलने वाले पाजिटिव वाइब्स को ग्रहण करें, जो यह भी कहता है कि समाधान आपके अपने पास ही हैं। बस आपको अपनी परसेप्शन और अप्रोच में बदलाव लाना है व पहले से कहीं समायोजित व लचीला होना है।

इसका सामना करने के लिए पहले कुंठा के साथ मित्रता करें और नए तरीकों से परिणाम पाने का प्रयास करें। अपने विचारों में लोच पैदा करें। पूरी तरह से क्रिएटिव और इनोवेटिव बनें। ऐसे लोगों से इनपुट लें जो इन हालात से गुजर चुके हैं...एक रोल मॉडल...अपने लिए एक नया रोल मॉडल चुनने के लिए कमर कस लें। चुनौती को स्वीकारें, परिस्थिति को जानें और इससे मिलने वाला सबक सीखें व भविष्य के लिए तैयार हो जाएँ।

6. निराशा: यदि इसे तत्काल संभाला न जाए तो यह पूरी तरह से व्यक्ति को नीचा दिखा कर अपमानित करती है और तबाह कर देती है। यह मायूसी और निराशा कहती है कि आप कुछ खो चुके हैं या हमेशा के लिए खोने जा रहे हैं। व्यक्ति स्वयं को पराजित, नकारा, हताश और उदास महसूस करता है।

किंतु इसमें एक उम्मीद की किरण भी होती है। यह आपको नए सिरे से अपना लक्ष्य परिभाषित करने का अवसर देता है। आप जिस लक्ष्य के पीछे भाग रहे थे, वह पूरा नहीं होगा। तो अपनी उम्मीदें बदलें और नया लक्ष्य चुनें।

- जल्दी से पता करें कि आप इस हालात से क्या सीख सकते हैं, वही भविष्य में आपके लिए सहायक होगा।
- एक नया लक्ष्य चुनें जो पहले से भी आर्कषक और प्रेरणादायक हो और तत्काल एक्शन लें।
- यह भी ध्यान दें कि कहीं आप जल्दबाजी में हालात को तो नहीं परख रहे..... हो सकता है कि ये हालात कुछ समय के लिए हों। याद रखें कि भगवान के घर देर तो है पर अंधेर नहीं।
- अंत में, अभी सब कुछ खत्म नहीं हुआ। हालात पर फिर से गौर करें और एक प्रभावी योजना तैयार करें......आने वाले कल के लिए एक सकारात्मक रवैया बनाएँ।
- ध्यान रखें, जब निराशा समाप्त नहीं होती तो अपराधबोध में बदल जाती है।

7. अपराधबोध: अपराधबोध, पछतावा, सिर धुनना व शर्म आदि भावों को हम सब प्राय: अनदेखा करना चाहते हैं। बेशक ये काफी दर्द देते हैं पर इनसे एक अमूल्य संदेश भी मिलता है ।

ये कहते हैं कि आपने कुछ मापदंड तोड़े हैं और आपको कोशिश करनी होगी कि ऐसा दोबारा न हो। आप इस भाव को दबाने का प्रयास न करें क्योंकि यह मरने की बजाय दोगुना ताकतवर हो कर सामने आता है। कई लोग इस अपराधबोध में इस कदर खो जाते हैं कि वे बिल्कुल असहाय हो जाते हैं। हमें इससे यह संदेश नहीं लेना है। यह हमसे यह नहीं कहता कि हमें खुद को कम आंकना चाहिए या हमेशा पछताते हुए दर्द के साथ जीना चाहिए, यह संकेत देता है कि हमें एक बार फिर से ऊँचे मापदंडों तक जाने के लिए कमिट करना चाहिए।

इसके लिए........

- मानें कि आपने कुछ निश्चित नियम तोड़े हैं।
- स्वयं से वादा करें कि ऐसा दोबारा नहीं होगा। रिचार्ज्ड माइंड के साथ एक नई शुरुआत करें। इससे भी पार जाने के लिए कमिट करें।

- आपको ऊँचे मापदंडों तक ले जाना ही गिल्ट (अपराधबोध) का उद्देश्य है।

किंतु हममें से कुछ लोग फिर भी स्वयं को मानसिक या शारीरिक तौर पर प्रताड़ित करते रहते हैं। उन्हें लगता है कि वे किसी भी तरह के मापदंडों या लक्ष्यों तक जाने के लायक नहीं रहे।

8. अयोग्यता: जब अयोग्यता, अधूरेपन व लायक न होने का भाव पैदा होता है तो लगता है कि हमें कुछ मिलना चाहिए था जिसे हम नहीं पा सके। इस अपर्याप्तता की भावना से उबरना बहुत आवश्यक होता है। हमें इससे मिलने वाले संदेश को जानना चाहिए।

यह कहता है कि वर्तमान में आपके पास भरपूर कौशल और क्षमता नहीं है। आपको और अधिक जानकारी, रणनीति, साधनों व योजनाओं की आवश्यकता होगी।

इस भावना से उबरने के लिए:

- क्या मेरा अधूरेपन की भावना का परसेप्शन गलत है।
- जब भी मन में यह भाव आए तो पूरी तरह से प्रेरित होते हुए सुधार लाने का प्रयास करें।
- जिस क्षेत्र में स्वयं को कमतर मानते हैं, उसमें अपने लिए एक रोल मॉडल चुनें। उससे एक क्रेश कोर्स लें। आप उस क्षेत्र में अनाड़ी तो हो सकते हैं किंतु स्वयं को अयोग्य न मानें और आत्मदया व बेचारगी के जाल में न फंसें।

जब हममें से कुछ लोग मानने लगते हैं कि समस्याएँ तो कभी खत्म ही नहीं होतीं, हम हमेशा इनसे घिरे रहते हैं तो हमारे भीतर ओवरलोड होने का भाव पैदा होता है।

9. ओवरलोड: दु:ख, पीड़ा, अवसाद, बेचारगी आदि इसी भाव से पैदा होते हैं कि हम ओवरलोड हो गए हैं यानी हम पर काफी भार आ गया है। ऐसे में लगने लगता है कि हमारा जीवन आसपास के लोगों से नकारात्मक तौर पर प्रभावित हो रहा है। लगता है कि सब कुछ हमारे नियंत्रण से बाहर जा रहा है और हम कुछ भी संभाल नहीं पा रहे.......

इससे संदेश मिलता है कि आपको नए सिरे से तय करना होगा कि इस हालात में

आपके लिए सबसे ज्यादा क्या मायने रखता है? हो सकता है कि आप रातोंरात सब कुछ बदल देने के लिहाज से बहुत सारे काम एक साथ हाथ में लिए बैठे हों। यह तो वास्तव में काफी भयावह हो सकता है ......

इस पर जीत पाने के लिए:

- आपके लिए जो सबसे अहम हो उसी पर फोकस करें।
- सारी प्राथमिकताएँ लिखें....एक बार उन्हें क्रम से लिखते ही लगने लगेगा कि काफी कुछ नियंत्रण में आ गया।
- अपनी लिस्ट में सबसे आवश्यक काम पहले निपटाएँ। इस तरह काम घटेंगे और दिमाग पर छाया बोझ भी कम होता जाएगा। इस तरह आपकी स्थायी लगने वाली इस समस्या का भी हल हो जाएगा।

हम काम के बोझ तले दब कर परेशान तो हो जाते हैं किंतु यह भूल जाते हैं कि थोड़ी सी समझदारी हमें इस परेशानी से निकाल सकती है।

10. अकेलापन: यह भावना सबसे अधिक भयभीत करती है....सबसे टूटने, अलग होने व अकेले होने का एहसास.....

क्या आपने कभी इसे महसूस किया है?....मेरे हिसाब से हम सब कभी न कभी इस भावना से अवश्य गुजरते हैं.........

यह संदेश देती है कि आपको किसी से जुड़ाव पैदा करना होगा। अक्सर लोग इसे गलती से सेक्सुअल इंटीमेसी से जोड़ देते हैं जबकि उसे पाने के बाद भी वे खुद को कुंठित व अकेला पाते हैं...............

इससे कैसे उबरें:

- स्वयं को दिलासा दें कि आप किसी दूसरे से संबंध स्थापित कर सकते हैं.... भरोसा रखें कि इस दुनिया में केयरिंग लोगों की कमी नहीं है।
- अपनी मांग को पहचानें.. हो सकता है कि आपको किसी दोस्त की जरूरत हो.... हंसने के लिए कोई साथ या......रोने के लिए कोई कंधा..............
- इसमें छिपे संदेश को जानें। यह कहता है, 'मैं लोगों को प्यार करता हूँ..........

उनकी परवाह करता हूँ.....उनके साथ होना चाहता हूँ।' मेरा भरोसा करें कि किसी भी इंसान के लिए यह भावना बहुत सुपीरियर होती है। तो अपनी मांगें पूरी कर लें।

- किसी के साथ कनेक्ट हों....अपने अकेलेपन पर काबू पाएँ। हमने आपको यहाँ सभी भावों के साथ-साथ उनसे जुड़े संदेश भी बता दिए हैं। इस तरह आप अपने नेगेटिव परसेप्शंस से ऊपर उठ सकते हैं। अपने मापदंडों व स्टाइल को एक नई दिशा दे सकते हैं। सदा सकारात्मक संकेतों पर ध्यान दें।

अपने इमोशनरूपी बाग की देखभाल करें और स्वयं को इसका माली मानें.....इसे खूबसूरत बनाएँ। क्रोध, भय व निराशा जैसे नकारात्मक फसल बोने के बजाय स्नेह, ऊष्मा, अच्छाई व प्रशंसा के बीज बोएँ। स्वस्थ पौधों की फसल उगाएँ....जिन पौधों (इमोशन) की आवश्यकता हो उन्हें रखें तथा बाकी को खर-पतवार जान कर हटाते रहें। .....आपका जीवन अपनी पूरी संभावना के साथ खिलेगा और फलेगा-फूलेगा..... अपना एक स्टैंडर्ड बनाए रखें।

अध्याय-20

लंबे समय के लिए सुपर हेल्थ कैसे बनाए रखें

लंबे समय के लिए सुपर हेल्थ बनाए रखने की तकनीक :

जैसे कि हम जानते हैं कि केवल एक या दो बार जिम जा कर पूरे जीवन के लिए हम फिटनेस नहीं पा सकते, इसी तरह केवल एक या दो बार सुपर स्पेशलिटी मास्टर प्लान को अपनाकर रोगमुक्त जीवन की उम्मीद नहीं रखनी चाहिए। हमें इसे अपने जीवन का ही एक हिस्सा बनाना होगा। इसे एक आदत की तरह अपनाना होगा। अब सवाल यह पैदा होता है कि 'इसे एक आदत कैसे बनाएँ?' याद रखें, 'दोहराव ही अभ्यास की जननी है।' (रिपीटीशन इज द मदर ऑफ ए हैबिट)। केवल एक या दो बार इसे करने से कोई लाभ नहीं होगा। हमें इस प्रक्रिया को कई बार दोहराना होगा ताकि यह हमारी आदत का एक हिस्सा बन जाए। इसके लिए हमें स्वयं को दिन में कई बार याद दिलाना होगा कि इसे अपनाने से क्या लाभ हैं और न अपनाने से क्या नुकसान हो सकता है।

मैं एक मानसिक रिमांइडर सिस्टम बनाने में आपकी मदद कर सकता हूँ, जो आपको लगातार इस डाइट प्लान की खूबियाँ याद दिलाता रहेगा। मैं इसे मेमोरी वॉच कहता हूँ। हमें मन ही मन या फिजिकल तौर पर मेमोरी वॉच बनानी होगी।

स्टेप 1: मेमोरी वॉच का डायल पढ़ें।

स्टेप 2: इस डायल को याद कर लें। आप तीन से पाँच मिनट में ही यह कर लेंगे क्योंकि हर नंबर से जुड़े शब्द को उसके साथ राइम किया गया है।

इस मैथड में अंकों को किसी वस्तु या इमेज से दिखाया गया है और हमें इन वस्तुओं को अंकों के साथ धुन मिलाते हुए याद करना है।

आमतौर पर निम्नलिखित राइमिंग स्कीम लागू होती है।

वन	सन
टू	शू

थ्री	ट्री
फोर	डोर
फाइव	नाइफ
सिक्स	किक्स
सेवन	हैवन
ऐट	प्लेट
नाइन	वाइन
टेन	हेन
इलेवन	लेमन
टूवेल्व	शेल्व

अब मान लेते हैं कि हमें पूरे दिन की मुलाकातों के बारे में याद करना है।

1 बजे :	एक दोस्त को लेने एयरपोर्ट जाना है।
3 बजे :	जन्मदिन की पार्टी में जाना है।
4 बजे :	म्यूजिक क्लास
6 बजे :	शॉपिंग
7 बजे :	इंटरनेट कैफे
8 बजे :	डांस क्लास में जाना है।
9 बजे :	कार में पेट्रोल भरवाने जाना है।
10 बजे :	ट्यूशन जाना है।
12 बजे :	मुख्यमंत्री से भेंट

यहाँ दी गई सूची को याद करने के लिए, दिए गए समय से जुड़े चित्र के साथ याद करना होगा। जैसे–

थ्री ओ'क्लाक: (ट्री) जन्मदिन की पार्टी में जाना है।

(ट्री) कल्पना करें कि आप एक पेड़ पर जन्मदिन मना रहे हैं।

सेवन ओ'क्लाक : (हैवन) इंटरनेट कैफे

(हैवन) कल्पना करें कि देवी और देवता हैवन में नेट सर्फिंग कर रहे हैं।

ऐट ओ'क्लाक : (प्लेट) डांस क्लास में जाना है।

(प्लेट) कल्पना करें कि आप एक बड़े आकार की प्लेट पर नाच रहे हैं।

फोर ओ'क्लाक : (डोर) म्यूजिक क्लास

(डोर) कल्पना करें कि आप तबले की बजाय डोर पर म्यूजिक बजा रहे हैं।

नाइन ओ'क्लाक : (वाइन) कार में पेट्रोल भरवाने जाना है।

(वाइन) कल्पना करें कि फिलिंग स्टेशन पर आपकी कार में पेट्रोल की बजाय वाइन भरी जा रही है।

टेन ओ'क्लाक : (हेन) ट्यूशन

(हेन) कल्पना करें कि हेन आपकी ट्यूशन क्लास ले रही है।

टूवेल्व ओ'क्लाक : (शेल्व) मुख्यमंत्री से भेंट

(शेल्व) कल्पना करें कि मुख्यमंत्री भेंट के दौरान एक शेल्व पर बैठे हैं।

अब जब आप सही समय याद करना चाहेंगे तो :

आपने डांस की क्लास के लिए जाना है। डांस का ध्यान आते ही आपके दिमाग में प्लेट आ जाएगी जो कि ऐट यानी आठ बजे का संकेत देगी।

अब अगर आपको याद करना है कि आपने तीन बजे क्या करना है तो 3 का राइमिंग वर्ल्ड, ट्री याद आते ही आपको जन्मदिन की पार्टी भी याद आ जाएगी। मान लें कि आपको खरीदारी का समय याद करना है तो उससे जुड़ा चित्र दिमाग में आते ही वह भी याद आ जाएगा।

यह मेमोरी अस्थायी होती है। वह काम या मुलाकात का समय बीतने के बाद अपने

आप दिमाग से निकल जाती है।

एक बार आप यह बारह राइमिंग कोड याद कर लें तो रोजमर्रा के जीवन में कई बातें याद रखना आसान हो जाएगा, जैसे- किसी से मिलना, खरीदारी की लिस्ट, किसी दिए जाने वाले भाषण के टिप्स आदि।

अब आप मेमोरी वॉच के साथ तैयार हैं। मेमोरी वॉच आपके दिमाग में है। ज्यादा असरदार बनाने के लिए आप अपनी घड़ी के डायल में वे वर्ड डाल सकते हैं या हमें संपर्क कर सकते हैं।

हम मेमोरी वॉच के इस्तेमाल से खुद को कैसे याद दिला सकते हैं कि अच्छी सेहत पाने के लिए कौन से काम आवश्यक तौर पर करने होंगे?

अच्छी सेहत पाने के लिए याद रखने योग्य तथ्य:

1. डाइट में कच्ची सब्जियाँ इस्तेमाल करें।
2. तांबे के जग से 8 से 10 गिलास पानी पिएँ।
3. मजेदार वीडियो देखें ताकि अंगों में क्विक हीलिंग के लिए सकारात्मक मेल पैदा हो सके।
4. एल्कालाइन पीएच का संतुलन बनाए रखें।
5. सफेद जहर से बचें (रिफाइंड चीनी, मिल्क, मैदा, प्रोसेस्ड चावल और नमक)।
6. पैक और प्रोसेस्ड खाने को 'न' कहें।
7. व्यायाम, व्यायाम, व्यायाम। दिन में कम से कम एक घंटा एक्सरसाइज अवश्य करें।
8. पॉजिटिव नतीजों के लिए पॉजिटिव रवैया अपनाएँ।
9. रोग से झटपट आराम पाने के लिए मेंटल इमेजरी का प्रयोग करें।
10. नियमित तौर पर 6 से 8 घंटे की नींद लेने की आदत डालें क्योंकि शरीर इसी दौरान रख-रखाव और मरम्मत का काम करता है।

11. व्हीट ग्रास थेरेपी।

12. बहुत से ताजे फलों का आहार।

स्टेप 3: अब आप मेमोरी वॉच की मदद से छोटी मुलाकातों का क्रम याद करने के लिए तैयार हैं। मान लें कि आपको दिन के लिए निम्नलिखित समय याद करने हैं। (सुपर स्पेशलिटी टाइम टेबल)

समय	**कल्पना**
वन	कल्पना करें कि सन एक बड़ी प्लेट में कच्ची सब्जियाँ खा रहा है।
थ्री	कल्पना करें कि एक टीवी पर मजेदार वीडियो दिखाए जा रहे हैं जो कि एक ट्री पर पड़ा है। आप उसे देख कर आनंद ले रहे हैं।
सेवन	कल्पना करें कि हेवन में सभी देवता कसरत कर रहे हैं।
टेन	कल्पना करें कि एक हेन सोते समय खर्राटे ले रही है।
टूवेल्व	कल्पना करें कि आप शेल्फ पर बहुत सारे रंगीन फल सजा रहे हैं।

अध्याय-21

सुपर स्पेशलिटी - वेट लॉस और सिक्स पैक एब्स

कुछ लोग मोटे क्यों होते हैं?:

लोग अक्सर अधिक मात्रा में लिए गए भोजन को अधिक वसा के जमाव से जोड़ते हैं। किंतु सच तो यह है कि भोजन की मात्रा से ज्यादा उसकी क्वालिटी महत्व रखती है। जब मैं भोजन लेने की बात करता हूँ तो मेरा मतलब होता है:

1. हम क्या सोचते हैं?

2. हम क्या खाते हैं?

आइए, वसा जमाव के चार प्रमुख कारकों पर फोकस करें:

1. तनाव: यदि कोई व्यक्ति सालों से अपने साथी, बच्चे या परिवार के किसी सदस्य के प्रति अव्यक्त क्रोध के साथ जी रहा है या किसी दबाव देने वाले बॉस या तंत्र के साथ काम कर रहा है, जिसने उसे शक्तिहीन बना दिया है तो वह हमेशा एक लगातार गुस्से और खतरे के डर के साये में जीता है।

इस दीर्घकालीन दबाव के कारण या फिर कम समय के लिए होने वाले दबाव के कारण भी कोर्टीसोल नामक हारमोन लगातार बनने लगता है (रक्तप्रवाह में इस हारमोन की अधिक मात्रा निगेटिव असर डालती है जैसे सप्रेस्ड थायरॉइड फंक्शन)।

ब्लड शुगर (जैसे हाइपरग्लाइसीमिया, बोन डेंसिटी का कम होना या घटना, उच्च रक्तचाप, इम्यूनिटी की कमी, घाव का देर से भरना व और कई तरह के रोग) रक्तधारा को असंतुलित कर देती है। शरीर पर इसके कई खतरनाक प्रभाव हो सकते हैं। कोर्टीसोल की अधिक मात्रा होने पर शरीर के बीच वाले हिस्से में वजन काफी बढ़ जाता है।

2. अधिक मात्रा में अम्लीय भोजन लेना: भोजन की कैलोरी ही वजन ज्यादा होने का प्रमुख कारण नहीं होती और यहाँ मोटापे से भी कोई लेन-देन नहीं है। स्वस्थ वजन का सीधा संबंध हमारे भोजन के एल्केलाइन व अम्लीय प्रभाव से है।

अधिक कैलोरी $\neq$ अधिक वजन

अधिक अम्लीय भोजन = अधिक वजन

शरीर आपके खास अंगों को अम्लीय वातावरण से दूर रखने की पूरी कोशिश करता है। (यह लड़ाई हारने के कारण ही तो हार्ट अटैक और स्ट्रोक होते हैं!) आपके शरीर को अम्ल को एक जगह एकत्र करने का काम करना होता है। ताकि वह आपके फैट सेल में चला जाए। यह आपके अंगों को एसिड से दूर रखने का अच्छा माध्यम है।

जब फैट सेल भर जाते हैं तो व्यक्ति मोटा हो जाता है और फूला हुआ दिखता है। कई बार पतले लोग भी अम्लीय असंतुलन के कारण मोटे दिखते हैं।

आपका नर्वस सिस्टम जिस तरीके से सही तरह से काम कर सकता है, उसका संबंध सही पीएच से है।

3. अधिक नमक लेना: शरीर में नमक की अधिक मात्रा होने पर भी इसका भार बढ़ता है, जिसके निम्नलिखित कारण हैं: किडनी नमक में मिले सोडियम की फिल्टरिंग के बाद फालतू नमक को शरीर से निकालने का काम करती है। यदि किडनी कमजोर होने या रक्त की सप्लाई पूरी न होने (कमजोर दिल) के कारण सही तरीके से काम न करे तो वह सोडियम को पूरी तरह से शरीर से नहीं निकाल पाती जिससे वह शरीर में ही बना रहता है। शरीर में फालतू नमक का अर्थ है, अधिक मात्रा में पानी और शरीर का अधिक वजन।

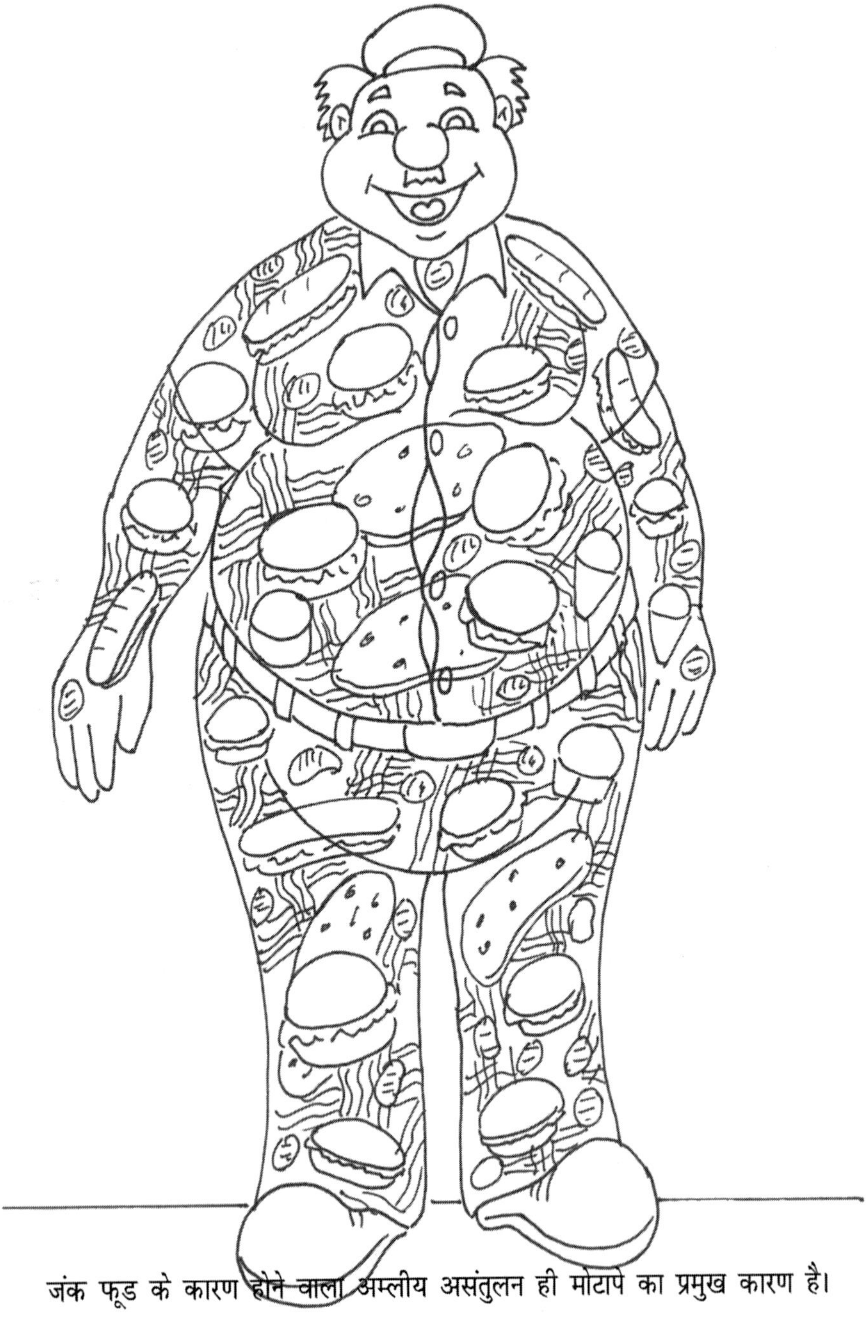

जंक फूड के कारण होने वाला अम्लीय असंतुलन ही मोटापे का प्रमुख कारण है।

4. मृत भोजनः यदि आप जोड़ों में जमा वसा और कैल्शियम, आर्टरी का कॉलेस्ट्राल घटाना चाहें या कैंसर के ट्यूमर को मिटाना चाहें तो लिविंग फूड के एंजाइम ही आपकी मदद कर सकते हैं। पिज्जा, बर्गर, पेस्ट्री व चिप्स आदि डेड फूड में इन एंजाइमों का अभाव होता है।

शरीर में वसा के जमाव के इन चार प्रमुख कारकों को हटा कर हम न केवल वजन घटा सकते हैं बल्कि फिल्म स्टारों की तरह सही अनुपात में अपने शरीर को सुडौल भी दिखा सकते हैं।

इससे पहले कि हम पेट की वसा घटाने और सिक्स पैक एब्स पाने के लिए ट्रेनिंग, तकनीक और डायट्री स्ट्रेटजी की बात करें, मैं आपको बताना चाहता हूँ कि ज्यादातर लोग यह लक्ष्य पाने में कामयाब क्यों नहीं हो पाते!

यदि आपने इस बात को गंभीरता से न लिया तो शायद अच्छे फिटनेस नतीजे नहीं मिल पाएँगे। यह बताता है कि लोग सालों के लंबे संघर्ष के बाद भी फिटनेस क्यों नहीं बना पाते। आमतौर पर सबसे पहला कारण होता है काम को टालने की आदत। वे वास्तव में क्या पा सकते हैं, इस बारे में उनका नकारात्मक मानसिक रवैया का होना।

दूसरा कारण है कि वे अपने अप्रभावी ट्रेनिंग रूटीन और बुरी डायट्री आदतों के कारण शरीर में जमी वसा घटा कर वांछित ड्रीम बॉडी नहीं बना पाते।

मैंने आपके सामने जो पहला कारण रखा, वह बहुत महत्व रखता है क्योंकि आपका मानसिक स्तर ही किसी भी सफलता का पहला बिंदु होता है।

इसमें शामिल है:

1. यह तय करना कि आप वास्तव में क्या चाहते हैं (आप अपने शरीर को किस रूप में देखना चाहते हैं, कितना आत्मविश्वासी बनना चाहते हैं, कितनी ऊर्जा चाहते हैं, भीतरी स्वास्थ्य वगैरह)।

2. सबसे पहले तो यह पक्का करें कि आपके भीतर कुछ भी पाने की जबरदस्त चाह व इच्छा होनी चाहिए।

3. आप जो भी पाना चाहते हैं, उसके लिए बिल्कुल सटीक लक्ष्य तैयार करना।

4. आप जो भी पाना चाहें उसे इस रूप में महसूस करें व मानसिक चित्रण करें कि आपने उसे पा लिया है।

5. इस बात पर भरोसा करना कि आप इसे वास्तव में पा सकते हैं।

6. कुछ पाने के लिए अभी से जुट जाना (काम को न टालना)।

किसी भी चीज में सफलता पाने के लिए, सारे बहानों को बाहर फेंक देना चाहिए..... बुरी जेनेटिक्स जैसी कोई चीज नहीं होती। 'समय नहीं है'....जैसी कोई बात नहीं होती। 'यह काफी मुश्किल है' ..जैसी कोई बात नहीं होती। आपने पाने के लिए जो भी लक्ष्य चुना है उसे न पाने के लिए कोई बहाना नहीं होना चाहिए।

प्राय: इस बारे में कोई भी बात नहीं करना चाहता किंतु सही मायनों में वर्कआउट करने से पहले, वसा घटाने के लिए कोई प्लान अपनाने से पहले या किसी भी लक्ष्य तक जाने की यात्रा आरंभ करने से पहले इस तरह की बात करना व ऐसा सोच-विचार कर लेना बहुत महत्वपूर्ण होता है।

अत: इन सभी बातों पर अच्छी तरह से गौर कर लें। मैं चाहता हूँ कि आप सभी पहलुओं पर गंभीरता से सोचें।

एक बार आप लक्ष्य तक जाने वाली सही मानसिकता तक पहुँच गए तो आप अगले कदम का आरंभ कर सकते हैं।

वेट लॉस करने का सबसे हैल्दी उपाय:

आपको ऊपर बताए गए चार कारणों और (तनाव, अधिक एसिडिक भोजन, अधिक नमक और डेड फूड) को मिटाने के लिए और स्वस्थ तरीके से वजन घटाने के लिए कुछ माह तक सुपर स्पेशलिटी मास्टर प्लान अपनाना चाहिए। वैसे, आपको जीरो साइज और पतला दिखाना, हमारा उद्देश्य नहीं है। यह शरीर के लिए खतरनाक हो सकता है क्योंकि यह कई गंभीर रोगों को जन्म दे सकता है। हम बहुत सारी ऊर्जा और जीवंत लंबी आयु के साथ परफेक्ट शेप में रहना चाहेंगे। जब आप कुछ माह तक पूरे नियम से इस प्लान को अपना लेंगे तो मुझे विश्वास है कि.....या कहें कि मैं शर्त लगा सकता हूँ कि आप पूरा जीवन इस मास्टर प्लान का पालन करना चाहेंगे।

सिक्स पैक एब्स कैसे बनाएँ:

हम सभी सिक्स पैक एब्स के साथ पैदा होते हैं पर ...हममें से ज्यादातर लोगों को उसे खोजने के लिए एक जासूस की आवश्यकता होती है...जो कि हमारे पेट में छिपा है। औसतन एक लाख में से किसी एक व्यक्ति के पास सिक्स पैक एब्स होते हैं।

वे केवल शाहरुख खान, आमिर खान और रितिक रोशनों तक ही सीमित नहीं होते... उन्हें सभी पा सकते हैं....आप भी उन्हें पा सकते हैं...बस, आपको विजिबल सिक्स पैक पाने के लिए दो स्टेप अपनाने होंगे।

स्टेप 1: अतिरिक्त वसा के जमाव को कम करें। इसके लिए आपको छः माह तक सुपर स्पेशलिटी मास्टर प्लान को अपनाना होगा।

स्टेप 2: शरीर के खास अंगों की कसरत से सिक्स पैक एब्स बना सकते हैं।

यहाँ मैं आपको एक्सरसाइज के पाँचः पावरफुल सेट करने की सलाह देता हूँ। इसे कुछ माह तक सुपर स्पेशलिटी मास्टर प्लान के साथ करने से आप सिक्स पैक एब्स पा सकते हैं।

एक्सरसाइज 1: लाइंग लैग थ्रस्ट

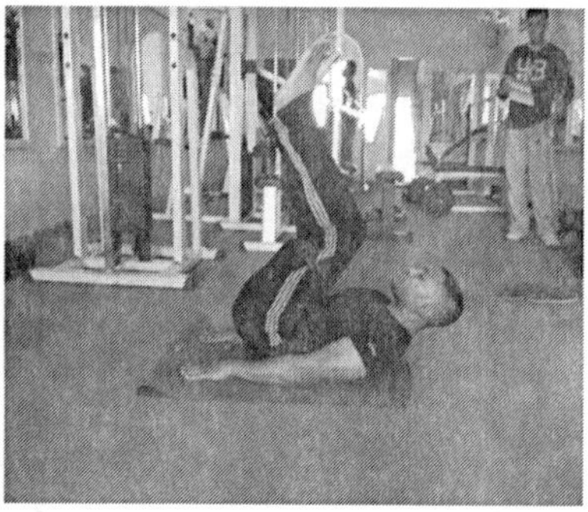

यह दो पार्ट में की जाएगी। -हिप थ्रस्ट के बाद हाफ-वे डाउन लैग रेज होगी। पीठ के बल लेटें और सिर व कंधे फर्श से ऊपर उठाएँ (हथेलियाँ नीचे) आपके हाथ मैट पर हिप्स के पास हों। टाँगें फर्श से नब्बे डिग्री के कोण पर हों। धीरे-धीरे अपनी टाँगें फर्श के ऊपर पैंतालीस डिग्री के कोण तक लाएँ। पीठ को इतना भी न मोड़ें कि लुम्बर स्पाइन पर जोर पड़े। फिर टाँगों को पैंतालीस डिग्री से नब्बे डिग्री के कोण पर ले आएँ। फिर, हिप्स को भी फर्श पर टिका दें।

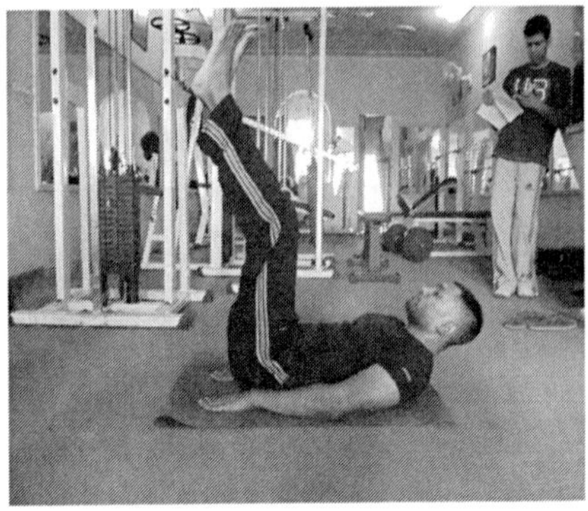

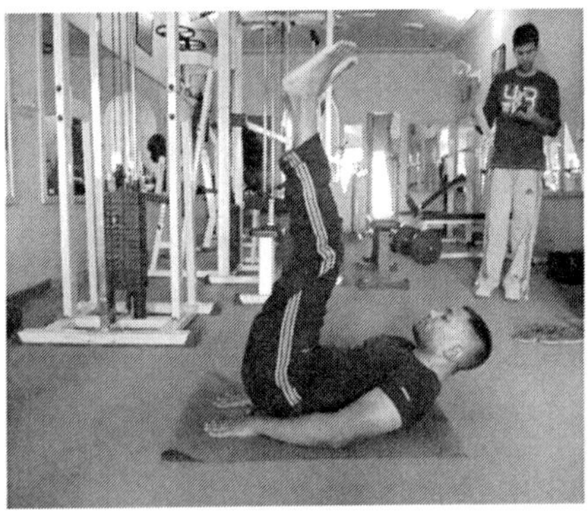

एक्सरसाइज 2: रिवर्स क्रंचिस

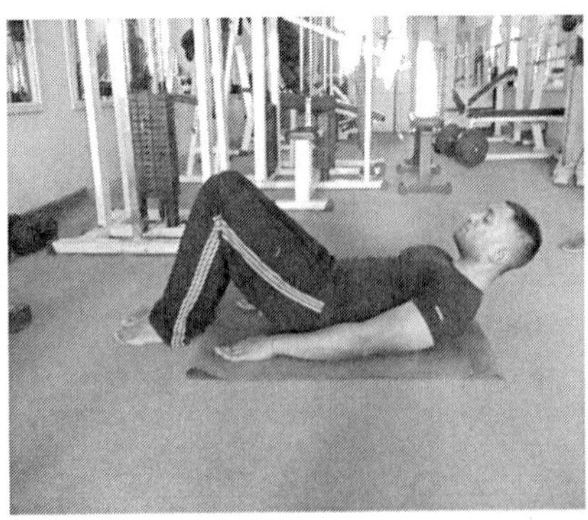

एक मैट पर पीठ के बल लेटें, पांव फर्श पर सीधे हों, घुटने नब्बे डिग्री के कोण पर मुड़े हों और हथेलियाँ हिप्स के पास हों। सिर और कंधे फर्श से हल्के उठे हुए हों। अब धीरे से पेल्विस बैक को सिर की ओर कर्ल करते हुए निचले शरीर को जमीन से ऊपर क्रंच करें। ज्यादा तेजी

से न करें। इस मूवमेंट को करने के लिए एब्डॉमिनल की ताकत का प्रयोग करें।

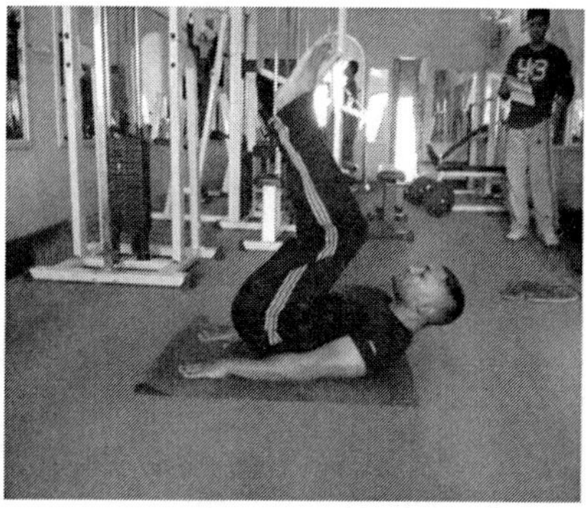

एक्सरसाइज 3: एब्डॉमिनल बाइसाइकल्स

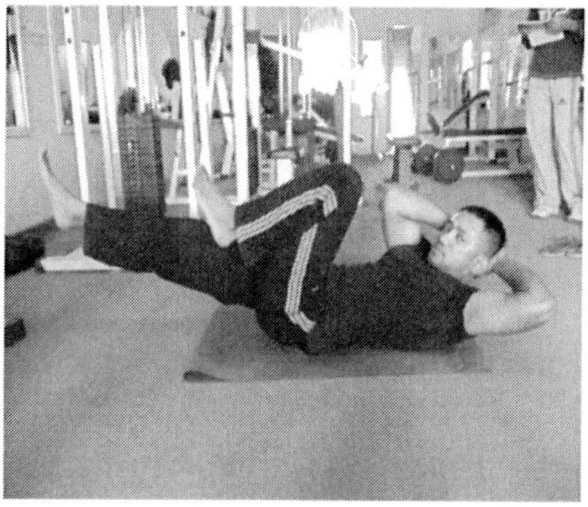

मैट पर पीठ के बल लेटें, दोनों हिप्स और घुटने नब्बे डिग्री के कोण पर हों, सिर तथा कंधे जमीन से हल्के ऊपर हों और अंगुलियाँ आपके सिर के दोनों हिस्सों को छुएं (उन्हें ऊपर की ओर खींचे नहीं)। अब अपने ऊपरी शरीर के बाएं हिस्से की क्रंचिंग करते हुए मूवमेंट आरंभ करें। उसे फर्श से ऊपर उठाते हुए, अपनी बाई कोहनी और दाएं घुटने को एक साथ लाएँ। फिर अपने दाएं घुटने को बाहर की ओर फैलाएं, अपनी दाई कोहनी और बाएं घुटने को एक साथ लाएं। इस तरह लेटी हुई मुद्रा में साइकिल चलाने की पोजीशन बन जाएगी। बस आपको अपनी टांगें साइकिल की तरह घुमाने

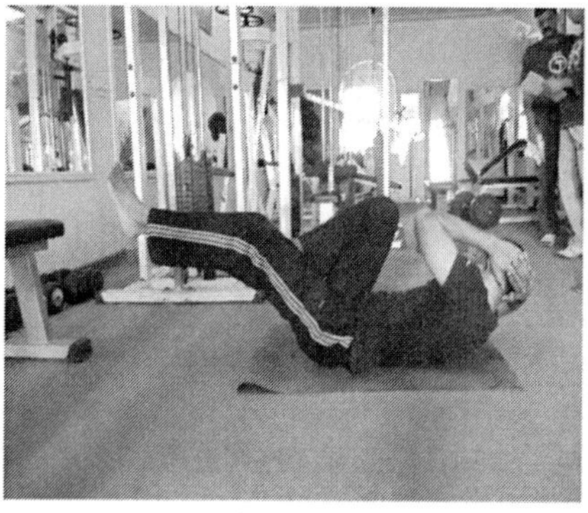

की बजाय एक सीध में हिलाना है।

एक्सरसाइज 4: एब्डॉमिनल सीजर

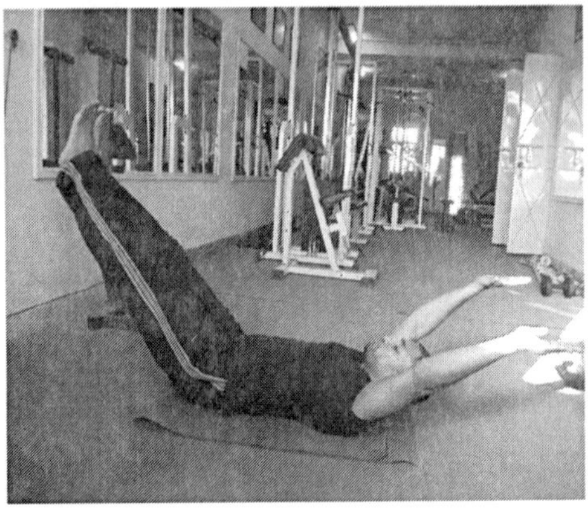

मैट पर पीठ के बल लेटें, दोनों हाथ सीधे सिर के पीछे हों और टांगें वर्टिकल पोजीशन में 45 डिग्री के कोण पर हों। कंधों व बाजुओं को फर्श से उठाने के साथ-साथ टांगों व नितंबों को भी फर्श से उठाएँ ताकि आपकी टांगें और बाजुएँ हल्के से क्रास करें।

एक्सरसाइज 5: बैंच क्रंचिस

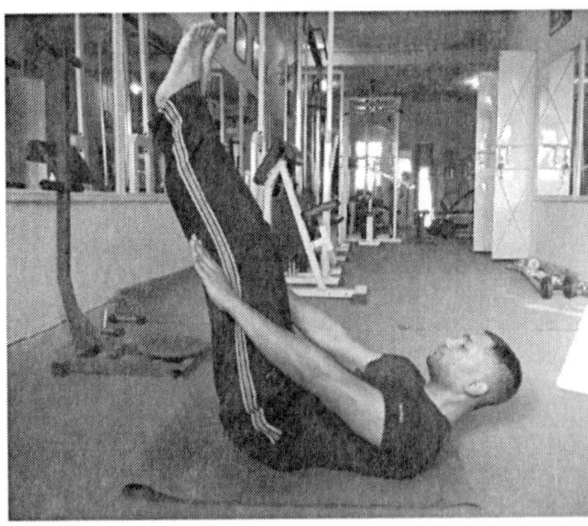

यह शरीर के ऊपरी हिस्से का क्रंचिंग मूवमेंट है, आपकी टांगों के निचले हिस्से एक बैंच पर होंगे, घुटने और नितंब नब्बे डिग्री के कोण पर और पीठ चटाई पर टिकी होगी। सिर के पीछे दोनों हाथों की अंगुलियाँ टिकाएँ और कोहनियों को घुटनों के पास लाते हुए शरीर के ऊपरी हिस्से को क्रंच करें। बेहतर नतीजे पाने के लिए इस क्रंच पोजीशन को दो सेकेंड तक बनाए रखें और जोर से सांस बाहर निकालते हुए एब्स को सिकोड़ लें।

सप्ताह में छः दिन करीब आधे घंटे तक ऊपर लिखे सारे व्यायाम करें। समय के साथ-साथ व्यायाम की गति बढ़ाने का भी प्रयास करें।

अध्याय-22

सुपर स्पेशलिटी -ब्यूटी टिप्स और फर्स्ट एड सेक्शन

सुंदरता तो देखने वाले की आँखों में होती है। याद रखें कि इस दुनिया में कुछ भी खास तौर पर सुंदर या बदसूरत नहीं होता। यह तो देखने वाले के परसेप्शन यानी सोच पर निर्भर करता है। हर मां के लिए उसके बच्चे का चेहरा ही दुनिया का सबसे सुंदर चेहरा होता है।

दुनिया में सबसे खूबसूरत दिखने का सबसे पहला नियम यही है कि आप खुद को सुंदर मानें और महसूस करें। चलिए इसके पीछे छिपे विज्ञान को जानें। एक आईने के सामने खड़े हो जाएँ। अपने, लुक के किसी खास पहलू को लें, जो आपको बेहद पसंद हो और जिसे आप आने वाले समय में और भी निखारना चाहते हों।

इसके बारे में बेहतर महसूस करें। इसी तरह अपने व्यवहार और भौतिक शरीर के अच्छे और मनपसंद पहलुओं को जानें और भगवान को उन खूबियों और अच्छे नाक-नक्श के लिए धन्यवाद दें। चलिए, अब जानें कि इससे दिमाग पर क्या प्रभाव होता है:

स्टेप 1 : हम अपने बारे में बेहतर महसूस करने का फैसला लेते हैं।

स्टेप 2 : फील गुड पलों का आनंद लेते हैं।

स्टेप 3 : दिमाग इस फीलिंग को रजिस्टर करता है।

स्टेप 4 : दिमाग हैप्पी हारमोनों के उत्पादन को उत्तेजित करता है।

स्टेप 5 : हैप्पी हारमोनों के कारण बहुत सी गतिविधियाँ आरंभ होती हैं, जैसे-शरीर में ऊर्जा का प्रवाह, आँखों में चमक, सीधा पोस्चर, सक्रिय आउटलुक, बालों में चमक, बदबूरहित मुख, स्वस्थ त्वचा और चेहरे पर मुस्कान।

स्एप 6 : नतीजतन, आप पहले से भी सुंदर दिखते हैं।

अब तो आप जान गए न कि जब तक आप स्वयं को अपने भीतर से सुंदर नहीं मानेंगे तब तक दुनिया का सबसे बेहतर कॉस्मेटिक भी आपके लिए कुछ नहीं कर पाएगा।

कॉस्मेटिक के बारे में कुछ सच:

किसी मुस्कुराते बच्चे को देखना इस दुनिया की सबसे बड़ी सुंदरता है। बच्चे के चेहरे की वह सुंदरता किसी भी महंगे कॉस्मेटिक के कारण नहीं होती।

मैन-मेड कॉस्मेटिक के कुछ तथ्य:

1. ऐसा कोई भी कॉस्मेटिक आज तक नहीं बना जो आपको गोरा बना सके।
2. कोई भी कॉस्मेटिक हमेशा के लिए आपके चेहरे की झुर्रियाँ नहीं मिटा सकता।
3. कोई भी कॉस्मेटिक एक्ने या मुहांसे का इलाज नहीं कर सकता।
4. कॉस्मेटिक लक्षणों को छिपा सकता है या अस्थायी मेकअप दे सकता है किंतु यह सुंदरता नहीं निखार सकता।
5. निश्चित समय के लिए कॉस्मेटिक का लगातार इस्तेमाल त्वचा को स्थायी हानि दे सकता है। (याद रखें कि चेहरे की त्वचा शरीर की बाकी त्वचा से काफी नाजुक होती है।)

आप जो भी कॉस्मेटिक प्रयोग में लाते हों उन्हें छोड़ दें और अपनी त्वचा को निखारने व फर्स्ट एड के लिए निम्नलिखित उपाय अपनाएँ।

ब्यूटी टिप्स

1. फेस मास्क :

आपको चाहिए- 2 बड़े चम्मच शहद, 2 छोटे चम्मच दूध

मैथड : शहद में दूध मिलाएँ। चेहरे और गर्दन पर मलें। 10 मिनट तक ऐसे ही रखने के बाद गुनगुने पानी से धो दें।

---

2. त्वचा मुलायम बनाने वाला स्नान :

एक क्लासिक सादा ट्रीट पाना चाहें तो नहाने के पानी में तीन या चार बड़े चम्मच शहद मिला दें। आप सिल्की और सुगंधित स्नान का आनंद ले सकेंगे।

---

3. हेयर कंडीशनर

आपको चाहिए : 120 मि0ली0 शहद, 2 बड़े चम्मच ऑलिव ऑयल

शहद और ऑलिव ऑयल मिला लें। इस मिश्रण को बालों पर लगाएँ। बाल ढकें व तीस मिनट तक ऐसे ही रहने दें। फिर, अच्छी तरह शैंपू करके धो लें।

---

4. स्किन एक्सफोलिएटः

आपको चाहिएः 1 बड़ा चम्मच पिसे ओट, 1 बड़ा चम्मच पिसे बादाम, 1 बड़ा चम्मच शहद, 1 बड़ा चम्मच ताजा एलोवेरा जैल

मैथडः सबसे पहले, सारी सामग्री को एक कटोरे में डाल कर मिला लें। इस मिश्रण को क्लींजिंग और टोनिंग से पहले चेहरे और गर्दन पर लगाएँ। इसे हाथों से गोलाई में लगाना चाहिए। जब यह सूख जाए तो इसे गुनगुने पानी से धो दें। इसे फेशियल मास्क लगाने के बाद ही लगाएँ।

डल व ग्रीसी त्वचा में निखार के लिएः आधा छोटा चम्मच नींबू के रस में एक छोटा चम्मच खीरे का रस और कुछ बूंदे गुलाबजल मिलाएँ। इसे चेहरे व गर्दन पर लगा कर पंद्रह मिनट तक सूखने दें। फिर, गुनगुने पानी से धो दें।

---

5. स्किन टोनरः

आपको चाहिएः 3 से 4 कॉटन बॉल, 2 बड़े चम्मच एलोवेरा जैल

सबसे पहले एलोवेरा जूस में भीगी रुई को चेहरे पर लगाएँ ताकि अतिरिक्त तेल निकल कर चेहरे पर ताजगी आ जाए। इसे रोज मायश्चराइजर के बाद इस्तेमाल कर सकते हैं। यह सामान्य व तैलीय त्वचा के लिए अच्छा है। यदि त्वचा संवेदनशील हो तो इसमें आधा स्प्रिंग वाटर मिला लें। इसे यूँ भी चेहरे पर लगा सकते हैं।

---

6. स्मूदिंग स्किन लोशन

आपको चाहिएः 1 छोटा चम्मच शहद, 1 छोटा चम्मच वैज ऑयल, 1 छोटा चम्मच नींबू का रस

मैथडः सारी सामग्री एक साथ मिला लें। हाथों, कुहनियों, एड़ियों व ड्राई स्किन वाले

दूसरे हिस्सों पर भी लगा लें। 10 मिनट तक ऐसे ही रखें और फिर गुनगुने पानी से धो दें।

---

7. लंबी आयु, जवान दिखने, बालों के असमय झड़ने और सफेद होने से रोकने के लिए

आपको चाहिए : 2–3 आंवले प्रतिदिन

मैथड : आंवले का जूस (50 मि0ली0) निकालें व इसे हर साल 31 दिन तक पिएँ।

---

8. चमचमाती और निखरी त्वचा के लिए :

48 दिन तक शहद के साथ तुलसी के पत्तों का रस लें। इससे रंगत में निखार आएगा और त्वचा भी निखरेगी।

---

9. त्वचा में कसावट लाने के लिए :

अधसूखे व्हीटग्रास को (जूस निकालने के बाद बचा) व्हीटग्रास के रस में डुबो कर चेहरे पर लगाने से त्वचा में कसाव ला सकते हैं।

---

10. मुहांसों के लिए :

मुहांसों पर आराम से नींबू का छिलका लगाएँ, 15 मिनट बाद धो दें।

मुहांसों पर मूली के पत्तों का रस लगाने से भी एक सप्ताह में आराम आ जाता है।

---

11. सबसे बड़ा कॉस्मेटिक :

एक छोटी सी मुस्कान की खूबसूरती की तुलना संसार के किसी भी कॉस्मेटिक से नहीं की जा सकती। रिसर्च ने भी प्रमाणित कर दिया है कि मुस्कान और हँसी से शरीर में 10,000 रुपये का एंडोरफिन बनता है जिससे मूड अच्छा होता है, मन की सकारात्मकता बढ़ती है और व्यक्ति अपने आसपास के लोगों में प्रिय व आकर्षक हो जाता है।

फर्स्ट एड सेक्शन

- **हिचकियों के लिए :** एक ताजा नींबू का टुकड़ा ले कर चूसें, हिचकियाँ रुक जाएँगी।
- **मुँह के छालों के लिए :** एक गिलास गुनगुने पानी में ताजा नींबू निचोड़ें और दिन में तीन बार इससे कुल्ला करें।
- **अफारे के लिए :** आपको दिन में दो बार मध्यम आकार का नींबू रस लेना है। इसे आराम आने तक लेते रहें।
- **एग्जीमा के लिए :** 2–3 बड़े चम्मच तुलसी पत्ती के रस में 1 नींबू का रस और एक छोटा चम्मच शहद मिला कर प्रभावित हिस्सों पर लगाएँ।
- **हैंगओवर के लिए :** 2 कप गुनगुने पानी में 4 नींबू का रस, 3 बड़े चम्मच सिरका मिला कर लें।
- **कीड़ा काटने पर :** एक कप पानी में लेमन ऑयल की 20 बूँदें लें और इसे डंक की जगह पर इन्सैक्ट रेपलेंट स्प्रे की तरह इस्तेमाल करें।
- **मोच आना :** अपने आहार में अनानास शामिल करें, मोच के दर्द से राहत मिलेगी।
- **सनबर्न के लिए :** प्रभावित हिस्सों पर खीरे का रस लगाने से आराम आएगा।
- **हिचकी:** हिचकी को मूली का जूस पी कर रोका जा सकता है।
- **खुजली और रिंगवर्म के लिए :** कीड़े मिटाने के लिए तुलसी पत्ता खाना फायदेमंद होगा।
- **घमौरियों के लिए :** आप प्रभावित हिस्से पर बेसन का लेप लगा सकते हैं।
- **नाक से खून आने पर :** एक नींबू निचोड़ें। इसमें रूई का फाहा डुबो कर नाक में डालें, सिर को एक ओर झुका दें ताकि खून गले में न जाए। नींबू के रस के संपर्क में आते ही क्षतिग्रस्त रक्त नलिकाएँ सिकुड़ जाएँगी।
- **कीड़े काटने व डंक मारने पर :** प्रभावित हिस्सों पर पिसा लहसुन लगाएँ।

- **किसी जानवर के काटने पर :** हल्के गर्म पानी में पिसा लहसुन मिलाएँ व घाव को उससे धोएँ। फिर उस पर नम सेंक दें।
- **फूड पॉयजनिंग होने पर :** तीन कली लहसुन व उतनी ही मात्रा में अदरक को दस मिनट तक पानी में उबालें और दो खुराक बना लें। इसे सुबह-शाम लें।
- **हाई ब्लडप्रेशर के लिए :** 1 से 3 कली लहसुन रोज लें।
- **हथेलियों में जलन होने पर:** एक मुट्ठी करेले के पौधे की पत्तियाँ पीस लें और प्रभावित हिस्सों और हथेलियों पर नियमित रूप से लगाएँ।
- **पेट में भारीपन होने पर :** एक गिलास छाछ में 1 छोटा चम्मच पिसा जीरा और काली मिर्च मिला कर 2-3 दिन तक दिन में 2-3 बार लें।
- **कांटा निकालने के लिए :** अगर कांटा नहीं निकल रहा तो उस पर गुड़ और अजवायन मिला कर बाँध दें। वह अपने-आप निकल आएगा।
- **अपच के कारण उल्टी होना :** नियमित रूप से नींबू का रस लें।
- **पेट दर्द के लिए:** खाने के बाद या गैस के कारण पेट में दर्द हो तो नींबू के रस में मूली का रस मिला कर लें।
- **हड्डी टूटने पर:** घी में तली लहसुन की कली खाने से फ्रेक्चर के दर्द में राहत मिलती है।
- **पतले दस्त होने पर:** गाजर का रस पीने से पतले दस्त में आराम आता है।
- **कुत्ता काटने पर:** यदि कोई कुत्ता काटे तो उस पर लहसुन का रस लगाएँ। पानी में पिसा लहसुन उबाल कर लें। खाने में सात दिन तक लहसुन की मात्रा अधिक लेने से जहर का असर घट जाता है।
- **कमजोरी के लिए:** 6 गाजर का रस पीने से शरीर को ताकत मिलती है और कमजोरी दूर होती है।

  चुकंदर और गाजर का रस मिला कर लेने से भी ताजगी आती है व कमजोरी दूर होती है।

- **फीवर और फ्लूः** लगातार प्याज का रस लेने से इनमें आराम आ जाता है। यदि रोज बुखार हो तो पुदीने और अदरक का रस मिला कर लें।
- **मोशन सिकनेसः** यदि सिर चकरा रहा हो तो मुँह में दालचीनी और लौंग रखें।
- **सिरदर्द के लिएः** नारियल पानी पीने से सिरदर्द में राहत मिलती है।
- **सनबर्न के लिएः** प्रभावित हिस्सों पर एलोवेरा का जैल लगाएँ। काफी आराम आएगा।
- **नेत्रों की थकान से राहत के लिएः** चार-चार बड़े चम्मच ठंडे पानी व नींबू के का रस लें। इनमें रुई के फाहे को भिगो कर 10 मिनट तक आँखों पर रखें।
- **मुंह के अल्सर के लिएः** एलोवेरा के जूस में पानी मिला कर दिन में तीन बार गरारे करें। इससे जल्दी आराम आएगा।
- **पैरों को आराम देने के लिएः** इसके लिए आप नींबू का इस्तेमाल करें। चाहें तो गर्म पानी में पैर डुबोएँ और उन पर नींबू मलें। इससे रोमछिद्र खुलेंगे और पैरों को ठंडक मिलेगी। इस उपचार से नींद भी अच्छी आती है क्योंकि पैरों के नर्व्स पर अच्छा असर होता है।

व्हीटग्रास जूस द्वारा फर्स्ट एड

आँखों के लिए :

व्हीटग्रास जूस आँखों के लिए बहुत फायदेमंद होता है। आँखों में तनाव और दबाव होने पर इसकी एक-दो बूंदें डालें। यह मैग्नीशियम से भरपूर होने के कारण मांसपेशियों को काफी राहत देगा।

कानों के लिए :

प्रभावित कान में ड्रॉपर की मदद से व्हीटग्रास जूस डालें। इससे किसी भी तरह के कान दर्द में दबाव और दर्द घटेगा।

नाक के लिए :

व्हीटग्रास जूस की एक-दो फिल्टर्ड ड्रॉप डालें। इससे नथुनों की जलन शांत होगी और एलर्जी से होने वाली खुजली भी मिटेगी।

सर्दी या गला खराब होने पर :

सर्दी लगने या गला खराब होने पर तुरंत फिल्टर्ड व्हीटग्रास जूस से गरारे करें।

सांस से बदबू आने पर :

व्हीटग्रास जूस एक अच्छा माउथवॉश भी है। लहसुन खाने के बाद भी इसके गरारे करने से सांस की बदबू नहीं आती। मसूड़ों से खून आना, मुँह में अकड़न, पायरिया, छाले, जिंजीवाइटिस और मसूड़ों की किसी भी समस्या से छुटकारा मिल सकता है। इसके लिए आप या तो व्हीटग्रास जूस को प्रभावित हिस्से पर मलें या व्हीटग्रास चबाएँ।

स्लीपिंग डिसऑर्डर के लिए :

अपने बिस्तर के सिरहाने व्हीटग्रास की ट्रे रखें। इससे वातावरण में ऑक्सीजन की मात्रा बढ़ेगी और हेल्दी नकारात्मक आयंस भरपूर नींद लेने में सहायक होंगे। आप रात को सोने से पहले भी व्हीटग्रास जूस ले सकते हैं।

दमा और ब्रोंकाइटिस के लिए :

जूस निकालने के बाद बची अधसूखी व्हीटग्रास पीठ और छाती पर रखें। आपको व्हीटग्रास जूस पीने से भी राहत मिलेगी।

अध्याय-23

व्हीटग्रास और बॉडीबिल्डिंग

पिछले अध्याय में आपने वज़न घटाने के विभिन्न उपाय व सिक्स पैक एब विकसित करने की तकनीकें सीखीं। आइए, अब जानें कि बॉडीबिल्डिंग में व्हीटग्रास का क्या योगदान हो सकता है।

1. व्हीटग्रास एक हर्बल तत्व है, जो पोषक अमीनो एसिड से भरपूर है। शरीर प्रोटीन बनाने के लिए अमीनो एसिड का प्रयोग करता है व प्रोटीन मांसपेशियां बनाता है। व्हीटग्रास एक डाइटरी सप्लीमेंट के रूप में विटामिन, मिनरल व क्लोरोफिल भी प्रदान करता है, जो कि रोग प्रतिरोधक तंत्र के सुधार में सहायक होता है।

2. स्ट्रैंथ बढ़ाने के लिए एक पूरे रूटीन की आवश्यकता होती है, जो मुख्य मांसपेशीय समूह का व्यायाम करता है। व्हीटग्रास एक प्राकृतिक पूरक है जिसमें आपकी वृद्धि तथा स्ट्रैंथ ट्रेनिंग निखार के लिए सभी अनिवार्य तत्व होते हैं।

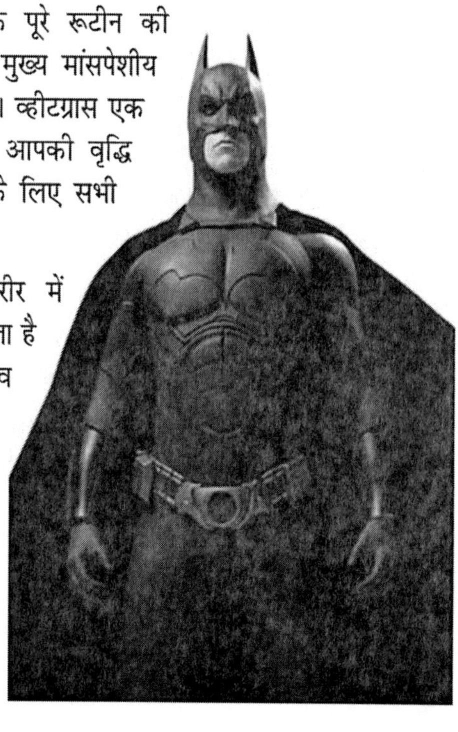

3. शारीरिक प्रशिक्षण से शरीर में ऑक्सीडेटिव तनाव बढ़ जाता है और यह बढ़ा हुआ तनाव आपके रोग प्रतिरोधक तंत्र की क्षमता घटा सकता है। व्हीटग्रास से तेजी से आरोग्य पाने में मदद मिलती है और इसके एंटीऑक्सीडेंट प्रभाव से सेहत में भी सुधार होता है।

4. फ्री रेडीकल व बैक्टीरिया

महत्वपूर्ण मसल मास को हानि पहुंचा सकते हैं। यह लाल रक्त कणों के उत्पादन में सहायक है। इसकी यही उपयोगिता मांसपेशी उत्तकों के निर्माण में सहायक होती है। व्हीटग्रास हार्ड ट्रेनिंग पाने वाले एथलीट के लिए आदर्श है। एनाबॉलिक स्टीरॉयड्स से प्रोटीन सिंथेसिस में वृद्धि होती है, जिससे लाल रक्त कणों का उत्पादन अधिक होता है। यही मसल उत्तकों की वृद्धि में भी सहायक है।

5. व्हीटग्रास इम्यून सिस्टम में बचाव करने की योग्यता के कारण ही यह वर्कआउट से पहले व बाद के लिए आदर्श सप्लीमेंट है। मसल टिश्यू, वर्कआउट से पहले होने वाले ऑक्सीडेटिव हानि के कारण काफी नाज़ुक हो जाते हैं और फ्री रेडीकल्स की उपस्थिति में मांसपेशीय मरम्मत नहीं हो पाती। व्हीटग्रास एक फ्री एंटीऑक्सीडेंट के रूप में फ्री रेडीकल्स से बचाव करते हुए ध्यान देगा कि आप अपने वर्कआउट का पूरा लाभ पा सकें।

एक वर्कआउट के बाद व्हीटग्रास की एक खुराक लें। यह सप्लीमेंट आपके शरीर का उपचार करेगा और वर्कआउट का उपयोग करेगा ताकि मसल बन सकें। पूरे दिन में 80 से 100 मि0ली. व्हीटग्रास जूस की छोटी-छोटी खुराक लें। व्हीटग्रास पूरी सेहत को सुधारेगा और एक संतुलित आहार का पूरक होगा। यदि बेहतर नतीज़े पाना चाहें तो इसे खाली पेट लें।

क्रिस्टीयन बेल ने केवल पांच ही माह में अपने 54 किलो के शरीर को 99.79 किलो में बदला ताकि वह हॉलीवुड मूवी 'बैटमैन बिगिन्स' में सुपरफिट हीरो लग सकें। किसी भी गहन ट्रेनिंग सत्र के लिए इंटेसिव बॉडीवेट वर्कआउट, रेजिस्टेंस/ वेट ट्रेनिंग वर्कआउट व आहार अहम भूमिका निभाते हैं। संतुलित आहार में सलाद, सब्जियों व फलों के रूप में प्रोटीन व कार्ब शामिल होने चाहिए, इन्हें पाने में व्हीटग्रास जूस भी महत्वपूर्ण भूमिका निभाता है।

अध्याय-24

टेस्टीमोनियल्स (प्रमाण-पत्र)

एक नया आरंभ:

अब सच आपके सामने है और इस पर कार्यवाही करने का समय आ गया है। अधिकतर व्यक्ति यह सब जानकारी पाने के बाद कहते हैं, 'इसने तो मेरी आँखें खोल दीं पर.......यह मेरी जीवनशैली से मेल नहीं खाता'। डियर! याद रखें कि जीवन रहेगा तभी तो जीवनशैली होगी।

प्रश्न : पहला कदम कैसे उठाएँ?

उत्तर : सब कुछ एक सोच से ही आरंभ होता है। जब तक आप किसी चीज के बारे में अपने दिमाग में नहीं सोचते तब तक कुछ नहीं होता। मिसाल के लिए जब तक आप किसी चीज को खाने के बारे में सोचेंगे नहीं, तब तक उसे शौक से नहीं खा सकते। आपको बर्गर, पिज्जा या आइसक्रीम खाने की पुरानी आनंददायक प्रसन्नता को मन ही मन दोहराना होगा। आपको उसके स्वाद, गंध और चित्र को दोहराना होगा। तभी आपके मन में उसे फिर से खाने की इच्छा पैदा हो पाएगी।

खानपान की आदतें नए सिरे से बनाने के स्टेप्स :

स्टेप-1: तय करें कि आपके लिए नॉरिशिंग फूड क्या है?

स्टेप-2 : उसे खाने के सभी फायदों का मानसिक चित्रण करें। साथ ही यह भी देखें कि यह बदला हुआ डाइट प्लान लेने के छः माह के बाद कैसे दिखेंग...आपकी ऊर्जा का स्तर, हर तरह के शारीरिक दर्द से मुक्ति... क्योंकि आप जंक फूड खाने की बुरी आदतें त्याग रहे हैं।

स्टेप-3 : इसे मानसिक तौर पर बड़े आकार और रंगों में देखने की चेष्टा करें। इस मानसिक चित्रण को थोड़ा अधिक समय दें।

स्टेप-4: अब भोजन की इच्छा को महसूस करें और जल्दी से अपनी स्वस्थ इच्छा को एक्शन में बदलें।

एक विद्रोही बच्चा : आप जानते हैं कि आप अपने विचारों के मास्टर हैं। आपके दिमाग में जो भी चल रहा है, उसे आपके सिवा कोई भी दूसरा नियंत्रित नहीं कर सकता। चूंकि हम अपनी डाइट या जीवन में बदलाव लाना चाह रहे हैं इसलिए हम अक्सर इस बदलाव के विरोध का अनुभव करते हैं।

उदाहरण के लिए: मान लेते हैं कि आपके घर में एक बच्चा है, जिसे अपनी मर्जी से देर रात तक जागने की छूट थी। एक दिन आप तय करते हैं कि आपका बच्चा रोज रात को आठ बजे बिस्तर में होगा। आपके विचार से पहली रात को क्या होगा?

बच्चा, इस नए नियम को तोड़ने के लिए बहुत उत्पात मचाएगा, हाथ-पैर मारेगा, चीखेगा, लड़ेगा और देर रात तक जागने के लिए हरसंभव कोशिश करेगा। अगर आपने इस समय हथियार डाल दिए तो बच्चा जीत जाएगा और आपको हमेशा इसी तरह जीतने की कोशिश करेगा।

हालांकि, अगर आप शांति से अपने फैसले पर डटे रहे कि सोने का नया समय यही रहेगा तो विद्रोही ढीला पड़ जाएगा। दो-तीन रातों में ही आप इस नए नियम को सफलतापूर्वक लागू कर सकेंगे।

हमारा मांइड भी ऐसे ही काम करता है। अक्सर हमारा दिमाग खान-पान और सोचने की आदतों में इस तरह ढल जाता है कि नए सिरे से कुछ सीखना ही नहीं चाहता। कभी-कभी जब हम जीवन में कोई नए नियम बनाते हैं या फैसले लेते हैं तो हमारे दिमाग में बसा नन्हा शैतान उछलकूद करने लगता है, अपना विरोध जताता है किंतु आप अपने विचारों के स्वामी हैं और विचार आपके अपने वश में हैं। यदि आप अपने फैसलों के बारे में केंद्रित और दृढ़ रहे तो आप कुछ ही समय में नई सोच अपना लेंगे और धीरे-धीरे कुछ नियम बना कर, उनका पालन कर, अपने भीतर बैठे बालक को नए सिरे से प्रशिक्षित कर सकेंगे।

जिम्मेदारी लें: याद रखें कि आप जो भी हैं, जैसे भी हैं, अपने पिछले कर्मों का ही फल हैं। आपकी शारीरिक और मानसिक सेहत पिछले कामों और आदतों का ही नतीजा है। यह अभी एक पल में नहीं हुआ। किसी चेन स्मोकर को कैंसर का रोग पालने में पूरे पंद्रह साल लगे होंगे। ऐसे में इस आदत को बदलने और सुधार लाने में भी थोड़ा समय तो लगेगा!

यह कुछ ऐसा ही है मानो आपने एक बार जिम जा कर ही ऐलान कर दिया कि मैं तो हमेशा के लिए फिट हो गया। थोड़े समय और मेहनत के बाद आपकी मांसपेशियाँ नए बदलाव के हिसाब से ढलेंगी। तो थोड़ा समय दें और अपने साथ अच्छे से पेश आएँ। अगर आप किसी लंबे समय से चले आ रहे रोग से परेशान हैं तो उसके इलाज और सुधार में 3-6 माह लग सकते हैं। तभी आप अपनी शारीरिक और मानसिक सेहत में कुछ अंतर महसूस कर सकेंगे और सुपर स्पेशलिटी मास्टर प्लान से लगाव होने के बाद आप फिर कभी जंक फूड की जीवनशैली में नहीं लौटना चाहेंगे।

आपको थोड़ा सा धीरज भी रखना होगा, जिस तरह जब हम जंक फूड खाना आरंभ करते हैं तो उसका पहला कौर खाते ही हम बीमार नहीं हो जाते। हालांकि, शरीर में नुकसान की प्रक्रिया आरंभ हो जाती है। लक्षण प्रकट होने से पहले ही नुकसान हो चुका होता है। इसी तरह सुपर स्पेशलिटी मास्टर प्लान भी लागू करते ही अपना काम करने लगता है पर रोग से मुक्ति के लक्षण दिखने में थोड़ा समय लग सकता है।

मैं इस आशा के साथ अपनी बात समाप्त करता हूँ कि आपके भीतर एक नया आरंभ होगा।

ऐसा कई मामलों में देखा गया है कि रोगी पारंपरिक तरीकों से अपना इलाज न हो पाने के कारण हार मान लेते हैं। सालों की तकलीफ सहने के बाद या आधुनिक अस्पतालों से निराश होने के बाद वे इसे आखिरी विकल्प के तौर पर अपनाते हैं। जबकि मेरा मानना है कि इसे तो एकमात्र विकल्प के तौर पर लिया जाना चाहिए। मैं इतने भरोसे से यह बात इसलिए कह सकता हूँ क्योंकि मुझे स्वयं इस नेचुरल हीलिंग सिस्टम से लाभ हुआ है।

मेरी कहानी : जब मैं पैदा हुआ तो मेरे दिल में एक छेद था। नतीजतन, मैं हमेशा बीमार रहता। चार साल की आयु में इसके बारे में पता चला तो डॉक्टरों ने ओपन हार्ट सर्जरी कराने की सलाह दी। यद्यपि बचने के चांस 50 प्रतिशत ही थे। ऑपरेशन सफलतापूर्वक हुआ और दिल का छेद भर दिया गया किंतु डॉक्टरों ने सलाह दी कि मुझे पूरा जीवन अपने शरीर को कड़े शारीरिक श्रम व खेलों से दूर रखना होगा ताकि शरीर पर किसी तरह का दबाव न पड़े। परिणमस्वरूप कॉलेज के दिनों तक मैं सभी खेल गतिविधियों को चुपचाप निहारने वाला दर्शक ही बना रहा।

वर्ष 1998 में, मैंने माइंड हीलिंग पर एक किताब पढ़ी और मन की शक्ति के बारे में जाना। इस माइंडपावर के बल पर मैं न केवल स्वयं को पूरी तरह से ठीक कर सका अपितु मैंने कनाडा के बॉडीबिल्डर का रिकॉर्ड भी तोड़ा, जिसने एक मिनट में 138 पुश-अप बनाए थे। मैंने एक मिनट में 198 पुश-अप कर यह रिकॉर्ड तोड़ा।

मुझे सबसे अधिक प्रेरणा देने वाली कहानी : 2 अक्टूबर 1996, लांस आर्मस्ट्रांग को बताया गया कि उसे फेफड़ों और टेस्टीकुलर का कैंसर और ब्रेन ट्यूमर था। डॉक्टरों ने कहा कि उसके बचने के अवसर 40 प्रतिशत से भी कम थे और यदि वह बच भी गया तो कभी सामान्य जीवन नहीं जी पाएगा। उसने इस बात को गलत सिद्ध करते हुए न केवल रोगों से मुक्ति पाई अपितु सात बार टूर-डि-फ्रांस चैंपियनशिप भी जीती। इस साइकिल चैंपियन की सफलता की यात्रा में व्हीटग्रास जूस और माइंडपावर ने खास भूमिका निभाई।

अब यह शक्ति आपके भीतर है और आपने हाथों में वह ट्रेनिंग मैन्युअल पकड़ा हुआ है जो आपको कहीं सुपीरियर बनाने में मार्गदर्शन कर सकता है।

प्रकृति की शक्तियों का प्रयोग करने वाले कुछ व्यक्तियों की सफलता की दास्तान :

कैंसर (कोलोन):

स्निधा राणे, (महिला, आयु- 47 वर्ष), लखनऊ

मुझे कोलोन कैंसर के ऑपरेशन के बाद रेडियोथेरेपी दी जा रही थी। कई तरह के दुष्प्रभाव सामने आ रहे थे, जैसे- बाल झड़ना, कमजोरी, जलन होना, शरीर में सूजन आदि। मैं तो लगभग मायूस हो चली थी। फिर, मुझे लखनऊ में हो रहे, डॉ0 बिस्वरूप राय चौधरी के डिज़ीज रिवर्सल सेमिनार के बारे में पता चला... मैंने अपनी गिरती सेहत के बावजूद उस सेमिनार में हिस्सा लेने का फैसला कर लिया... वहां मैंने सीखा कि किस तरह व्हीटग्रास मुझे कैंसर का इलाज करने और खोई सेहत लौटाने में मदद कर सकती है... मैं दिन में दो बार व्हीटग्रास जूस लेने लगी।

तीन माह में ही इसने रेडियोथेरेपी से हुए साइडइफेक्ट को खत्म कर दिया और रिपोर्टों से पता चला कि मेरी सेहत में सुधार हो रहा था। मैंने खुद को ऊर्जान्वित पाया और फिर से स्वस्थ व सामान्य जीवनशैली को अपना सकी...।

पेट का कैंसर:

नरसम्मा (महिला, आयु- 80 वर्ष) सैनिकपुरी, सिकंदराबाद

मुझे नवंबर 2011 में पता चला कि मेरे पेट में कैंसर था। मेरे पुत्र ने 3–4 वरिष्ठ डॉक्टरों से संपर्क किया तो सबने यही परामर्श दिया कि मुझे लेज़र आपॅरेशन करवाना होगा, जिस पर तकरीबन 1 लाख रुपए व्यय होंगे और इसके बाद कीमोथेरेपी दी जाएगी। इसका कोई विकल्प नहीं है परंतु मेरे बेटे ने हैदराबाद के भवन बशीरबाग में चल रही वर्कशॉप के बारे में सुना और हम दोनों डॉ0 बिस्वरूप राय चौधरी से मिले। फिर, मैं उनके द्वारा बताए गए दूसरे जूसों के अलावा व्हीटग्रास जूस भी लेने लगी। जब साठ दिन बाद टेस्ट करवाया गया तो पता चला कि मेरा कैंसर ठीक हो चुका था। मैं डॉ0 साहब का दिल से आभार प्रकट करती हूं, उनके कारण ही बिना किसी व्यय व कष्ट के मेरे कैंसर का उपचार हो गया।

जनरल हैल्थ:

मनीष (पुरुष), सैक्टर-17, फरीदाबाद

मैंने जब से व्हीटग्रास जूस लेना आरंभ किया है, तभी से मेरी ऊर्जा का स्तर भरपूर बना रहता है और मैं सारा दिन सक्रिय रहता हूं।

विजय दहिया, जिला कमिश्नर, पलवल, हरियाणा

व्हीटग्रास लेने का अनुभव काफी तरोताज़गी से भरपूर रहा। व्हीटग्रास लेने से व्यक्ति स्वयं को काफी हल्का व ऊर्जान्वित महसूस करता है। हालांकि, इसका स्वाद थोड़ा सा तीखा व टैंगी होता है। यदि सुबह के समय उठते ही इसे ले लिया जाए तो इसके लाभ और भी बढ़ हो जाते हैं। यह अपनेआप में एक हल्का व संपूर्ण आहार जान पड़ता है।

वजन घटाना:

सुदीप गुप्ता (पुरुष , आयु-45 वर्ष, वजन-116 किलो), पुणे

मैं वजन अधिक होने के कारण कई तरह की समस्याओं का सामना कर रहा था। वजन कम करने के लिए अलग-अलग तरह के उपचार करने के बाद मैंने तय किया कि मैं व्हीटग्रास थेरेपी लूंगा।

वजन घटाना हो तो डाइट भी घटानी पड़ती है। कई बार पोषक तत्वों की जरूरत से

ज्यादा कटौती भी सेहत से जुड़ी दूसरी परेशानियां खड़ी कर देती है। इससे भोजन करने की इच्छा और भी बलवती होती है और वजन घटाने की सारी योजनाओं पर पानी फिर जाता है। मैंने डॉ0 बिस्वरूप के बिहेवियर मॉडीफिकेशन सेमिनारों में हिस्सा लिया... वहां मैंने सीखा कि बुरी आदतों को किस तरह स्वस्थ आदतों में बदला जा सकता है और किस तरह प्रभावी रूप से न्यूरो लिंग्वस्टिक प्रोग्राम की सहायता से भोजन करने की इच्छा को वश में किया जा सकता है... फिर मैंने डॉ0 राय की सलाह से सुबह खाली पेट व्हीटग्रास जूस लेना आरंभ किया। यदि डाइट घटी हुई हो तो भी व्हीटग्रास सप्लीमेंट शरीर में पोषण की कमी को पूरा करता है। इससे पेट भरा हुआ लगता है और भूख नहीं सताती। संतुलित पौष्टिक तत्व शरीर से फालतू वसा घटा कर वजन कम करने में सहायक होते हैं। मैंने तीन माह में ही व्हीटग्रास थेरेपी और हल्के व्यायाम की मदद से दस किलो वजन घटाया और अगले सात महीनों में सोलह किलो वजन कम किया। इस तरह मैं दस से बारह माह में कुल 26 किलो वजन घटाने में कामयाब रहा।

त्वचा की समस्या:

चेतना आनंद (महिला, आयु -29 वर्ष), पिंपरी

मेरे शरीर के अनेक अंगों में खुजली और जलन की समस्या थी। यहां तक कि लगातार खुजलाते रहने से मेरा चेहरा भी भद्दा दिखने लगा था। मैंने कई दवाएं आजमाई पर स्थायी समाधान नहीं मिला। जब मैंने नियमित रूप से व्हीटग्रास जूस लेना आरंभ किया तो तीन माह में ही स्थायी रूप से आराम आ गया।

किरण शाहपुरी (महिला), फरीदाबाद

किरण शाहपुरी एक टैरो रीडर हैं। उनका कहना है कि प्रतिदिन व्हीटग्रास जूस लेने से वे स्वयं को उर्जान्वित व तरोताज़ा पाती हैं। इससे उनकी त्वचा संबंधी समस्याएं भी हल हो गई हैं। वे मानती हैं कि व्हीटग्रास वास्तव में अद्‌भुत है।

थैलीसीमिया:

सिम्मी कपूर (कुणाल कपूर की मम्मी) (रोगी बालक, आयु छः वर्ष), मोगा)

मेरे बच्चे को दौरे पड़ने लगे थे और लगातार बुखार रहता था। कई तरह के उपचारों के बाद भी कोई आराम नहीं आया। रक्त के नमूनों से पता चला कि उसके शरीर में पर्याप्त मात्रा में रक्त नहीं बन रहा था। नियमित अंतराल पर ब्लड ट्रांसफ्यूज़न ही

एकमात्र विकल्प था। हर पंद्रह दिन बाद मेरे बेटे का ब्लड ट्रांसफ्यूज़न होता। हम हमारे बेटे की इस तकलीफ को सह नहीं पा रहे थे, हमने डॉ0 बिस्वरूप से मिल कर व्हीटग्रास की वैकल्पिक थेरेपी के बारे में जाना और कोर्स को तत्काल आरंभ कर दिया। उन्होंने हमारे काम को आसान बनाने के लिए व्हीटग्रास जूसर भी उपलब्ध कराया। छः माह के भीतर ही ब्लड ट्रांसफ्यूज़न की आवश्यकता कम हो गई क्योंकि रक्त के उत्पादन में सुधार होने लगा। कुछ माह बाद रक्त का उत्पादन और भी बढ़ गया। इसके बाद कुणाल को तीन माह की मेंटेनेंस डोज़ पर रखा गया और उसके बाद उसकी स्थिति बिल्कुल सामान्य हो गई... तब उसे पूरे साल में केवल चार या पांच बार रक्त चढ़वाने की आवश्यकता पड़ने लगी है... अब साल दर साल यह संख्या भी घटती जा रही है....।

पाइल्स व आर्थराइटिसः

गोविंद कुमार वर्मा (पुरुष, आयु-86 वर्ष), गाजियाबाद

मैं पिछले कुछ सालों से गंभीर रूप से बवासीर (पाइल्स) से ग्रस्त था। मुझे नींद न आना, भूख की कमी व गैस आदि की भी समस्या रहती थी। दवाओं से केवल हल्का आराम आता था। मैं अपनी इन तकलीफों से छुटकारा पाने के लिए किसी वैकल्पिक थेरेपी की तलाश में था। फिर, मैं अपने 47 वर्षीय पुत्र के साथ देहरादून में, डॉ0 बिस्वरूप राय चौधरी के हेल्थ सेमिनार में गया और वहीं मैंने व्हीटग्रास के चमत्कारों के बारे में जाना। मैं और मेरा बेटा सुबह-शाम व्हीटग्रास जूस पीने लगे। यह थेरेपी लेने के दो माह के भीतर ही मेरी सेहत से जुड़ी समस्याएं हल होने लगीं। मेरा बेटा पूरे दिन इस तरह ऊर्जान्वित रहता मानो कोई तीस साल का युवक हो। सबसे खास बात तो यह रही कि मेरी पाइल्स का पूरी तरह से इलाज हो गया। अब मैं पहले से काफी बेहतर महसूस करता हूं और इस आयु में भी अपने रोज़मर्रा के काम स्वयं ही कर लेता हूं।

सोनिया अधलक्खा (महिला), हेवो अपार्टमेंट, फरीदाबाद

मैंने पिछले साल सितंबर में डॉ0 बिस्वरूप राय चौधरी की वर्कशॉप 'हील विदआउट पिल' में भाग लिया। मैं सचमुच व्हीटग्रास जूस से होने वाले स्वास्थ्य लाभों के बारे में जान कर बहुत प्रभावित हुई और तब से मेरा पूरा परिवार ही इसे ले रहा है। हम पिछले साढ़े तीन माह से इसे ले रहे हैं और मैंने निम्नलिखित परिवर्तन नोट किए हैं:

मुझे कब्ज़ की शिकायत रहती थी, जिससे बवासीर हो गया था। अब यह पूरी तरह से

नियंत्रण में है। जब मैं सुबह सो कर उठती थी तो मेरे हाथ-पांव और अंगुलियों में दर्द और अकड़न महसूस होती थी। अब मुझे राहत मिल गई है। मेरी 16 वर्षीया पुत्री अनियमित मासिक धर्म के लिए दवाएं ले रही थी, अब उसका मासिक धर्म समय पर होता है और दवाएं लेनी बंद कर दी हैं। मैं डॉ0 बिस्वरूप राय चौधरी को धन्यवाद देना चाहती हूं कि उन्होंने हमें इस व्हीटग्रास के चमत्कारिक उपचार से अवगत कराया।

लता टाक (महिला, आयु -39 वर्ष), महारानी बाग, दिल्ली

मुझे बवासीर की शिकायत रहती थी। मैंने तीन माह तक प्रतिदिन 25 मि.ली. व्हीटग्रास जूस लेना आरंभ किया और मेरी समस्या जड़ से खत्म हो गई। जब मैंने इसे चेहरे पर लगाया तो चेहरा दमकने लगा। व्हीटग्रास जूस एक अच्छा सौंदर्य उपचार भी है।

मधुमेह (डायबिटीज):

रघुबीर सिंह(पुरुष रोगी, आयु -69 वर्ष), कैथल, हरियाणा

मैं एक समृद्ध व्यवसायी था और मधुमेह से पीड़ित था। मेरा शुगर काउंट 425 तक चला गया था। उसी समय मेरे हीमोग्लोबिन का स्तर भयंकर रूप से नीचे आ गया जिससे मुझे काफी कमज़ोरी महसूस होने लगी। हालत इतनी गंभीर थी कि मैं कुछ कदम भी नहीं चल सकता था।

मैंने व्हीटग्रास जूस लेना आरंभ किया.....मुझे अपनी दशा में आश्चर्यजनक सुधार दिखने लगा, 8 दिन में ही शुगर काउंट घट कर 356 पर आ गया और अगले पंद्रह दिन में यह 282 तक हो गया। व्हीटग्रास जूस लेने के छ: माह के भीतर ही शुगर काउंट 123 के सामान्य स्तर पर आ गया और हीमोग्लोबिन काउंट भी 12 के सामान्य स्तर पर आ गया। अब मैं अपने आप को ऊर्जान्वित पाता हूं और सैर करने भी जा रहा हूं। लगभग एक साल होने वाला है मैं अच्छा स्वास्थ्य बनाए रखने में सफल हूं....और पहले से कहीं ज़्यादा समृद्ध भी क्योंकि मैंने हेल्थ और वेल्थ दोनों ही पाए हैं।

जावेद खान (पुरुष, आयु-41 वर्ष), नोएडा, यू0पी0

मेरा ब्लड शुगर काफी समय से 242-250 के बीच रहता था। दवाईयों तथा परहेज के बावजूद कोई फर्क नहीं पड़ रहा था। फिर मुझे व्हीटग्रास के बारे में पता चला। मैंने

तुरन्त इसे पीना शुरु कर दिया। कुछ ही दिनों में मेरा शुगर घट कर 110-140 के बीच आ गया। व्हीटग्रास के इस असर से मैं बहुत प्रभावित हूं। यह मेरा जीवनभर का साथी बन गया है।

नरेन्द्र कुमार वर्मा, चेयरमेन, डायमंड पॉकेट बुक्स, नई दिल्ली

गेहूं के ज्वारे का लगातार 90 दिन तक सेवन करके मुझे लगा जैसे संजीवनी मिल गई हो। मधुमेह और ब्लडप्रैशर की कन्ट्रोल करने की उत्तम औषधि है।

आर्थराइटिस:

इंदिरा देसाई (महिला, आयु -78 वर्ष), शिमला

मेरे घुटनों में बहुत दर्द रहता था और आयु अधिक होने के कारण त्वचा पर पिगमेंटेशन भी हो गया था। मैं काफी लंबे समय से दवाएं ले रही थी पर कोई आराम आता नहीं दिख रहा था। फिर, मैंने उपचार के साथ व्हीटग्रास जूस लेना आंरभ किया और इसने तीन माह में ही मेरी तकलीफों को जड़ से उखाड़ दिया। अब मैं घुटनों में किसी भी तरह के दर्द के बिना आराम से चल सकती हूं और मेरे चेहरे की त्वचा भी पिगमेंटेशन से मुक्त हो गई है.......।

हार्टबीट कम होना:

सुनीता बाली (महिला, आयु -27 वर्ष), श्रीहरिकोटा

एक सामान्य स्वस्थ व्यक्ति का हार्टबीट काउंट 72 से 80 प्रति मिनट होता है। मेरे दिल की धड़कन 50 प्रति मिनट थी। इससे एनीमिया, कमजोरी व सिर चकराने की समस्या बनी हुई थी और वजन भी घटकर 41 किलो रह गया था। डॉक्टरों ने ऑपरेशन द्वारा पेसमेकर लगाने की सलाह दी थी, जिसका खर्च मैं सह नहीं सकती थी। फिर, उन्होंने मुझे आठ माह के इंजेक्शनों का कोर्स दिया परंतु उससे भी कोई लाभ नहीं हुआ। तब डॉक्टरों ने मेरे पति से कहा कि वे मुझे घर ले जाएं क्योंकि उनके पास पेसमेकर लगाने के सिवा कोई उपाय नहीं था। उस समय मेरे पति ने डॉ0 बिस्वरूप के डिज़ीज रिवर्सल सेमिनार में हिस्सा लिया और व्हीटग्रास जूस लेने के दो माह के भीतर ही मेरी हार्टबीट सामान्य स्तर पर आ गई। मेरा वजन आठ किलो तक

बढ़ा और एनीमिया की परेशानी भी हल हो गई....।

ललित रॉय (पुरुष, आयु-45 के लगभग), बेंगलरु

मुझे 2009 दिसंबर में दिल का दौरा पड़ा था। मैंने 2012 फरवरी से, पूरे एक माह तक प्रतिदिन 100मि.ली. व्हीटग्रास जूस लेना आरंभ किया व साथ ही खानपान में भी बदलाव लाया। मैंने जीरो ऑयल फूड को भी अपनाया। इस तरह एंजियोप्लास्टी के बिना ही मेरी ब्लॉकेज का स्तर 100 से 80 प्रतिशत पर आ गया है। अब छाती में पहले जैसा भारीपन महसूस नहीं होता। शरीर में स्फूर्ति बनी रहती है।

नीमियाः

सुमित गोयल (पुरुष, आयु-35 वर्ष), मैंगलोर

मैं काफी हताश और थका हुआ महसूस कर रहा था। डॉक्टरों ने रक्त परीक्षण के बाद बताया कि मैं आयरन के अभाव वाले एनीमिया के गंभीर रोगियों में से था। मुझे आयरन की गोलियां लेने को कहा गया। मैं पहले भी वह दवा ले चुका था। उनसे मेरा जी मिचलाता था और कब्ज हो जाती थीं। मैं उन्हें नहीं खाना चाहता था इसलिए मैं एनीमिया से बचाव के प्राकृतिक उपाय खोजने लगा।

डॉ0 बिस्वरूप के डिज़ीज रिवर्सल सेमिनारों में हिस्सा लेने के बाद मैंने व्हीटग्रास के लाभों के बारे में जाना। मैंने उसे पीने का निर्णय लिया और पूरी तरह से सफलता पाई।

जब उन्होंने पहले मेरे रक्त का परीक्षण किया था तो उसमें आयरन का स्तर काफी कम था। दो माह तक व्हीटग्रास जूस लेने के बाद मैंने रक्त परीक्षण करवाया तो आयरन का स्तर सामान्य आया।

उन दो महीनों में मैं सप्ताह में तीन दिन व्हीटग्रास जूस शॉट लेता था। वह जूस मेरे लिए सही जवाब था और उसके कोई साइड इफेक्ट भी नहीं थे।

पुरानी आदतें आसानी से नहीं जातीं:

अंजु दत्ता (महिला, आयु-32 वर्ष), नोएडा

कई सालों से मैं स्टैंडर्ड ऑफिस ड्रग, चाय व कॉफी छोड़ना चाह रही थी परंतु इसमें तब तक सफलता नहीं मिली, जब तक मैंने व्हीटग्रास जूस लेना शुरू नहीं किया।

फिर, यह एक नए आश्चर्य के रूप में सामने आया जिसकी मैंने कल्पना तक नहीं की थी। अब मैं इसे अपनी डाइट के तौर पर इस्तेमाल कर रही हूं और अंटशंट खाते रहने की मेरी आदत पर रोक लग गई है। मेरा वजन करीब छ: किलो अधिक था और मैं दो किलो तक कम भी कर चुकी हूं। अंतत: मैंने एक प्राकृतिक दवा पा ही ली। आशा करती हूं कि आप भी इसे आज़माने के बाद ही विश्वास कर सकेंगे।

इंसोमनेया और एंग्जायटी:

योगेश सैनी (पुरुष, आयु -42 वर्ष), जमशेदपुर

ऑफिस में काम की अधिकता और गहरे तनाव के कारण मैं काफी लंबे अरसे से पूरी नींद नहीं ले पा रहा था। इससे मेरे काम पर भी गलत असर होने लगा... फिर मैं डॉ0 बिस्वरूप राय चौधरी से मिला, जो दो बार गिनीज वर्ल्ड रिकॉर्ड होल्डर रह चुके हैं। उनके पास न केवल सबसे तेज मेमोरी का रिकॉर्ड है बल्कि उन्होंने केवल एक मिनट में 198 पुशअप करने का भी रिकॉर्ड बनाया है। तनाव और काम के भार से दबी इस वर्तमान जीवनशैली में कोई इतनी अच्छी सेहत कैसे बरकरार रख सकता है! तब उन्होंने अपना रहस्य मेरे सामने खोला। अब मैं उनके बताए मार्ग पर चल रहा हूं और दिन में दो बार नियमित रूप से व्हीटग्रास जूस लेता हूं। मैंने फर्क महसूस करना शुरू कर दिया है। मैं दिन बीतने के बाद भी ओस की तरह तरोताज़ा रहता हूं और पूरी शांति के साथ भरपूर नींद लेता हूं... डॉ0 राय को बहुत-बहुत धन्यवाद!

मेनोपाज़ की समस्याएं:

प्रोमिला बाली (महिला, आयु-50 वर्ष), पटियाला

मैं पचास साल की हूं और पिछले साल से मेनोपाज़ से पहले आने वाले सभी लक्षणों से जूझ रही थी। मैंने गाइनी से सलाह लेने के बाद काफी दवाएं आजमाई किंतु वे रासायनिक प्रकृति की होने के कारण मेरे लिए अच्छी नहीं थीं। तब मैं व्हीटग्रास जूस लेने लगी मैंने इतना बेहतर तो पहले कभी महसूस नहीं किया था। जूस ने मेरे सारे लक्षणों को गायब कर दिया जिनमें नींद न आना व जलन से ले कर हॉट फ्लैश तक सब कुछ शामिल था। इसके साथ ही मेरा शरीर भी अब ज्यादा बेहतर तरीके से काम करने लगा है। आंखों के नीचे कई सालों से बने काले धब्बे हट गए हैं। मेरी त्वचा इतनी अच्छी पहले कभी नहीं दिखी। मैं पिछले तीन माह से यह जूस ले रही हूं...।

दांत में दर्द व मुंह से बदबू आना:

विश्वजीत भट्ट (पुरुष, आयु -26 वर्ष), दिल्ली

मैंने सेहत को बरकरार रखने के लिहाज से व्हीटग्रास जूस लेना आरंभ किया क्योंकि मैं अपनी सेहत का ध्यान रखने वालों में से हूं... मैंने पाया कि मुझे पौष्टिक डाइट देने के साथ-साथ मेरे दांतों की सड़न भी रुक गई और कोई भी माउथफ्रेशनर प्रयोग में लाए बिना मुंह की बदबू से भी छुटकारा मिल गया....।

गैस्ट्रोइंटेस्टाइनल दशाएं:

पंकज धतवालिया (पुरुष, आयु -34 वर्ष), बेंगलुरु

मैं खानपान की अस्वस्थ आदतों के कारण कई तरह की गैस्ट्रोइंटेस्टाइनल तकलीफों से जूझ रहा था। डॉ. बिस्वरूप के सेमिनारों में मैंने शरीर के एसिड-एल्केलाइन संतुलन के बारे में जाना। मेरी खानपान की आदतों ने शरीर को एसिडयुक्त बना दिया था जिससे ये सारे रोग हो रहे थे। डॉ0 राय ने मुझे शरीर को एल्कालाइज़ करने के लिए व्हीटग्रास जूस पीने की सलाह दी। मैं उनकी सलाह से पिछले चार माह से यह जूस ले रहा हूं और ऐसा लगता है मानो मुझे कभी कोई तकलीफ थी ही नहीं... मैं पूरी तरह से स्वस्थ महसूस करता हूं... हालांकि मुझे कोई रोग नहीं रहा परंतु मैं इसे पीता रहूंगा क्योंकि यह बहुत पौष्टिक है और मुझे पूरे दिन ऊर्जा से भरपूर रखता है.....।

अल्सरेटिव कोलीटिस:

पूनम जायसवाल (महिला, आयु -31 वर्ष), आगरा

कोलीटिस बहुत दर्दनाक होता है और मैंने इस पीड़ा के साथ पांच साल बिताए हैं... लगातार दवा लेने के बावजूद हालत में कभी सुधार नहीं हुआ... मैंने विकल्प के तौर पर व्हीटग्रास लेने का मन बनाया... यह काफी अच्छा रहा और एक माह में ही मेरी जलन शांत हो गई... अब मैं बिना किसी तरह की परेशानी के तरह-तरह का भोजन खा सकती हूं। मेरा कोलीटिस घट गया है और मैं स्वयं को बेहतर महसूस करती हूं।

वीरेन्द्र सिंह (पुरुष, आयु-32 वर्ष), शिव दुर्गा बिहार, लक्कड़पुर, फरीदाबाद

मुझे सन् 2004 से अल्सर कोलाईटिस था। एलोपैथिक उपचार के बावजूद कोई सुधार

न था। डॉक्टरों ने हाथ खड़े कर दिए। तब मैं बाबा रामदेव जी के पास गया उन्होंने मुझे योगा करने की सलाह दी। मैंने योगा और व्हीटग्रास दोनों की शुरुआत की। एक साल तक व्हीटग्रास लेने के बाद आज मैं इस बीमारी से स्वतन्त्र होकर खुशहाल जिन्दगी जी रहा हूं।

स्मोकिंग:

बबलू वैद्य (पुरुष, आयु -27 वर्ष), पटना

मैं पांच साल की उम्र से ही चेन स्मोकर था। मैंने कई बार सिगरेट छोड़ने की कोशिश भी की पर असफल रहा। मेरी सेहत बुरी तरह से बिगड़ गई थी। फिर, मैंने डॉ0 बिस्वरूप के बिहेवियर मॉडीफिकेशन सेमिनारों में हिस्सा लिया और जाना कि अपनी गलत व अनुचित आदतों पर किस तरह रोक लगा सकता हूं। वहीं, मैंने अपनी गिरती सेहत को फिर से पाने के लिए व्हीटग्रास जूस के बारे में जाना। इसके सेवन से मेरी सेहत में सुधार हुआ और अब मैं नियमित रूप से इसे लेता हूं। मेरी स्मोकिंग की आदत भी छूट चुकी है और मैं खुद को रेस के घोड़े की तरह ऊर्जा से भरपूर पाता हूं..।

सोहनी बाई (महिला, आयु-70 वर्ष), बेंगलुरु

मैं काफी समय से बिस्तर पर थी। पूरे शरीर में इतना पसीना आता था कि मैं पूरी तरह से नहा जाती। दिन में दो-तीन बार पसीने के कारण दशा बुरी हो जाती। कभी-कभी पक्षाघात के दौरे से भी पड़ते जो कि बाद में ठीक हो जाते थे। मुझे दिन-रात ढ़ेरों दवाईयां निगलनी पड़तीं। मैं गोलियां खा-खा कर तंग आ गई थी। जीवन निरस जान पड़ता था। तब मेरे बेटे ने मुझे प्रतिदिन हर दो-दो घंटे बाद व्हीटग्रास जूस की 20मि0ली0 मात्रा देनी आरंभ की। इससे मुझे कुछ ही दिन में फर्क महसूस हुआ। अब मैं स्वस्थ हूं और दवाएं भी नहीं लेनी पड़तीं।

पीसीओएस (पॉलीसिस्टिक ओवरी सिंड्रोम):

रिंकी तोमर (महिला) रिकार्ड मैंनेजमेट प्रमुख, इंडिया बुक ऑफ रिकॉर्ड्स

यह महिलाओं में पाए जाने वाले सामान्य एंडोक्राइन डिसऑडर्स में से एक है। यह हारमोनल डिसऑर्डर महिलाओं के प्रजनन स्वास्थ्य में बाधा देता है। मैं पिछले छः माह से व्हीटग्रास जूस ले रही हूं और प्रसन्न हूं कि मैंने इस सिंड्रोम से छुटकारा पा लिया है।

अध्याय-25

दुनिया की सबसे स्वस्थ जनजातियां

इस धरती का प्रत्येक प्राणी हमेशा के लिए जीवित रहते हुए, युवा व खूबसूरत दिखना चाहता है। किंतु जीवन के बारे में आपका जो भी दर्शन या विचार क्यों न हों, इस तथ्य को किसी भी दृष्टि से न तो नकारा जा सकता है और न ही भुलाया जा सकता है कि हममें से प्रत्येक, हर बीतते दिन के साथ वृद्ध होता जा रहा है। हममें से कईयों के लिए वृद्धावस्था का उल्लेख मात्र भी दुख व पीड़ा का विषय है क्योंकि प्राय: इस अवस्था को गिरती सेहत, कमजोरी, सुंदरता में कमी आदि से जोड़ दिया जाता है। हमें वृद्धावस्था एक शाप जैसी दिखने लगती है।

पिछले सौ सालों में हमने औसत संभावित आयु में लगभग तीस वर्ष जोड़े हैं किंतु जीवन के अंतिम सालों को प्रसन्नता से नहीं बल्कि दयनीय दृष्टि से देखा जाता है। इसे दुख, पीड़ा और रोगों से जोड़ कर देखा जाता है। लोग लंबी आयु पाने के बाद भी बार-बार रोगग्रस्त होते हैं। दूसरे शब्दों में कहें तो हमने मनुष्य का संभावित आयु काल तो बढ़ा दिया किंतु मनुष्य के स्वास्थ्य काल को नहीं बढ़ा सके।

किंतु इसे हम सब के लिए सत्य नहीं मान सकते। जिन लोगों ने अपने शरीर व जीवन के प्राकृतिक बल के साथ सामंजस्य रखते हुए जीना सीखा है, उनके लिए सब कुछ बहुत अलग है। ऐसी अनेक सभ्यताएं हैं, जिनके तौर-तरीके समय की कसौटी पर खरे उतरे हैं और अच्छी सेहत व खुशियों का संदेश भी देते हैं। अनेक ऐसे स्थान हैं जहां के लोग 70/80 व यहां तक कि 90 साल की आयु में भी पूरी तरह से स्वस्थ व उर्जान्वित होते हैं। उनके रहस्य अब रहस्य नहीं रहे। पता चला है कि हम सबके पास भी वैसे ही साधन मौजूद हैं जिनके बल पर हम पूरी तरह से सक्रिय, उत्पादक व संसाधनों से भरपूर बने रह सकते हैं व लंबी आयु पा सकते हैं।

आइए हम दुनिया में सबसे अधिक लंबी आयु पाने वाले स्वस्थ लोगों के बारे में जानें व समझें कि उनके स्वस्थ व दीर्घायु जीवन को पाने का राज क्या है?

वे हैं:

1. अबख़ाज़िया- कॉकैशस के पूर्वज।

2. विल्काबंबा- अमर युवाओं की घाटी।

3. हुंज़ा- वे लोग जो नब्बे साल की आयु में नाचते हैं।

4. ओकीनावा के सौ वर्ष तक जीने वाले लोग।

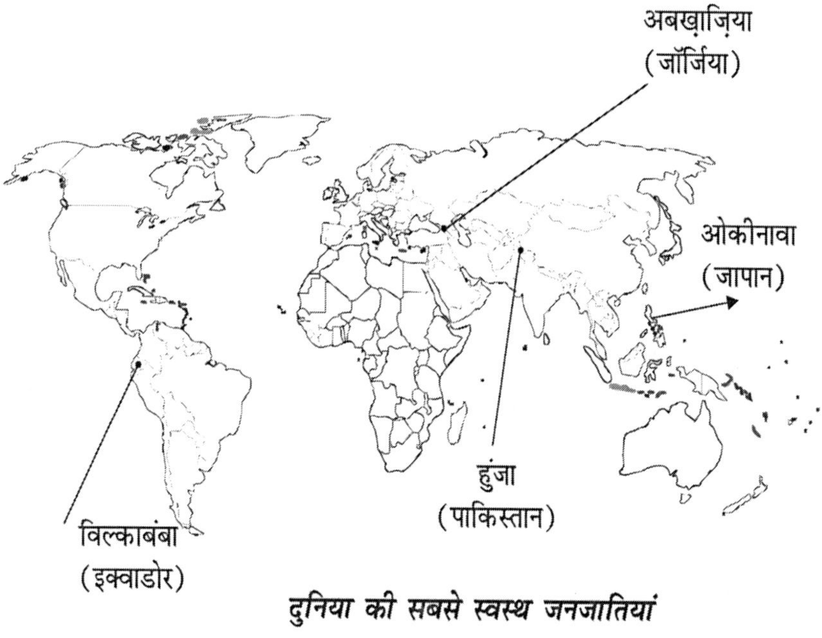

दुनिया की सबसे स्वस्थ जनजातियां

अबख़ाज़िया:

यह सोवियत जॉर्जिया में ऑटोनॉमस प्रांत है। यह ब्लैक सी के पूर्वी किनारे व प्रमुख कॉकैशस रेंज की क्रेस्टलाइन के बीच तीन हजार वर्गमील में फैला है। इसके उत्तर में रशिया तथा दक्षिण में जॉर्जिया की सीमा लगती है।

यह क्षेत्र खासतौर पर लंबी आयु वाले लोगों के निवास स्थान के रूप में जाना जाता है। यहां तकरीबन सभी लोग सौ वर्ष से अधिक आयु वाले होते हैं। ये लोग अपने इतने लंबे जीवनकाल के बावजूद ऊर्जा व जीवनी शक्ति बनाए रखते हैं।

वे पारंपरिक तौर पर शाकाहारी हैं। उनके नाश्ते में प्राय: बाग से तोड़ी गई ताजी सब्जियां ही होती हैं। वसंत के मौसम में वे जलकुंभी, हरे प्याज और मूलियां खाते हैं और गर्मियों व पतझड़ में टमाटर व खीरे ज्यादा पसंद किए जाते हैं। जबकि सर्दियों के सलाद में खीरे का अचार, टमाटर, मूली, पत्तागोभी व प्याज आदि खाए जाते हैं। वहां के लोग तीनों बार के भोजन में अपना प्रिय खाद्य पदार्थ 'अबिस्टा' खाते हैं, यह मक्का से बना दलिया होता है, जिसे ताजा-ताजा पका कर गर्म ही परोसा जाता है। वे अपने ही बागों के फल खाते हैं। वहां चैरी, खुमानी, नाशपाती, आड़ू, बेर, अंजीर, बैरीज़, अंगूर व सेब आदि फल होते हैं। जो फल ताजा नहीं खाया जाता, उसे सर्दियों के लिए सुखा कर रख लेते हैं। ताजे अचार व सब्जियां या तो कच्चे खाए जाते हैं या उनमें बहुत कम मात्रा में पानी डाल कर पकाया जाता है। बचे भोजन को फेंक देते हैं। वसा के रूप में वे मेवे लेते हैं। बादाम, पेकन, बीचनट्स व हेज़लनट्स उनके भोजन का अंग हैं। वे बहुत कम मात्रा में मांस का सेवन करते हैं। वे चीनी, नमक व मक्खन भी नहीं खाते।

कुल मिला कर वे सीमित मात्रा में प्रोटीन लेते हैं। वसा मेवों से, कार्बोहाइड्रेट्स सब्जियों, फलों व साबुत अनाजों जैसे कार्नमील अबिस्टा से मिल जाता है।

विल्काबंबा: अमर युवाओं की घाटी:

विल्काबंबा जनजाति के लोग भी लंबी आयु के लिए जाने जाते हैं। यह इक्वाडोर एंडीज़ पर्वत पर छोटा सा शहर है और पेरुवियन सीमा से अधिक दूर नहीं है। पर्वत की समुद्रतल से ऊंचाई करीब 4500 फीट है।

यह वह स्थान है जहां शरीर को क्षति देने वाले रोग लोगों के पास फटक तक नहीं पाते। उन्हें दिल के रोग, कैंसर, मधुमेह, स्ट्रोक, सिरोसिस, सुन्न पड़ने या आर्टियोक्लेरोसिस जैसे रोग नहीं सताते। वहां रहने वाले लोग प्राय: सौ से भी अधिक साल तक जीते हैं।

उनका आहार भी तकरीबन शाकाहारी ही है जिसमें साबुत अनाज, फल, सब्जियां, बीज, बींस व मेवे आदि शामिल होते हैं। उनके भोजन में कैलोरी की मात्रा काफी कम होती है इसलिए वहां अधिक वजन वाले लोग भी नहीं होते।

उन्हें सब्जियों, कई तरह के अनाज व बींस से प्रोटीन की मात्रा मिलती है। कार्बोहाइड्रेट रिफाइंड नहीं होते व मक्का, क्विनोवा, गेहूं व बार्ली आदि से मिलते हैं। इनके साथ ही आलू, यक्का व शकरकंदी को भी शामिल कर सकते हैं। वे एवोकाडो के बीजों व नट्स से वसा की पूर्ति करते हैं।

हुंजा: जो लोग नब्बे साल की आयु में नाचते हैं:

हुंजा पाकिस्तान के सबसे उत्तरी छोर पर रहते हैं, जहां पाकिस्तान रशिया व चीन से मिलता है। वे लोग असाधारण रूप से एक ऐसी उपजाऊ घाटी में रहते हैं, जो पिछले दो हजार सालों से दस हजार से तीस हजार की जनसंख्या को अकेले ही पालती आई हैं, वे लोग पूरी दुनिया से कटे हुए हैं।

वे अपने यहां विभिन्न प्रकार के फल उगाते हैं जिनमें खुमानी, नाशपाती, आडू, सेब, आलूबुखारा, अंगूर, चेरी, शहतूत व जंगली बेर आदि शामिल हैं। वहां गेहूं, बार्ली, ज्वार व बाजरा आदि अनाज पाए जाते हैं और एक घास का मोती जैसा बीज जाब्स टीयर्स कहलाता है।

उनके आहार में सब्जियों की अहम भूमिका है । मस्टर्ड ग्रीन्स, मूली, बींस, चिकपी, पालक, गाजर, शलगम, आलू, मूली, दालें, अंकुरित लेग्यूम के अलावा कई तरह के कद्दू व स्क्वैश भी खाए जाते हैं। वे फ्लैक्स मील उगाते हैं और तकरीबन हर समय के भोजन में उसका प्रयोग होता है।

वे लोग बिना पकाए भोजन को खाने में ज्यादा विश्वास रखते हैं। लगभग अस्सी प्रतिशत भोजन बिना पकाए ही खाया जाता है। वे लोग दालों, बींस व मटरों को कई दिन तक पानी में भिगो देते हैं और पानी से निकाल कर गीले कपड़े पर धूप में रखते हैं। जब वे अंकुरित होने लगते हैं तो उन्हें कच्चा खाया जाता है।

सब्जियों को पकाते समय हल्का सा पानी मिला कर भाप में गलाया जाता है और सब्जियां पकाने में इस्तेमाल किए गए पानी को भी साथ ही पी लिया जाता है।

इन तीनों जनजातियों के बूढ़े लोग अपनी लंबी उम्र के बावजूद पूरी तरह से स्वस्थ व जीवनी शक्ति से ओतप्रोत रहते हैं। दरअसल, तथ्य यही है कि ये लोग उन सभी जीवनशैली से जुड़े रोगों से ग्रस्त नहीं होते जिनसे आज पूरा विश्व जूझ रहा है।

ओकीनावा के सौ बरस जीने वाले लोग:

दक्षिण में बसा जापानी शहर ओकीनावा 161 सुंदर द्वीपों के मेल से बना है, जहां करीब 1.4 मिलियन लोग रहते हैं। यहां फ्लोरा व फॉना भरपूर हैं। यह स्थान सुदूर पूर्व में सबसे अधिक अमेरिकी सैन्य उपस्थिति के लिए जाना जाता है तथा लंबे व खूनी दूसरे विश्वयुद्ध का भी साक्षी रहा है।

अब ओकीनावा को एक ऐसे स्थान के रूप में जाना जाने लगा है जहां सबसे अधिक आयु वाले स्वस्थ लोग रहते हैं।

शोधकर्ता कहते हैं कि प्राय: आपको ओकीनावा में ऊर्जा से भरपूर ऐसे परदादा भी देखने को मिल जाएंगे जो अपने घरों में रह रहे हैं, वे अपने बगीचों की स्वयं देखरेख करते हैं और सप्ताहांत पर उनके पोते-पोतियां उनसे मिलने आते हैं, जो स्वयं वरिष्ठ नागरिकों की सूची में आ चुके हैं। यहां के अनेक लोग सौ साल की आयु होने पर भी पूरी तरह से स्वस्थ, सक्रिय और जवां दिखते हैं। यदि आप वृद्ध ओकीनावा वासियों से इसका राज पूछें तो वे अपने पौष्टिक व संपूर्ण आहार की ओर संकेत कर देते हैं।

उनका आहार जापानी आहार से कैलोरी में औसतन बीस प्रतिशत कम है और उसमें तीन सौ प्रतिशत हरी व पीली सब्जियां शामिल हैं, खासतौर पर शकरकंदी भी! उनका आहार कम वसायुक्त होता है और औसतन जापानी आहार से अनाज की मात्रा पचहत्तर प्रतिशत अधिक होती है। इसमें थोड़ी मात्रा में मछली व अधिक मात्रा में सोया व लेग्यूम शामिल हैं।

ओकीनावा वासी कभी आवश्यकता से अधिक नहीं खाते और आहार के दो नियमों का पालन करते हैं:

पहला नियम: अस्सी प्रतिशत तक भरपेट खाओ।

दूसरा नियम: स्वस्थ भोजन खाओ, पादप स्रोतों से प्राप्त!

1951 में, ओकीनावा पर यूएस का कानूनी हक हो गया और 1972 तक वह यूएस सेना के अधीन रहा। अमेरिकी उपस्थिति ने ओकीनावा की संस्कृति व जीवनशैली को काफी हद तक प्रभावित किया। अमेरिकी सिपाहियों के साथ अमेरिकी फास्ट फूड रेस्त्रां आए। मैक्डोनाल्ड, केएफसी, बर्गरकिंग व बास्किन-रॉबिंस जाना-पहचाना

नाम बन गए। ओकीनावा में अब पूरे जापान के मुकाबले सबसे अधिक हैमबर्गर रेस्त्रां हैं। इन प्रभावों के चलते नई पीढ़ी के लोग प्रोसेस्ड भोजन, मांस, चीनी, कॉर्न सिरप, बर्गर व पिज्जा खा रहे हैं। जिन शतायु (सौ साल जीने वाले) ओकीनावा वासियों पर अध्ययन किए गए थे, वे अब भी कम कैलोरी युक्त, पौधों से प्राप्त आहार ही लेते हैं परंतु उनकी नई पीढ़ियों को प्रोसेस्ड फूड अधिक भाता है।

आज ओकीनावा वासी चालीस-पचास बरस की उम्र में ही मोटापे की चपेट में आ जाते हैं । दिल के दौरों से मरने वालों की गिनती तेजी से बढ़ रही है। जापान में मोटापे की सबसे ऊंची दर, कार्डियोवैस्क्युलर रोगों का खतरा, कोरोनरी हार्ट रोगों का खतरा व असमय होने वाली मौतों का खतरा बढ़ता ही जा रहा है।

आज ओकीनावा में हम दोनों प्रकार के लोगों को देख सकते हैं, स्वस्थ व्यक्तियों के उदाहरण और इसके विपरीत भी! वे दोनों एक ही जीनी पूल में मौजूद हैं और एक ही समय में हैं। यहां वैज्ञानिक शोधकर्ता बड़ी सूक्ष्मता से उनका परीक्षण कर सकते हैं ।

हम देख सकते हैं कि दुनिया के असाधारण रूप से स्वस्थ व लंबी आयु पाने वाले लोगों की आहार संबंधी आदतें तकरीबन एक सी ही हैं:

1. वे कुल मिला कर कैलोरी की बहुत कम मात्रा लेते हैं।
2. वे साबुत अनाज, सब्जियों व फलों से भरपूर मात्रा में अच्छे कार्बोहाइड्रेट्स ग्रहण करते हैं।
3. वे डिब्बाबंद भोजन की बजाय ताजे व मौसमी फलों और सब्जियों को ही भोजन के रूप में ग्रहण करते हैं।
4. वे बहुत कम मात्रा में वसा लेते हैं और जो भी वसा लेते हैं, वह प्राकृतिक स्रोतों से होती है, जैसे- बीज, मछली व मार्जरीन आदि।
5. वे पादप स्रोतों से ही प्रोटीन की मात्रा लेते हैं जिनमें बींस, मटर, साबुत अनाज, बीज, मेवे व नट्स आदि शामिल हैं।
6. वे पालक, बार्ली व व्हीटग्रास जैसी हरी पत्तेदार सब्जियों का जूस भरपूर मात्रा में पीते हैं।

	अबख़ाज़िया	विल्काबंबा	हुंज़ा	ओकीनावा
कार्बोहाइड्रेट से प्राप्त कैलोरी प्रतिशत	65%	74%	73%	72%
वसा से प्राप्त कैलोरी प्रतिशत	20%	15%	17%	18%
प्रोटीन से प्राप्त कैलोरी प्रतिशत	15%	11%	10%	10%
कुल दैनिक कैलोरी (वयस्क पुरुष)	1900	1800	1900	1900
वनस्पति भोजन से प्राप्त आहार प्रतिशत	90%	99%	99%	94%
जंतु भोजन से प्राप्त आहार प्रतिशत	10%	1%	1%	6%
नमक की खपत	कम	कम	कम	कम
चीनी की खपत	0	0	0	0
मोटापे की प्रवृत्ति	0	0	0	0

नवंबर 2005 में नेशनल जियोग्राफिक ने ' द सीक्रेट्स ऑफ लिविंग लांगर' के नाम से एक लेख छापा। इनमें लंबी आयु पाने वाले तीन समकालीन समूहों का वर्णन था जिनमें जापान के ओकीनावा, इटली के सारदीनी व कैलीफोर्निया के लोमालिंडा शामिल थे। वे सब पौधों से मिलने वाला आहार लेते थे। नेशनल जियोग्राफिक ने लेख के अंत में उनके लंबे जीवन के रहस्य को केवल दो शब्दों में प्रकट किया- शाकाहारी बनें! (गो वेजिटेरियन!)

अध्याय -26

व्हीटग्रास के संबंध में मीडिया के विचार

The New York Times Expect the World® 4 जनवरी 1998	व्हीटग्रास...यह आपके पूरे तंत्र की सफाई कर देती है और आपके ऑक्सीजन छिद्रों को खोल देती है।
The Seattle Times 6 अक्टूबर 2009	सच्चे विस्वासियों के लिए व्हीटग्रास पौष्टिकता के होली ग्रेल से कम नहीं है। यह शरीर से दवाओं के जमाव को घटाती है। जहरीले प्रभावों को न्यूटरालाइज़ करती है। लिवर की शुद्धि करते हुए दांतों की सड़न भी रोकती है।
abc NEWS 10 अगस्त 2011	व्हीटग्रास शरीर की शुद्धि के साथ-साथ वृद्धावस्था की प्रक्रिया को भी रोकती है।
Los Angeles Times 16 जून 2003	यह दांतों की सड़न रोकती है। कॉलेस्ट्राल का स्तर घटाती है। घावों को भरने में सहायक है। बाल सफेद होना कम करती है। पाचन में सुधार करते हुए कैंसर के उपचार में भी सहायक होती है।
TIME 22 जुलाई 1940	संक्रमण के 1200 मामलों में क्लोरोफिल उपचार का प्रयोग किया गया जिनमें पेरीटोनिटिस से ले कर पायरिया व आम जुकाम तक शामिल थे। फेफड़ों व मस्तिष्क में फोड़े व पेरीटोनिटिस नामक पेट के संक्रमण के लिए, प्रभावित क्षेत्र पर नमकीन पानी में मिला क्लोरोफिल द्रव्य लगाया गया। इस उपचार को गीली पट्टी या मुलायम रबर ट्यूब के माध्यम से दिया गया। क्लोरोफिल पेस्ट से इंडोलेंट अल्सर व वीपिंग स्किन रोगों का उपचार किया गया.....

BBC NEWS मंगलवार 10 अप्रैल 2007	व्हीटग्रास इतने पौष्टिक तत्वों से भरपूर है कि वे हमारी सेहत के लिए निश्चित रूप से अच्छे हैं।
planet green मंगलवार, 30 दिसंबर 2008	▯ व्हीटग्रास एक शक्तिशाली डीटॉक्सीफायर(हैंगओवर कर्व)है। ▯ इसे पेट के अल्सर, अल्सरेटिव कोलीटिस, कब्ज, डायरिया व दूसरे गैस्ट्रोइंटेस्टाइनल मामलों के सफल उपचार में सहायक पाया गया।
THE ASIAN AGE 20 जून 2010	व्हीटग्रास विटामिन ई, आयरन व विटामिन बी समूह के दूसरे विटामिनों की अच्छी आपूर्ति के अलावा शरीर को आवश्यक पोषक तत्व व खनिज पदार्थ भी प्रदान करता है।
The Statesman 14 मई 2011	चूंकि नियमित ब्लड ट्रांसफ्यूजन दर्दनाक और खर्चीले भी थे इसलिए डॉ0 मुखर्जी ने अशीम को सलाह दी कि वह मोइनम को व्हीटग्रास जूस पिलाए क्योंकि इससे थैलीसीमिया रोगियों में रक्त चढ़वाने की आवश्यकता घट जाती है.........
the pioneer 22 जून 2011	विभिन्न पौष्टिक तत्वों से भरपूर व्हीटग्रास एक पावर पैक बूस्टर है...यह दूसरे रोगों के साथ-साथ मधुमेह पर काबू पाने में भी सहायक है।

DECCAN HERALD 5 मई 2006	व्हीटग्रास अमीनो एसिड, विटामिन, मिनरल व क्लोरोफिल का आर्गेनिक पावरहाउस है। यह पाचन तंत्र को साफ करते हुए जहरीले तत्वों को बाहर निकालती है। इसे पचाना बेहद आसान है और इससे रोग प्रतिरोधक क्षमता में सुधार होता है। क्या आप जानते हैं कि एक ओ जैड व्हीटग्रास जूस में 2.5 एलबीएस हरी पत्तेदार सब्जियों के पोषक तत्व पाए जाते हैं।
DECCAN Chronicle 23 जून 2011	मृदा की बुरी दशाओं व रीफाइनिंग के कारण हम पौष्टिकता से रहित ऐसा भोजन कर रहे हैं जो हमें कोई पोषण नहीं दे पा रहा। इससे सेल्युलर स्तर पर निरंतर भूख बनी रहती है। **समाधानः** अपनी सेल्युलर भूख को शांत करने के लिए सुपरफूड व्हीटग्रास की मदद लें। वाह! आप कम खा कर भी अधिक संतुष्ट महसूस करेंगे और वह भी डायटिंग के बिना!
THE HINDU 1 मई 2005	व्हीटग्रास पोषक तत्वों से भरपूर है। यह अच्छी सेहत बरकरार रखने के साथ-साथ दमा, जलन व आर्थराइटिस आदि रोगों से भी छुटकारा दिलाती है। व्हीटग्रास या इसका जूस कई तरह के दीर्घकालीन रोगों से लड़ते हैं जिनमें सादे एनीमिया से ले कर ल्यूकेमिया, त्वचा की खरोंच से ले कर कैंसर व पेट के कीड़ों से ले कर अल्सर तक शामिल हैं।
THE TIMES OF INDIA 5 फरवरी 2009	सन् 2006 में एनआरएस मेडिकल कॉलेज, नेताजी सुभाष कैंसर रिसर्च इंस्टीट्यूट व सेंट्रल आयुर्वेदिक ड्रग रिसर्च के वैज्ञानिकों ने मिल कर व्हीटग्रास की विशेषताओं का विश्लेषण किया।

HindustanTimes 21 जुलाई 2011	धातु व रासायनिक टॉक्सिन एड्रेनिल थकान को बढ़ाते हैं। कम से कम दो गिलास व्हीटग्रास पिएं व अपने शरीर को जहरीले पदार्थों से मुक्त कर दें.... **व्हीटग्रास जूसः** यह जूस उनके लिए किसी चमत्कार से कम नहीं है जो हाइपरटेंशन के शिकार हैं क्योंकि यह मैग्नीशियम व पोटाशियम का समृद्ध स्रोत है। दोनों ही मिनरल ब्लडप्रेशर घटाते हैं। इन दोनों की पर्याप्त मात्रा मिलने से आपके द्वारा ली जा रही दवा की खुराक भी कम हो सकती है।
Chandigarh **Tribune** चंडीगढ़, 26 जून	अनेक थैलीसीमियाग्रस्त रोगी ऐसे हैं जिन्हें हर कुछ सप्ताह बाद कई यूनिट रक्त चढ़ाना पड़ता है। व्हीटग्रास उनके लिए किसी रामबाण से कम नहीं है.....
The Tribune रविवार, 7 जनवरी 2001	**व्हीटग्रास जूसः** धरती पर चमत्कार, क्लोरोफिल व्हीटग्रास का सबसे महत्वपूर्ण तत्व है। यह क्लोरोप्लास्ट में पाया जाता है जो सूर्य के प्रकाश की मदद से पोषक तत्व उत्पन्न करता है। इस प्रकार एक वैज्ञानिक, डॉ0 बरशर के शब्दों में यह कंसन्ट्रेटिड सोलर एनर्जी है। हालांकि, यह तत्व सभी हरे पौधों में पाया जाता है किंतु व्हीटग्रास ही क्लोरोफिल पाने का सबसे बेहतर स्रोत है।

अध्याय -27

मेडिकल जर्नल्स से लिए गए रेफरेंस

जर्नल/ यूनीवर्सिटी/ रिसर्च सेंटर	रेफरेंस
http://tuh.templehealth.org/content/default.htm# **Temple University**	टेंपल यूनिवर्सिटी अस्पताल में डॉ0 राबर्ट फर्गूसन और रिडपैथ व थॉमस केरोल टेंपल यूनिवर्सिटी डेविस द्वारा इलाज किए गए एक हजार से भी अधिक मामलों में, 'एक भी मामला ऐसा दर्ज नहीं किया गया जिसमें सुधार या चिकित्सा.... नहीं हुए थे।'
UTHealth The University of Texas Health Science Center at Houston Texas Medical Center® An Orginization of Non-Profit Healthcare Providers	1980 में, यूनिवर्सिटी ऑफ टैक्सास मेडिकल सेंटर के डा चिउ नान लई ने रिपोर्ट दी कि व्हीटग्रास व अन्य हरी सब्जियों के सत्व से कैंसर का प्रभाव उत्पन्न करने वाले दो म्यूटाजंस (बेंजोपाइरीन व मिथाइलकालें थ्रिन) हैं। सब्जी में क्लोरोफिल की मात्रा जितनी अधिक होगी कार्सीनोजन से उतना ही अधिक बचाव होगा।
MSNJ MEDICAL SOCIETY OF NEW JERSEY	डा0 एस ए चरनोमस्की ने, 1988 में न्यू जर्सी मेडिकल जर्नल के एक लेख में कहा कि जिन रोगियों के घाव देर से भरते हैं, उनकी चिकित्सा अब भी खेदजनक अवस्था में है और क्लोरोफिल कंपाउंडों का बढ़ता प्रयोग इस क्षेत्र में कई विकल्प प्रस्तुत कर सकता है...

Oregon State UNIVERSITY	पिछले पचास से भी अधिक वर्षों से, बिना किसी दुष्प्रभाव के, क्लोरोफिल का प्रयोग भीतरी डियोड्रेंट के रूप में व देरी से घाव भरने वाले रोगियों की चिकित्सा में किया जाता रहा है। क्लोरोफिल्स और क्लोरोफाइलिन कुछ दूसरे रसायनों के साथ मिल कर ऐसे मोलीक्यूलर कॉम्प्लैक्स बनाते हैं जो कैंसर का कारण बनने की आशंका उत्पन्न करते हैं और ऐसा करते हुए कारसीनोजनिक प्रभावों को रोक भी सकते हैं। इस विषय में सावधानीपूर्वक अध्ययन नहीं किए गए कि क्या वैसा ही तंत्र आवश्यक पोषक पदार्थों की मात्रा ग्रहण करने की क्षमता को भी सीमित कर सकता है।
The American Journal of Surgery	**ग्रसकिन, बी 1940**- गंभीर व दमनशील रोगों में क्लोरोफिल का उपचारक प्रभाव। **कोलिंग्स, जी, 1945**- जलन को मिटाने के लिए व्हीटग्रास के क्लोरोफिल का प्रयोग। अमेरिकन जर्नल ऑफ सर्जरी 70:58-63
JOURNAL OF BIOLOGICAL CHEMISTRY 2009 Annual Meeting Compendium	कोहलर, जी, 1944- घासों के रसायन की वृद्धि की अवस्थाओं का प्रभाव। कोहलर, जी, 1939- हीमोग्लोबिनसिंथेसिस में पाइरोल सम्मिलित पिगमेंट का संबंध। जर्नल ऑफ बायोलॉजीकल केमिस्ट्री। 128:501-509 कोहलर, जी, रैंडल, एस एंड वैगनर, जे 1939-द ग्रास जूस फैक्टर।

The Japanese Journal of PHARMACOLOGY The Japanese Pharmacological Society	नगाई, एच निशीयोरी टी डाईकोकू एम एंड कोडा ए 1983 सोडियम कॉपर क्लोरोफाइलिन की इम्यूनोफार्मोकोलॉजिकल स्टडीज़।
ARCHIVES INTERNAL MEDICINE	पाटेक, ए 1936- क्लोरोफिल व रक्त का रीजेनेरेशन।
The Journal of Physiology A publication of The Physiological Society	हयूग्स जे एंड लैटनर, ए 1936- हैम्ब्रिज के बाद व्हीटग्रास व हीमोग्लोबिन रीजेनेरेशन।

अध्याय-28

व्हीटग्रास इस्तेमाल करने वाली हस्तियां

लांस आर्मस्ट्रांग 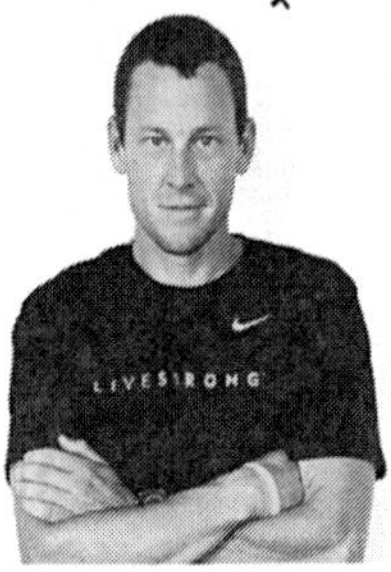 	लांस एडवर्ड आर्मस्ट्रांग (18 सितंबर, 1971) एक अमेरिकी भूतपूर्व व्यावसायिक रोड रेसिंग साइकलिस्ट है, जिसने टैस्टीकुलर कैंसर से बचाव के बाद, टूर डि फ्रांस नामक खिताब लगातार सात बार जीता। वह कैंसर रिसर्च व स्पोर्ट के लिए बने लांस आर्मस्ट्रांग फाउंडेशन का संस्थापक व चेयरमैन भी है। उसने आखिरी बार यूसीआई प्रो टीम 'टीम रेडियो शाक' के लिए सवारी की। अक्टूबर 1996 में उसे पता चला कि वह टैस्टीकुलर कैंसर से ग्रस्त था जो कि उसके दिमाग और फेफड़ों तक फैल चुका था। उसके कैंसर के इलाज में दिमाग व टैस्टीकुलर सर्जरी के अलावा कीमोथैरेपी भी शामिल थी और आरंभिक नतीजे काफी बुरे रहे। फिर, उसने व्हीटग्रास जूस की मदद ली और जल्दी ही स्वस्थ होने लगा। वह फिर से अपनी दुनिया में लौट आया और 1999 से 2005 तक लगातार टूर डि फ्रांस जीता। वह एकमात्र व्यक्ति है जिसने लगातार सात बार जीत कर उस व्यक्ति का रिकॉर्ड तोड़ा जो पहले लगातार पांच बार जीता चुका था।
बिल क्लिंटन 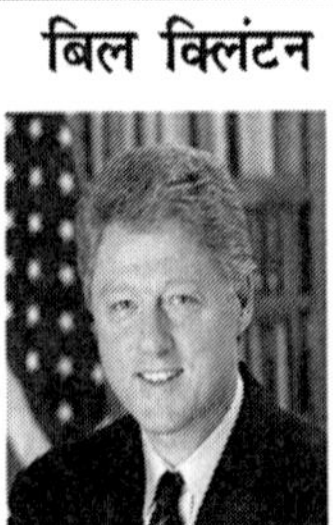	भूतपूर्व यूएस राष्ट्रपति, जो कि अपने बारबेक्यू, मैकडोनाल्ड और केएफसी प्रेम के लिए जाने जाते थे, उन्होंने अपने दिल के रोगों पर काबू पाने के लिए आहार में जबरदस्त बदलाव लाने के प्रयत्न किए जो सफल रहे। अब उनके नए वैगन फूड (इसमें दूध व इससे बने पदार्थ

	भी नहीं लिए जाते।) में प्रतिदिन व्हीटग्रास जूस लेना भी शामिल है।
बैकस्ट्रीट ब्वॉयज़ 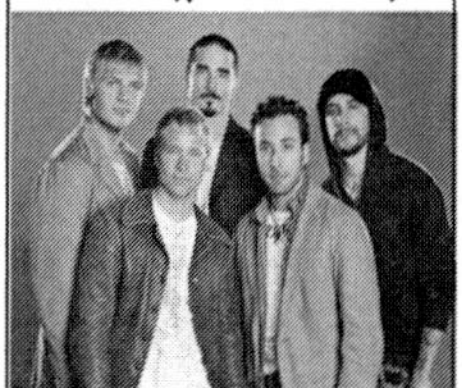	बैकस्ट्रीट ब्वॉयज़ (बीएसबी) एक अमेरिकी वोकल ग्रुप है। वे 1996 में अपने पहले इंटरनैशनल एलबम बैकस्ट्रीट ब्वॉयज़ से जाने गए। 1997 में बैकस्ट्रीट बैक और यूएस में उनकी पहली एलबम ने उन्हें सफलता के शिखर तक पहुंचा दिया। 1999 में आई एलबम ने उन्हें सुपरस्टार बना दिया और 2000 में आई ब्लैक एंड ब्ल्यू तो और भी सुपरडुपर हिट रही। तीन साल तक अलग रहने के बाद बैंड फिर से एक हुआ और तीन एलबम रिलीज़ कीं: नेवर गॉन (2005), अगब्रेकेबल (2007), दिस इज़ अस (2009)। बैकस्ट्रीट ब्वॉयज़ हमेशा मंच पर जाने से पहले व्हीटग्रास जूस का शॉट लेना पसंद करते हैं क्योंकि उनका मानना है कि इससे उनकी ऊर्जा के स्तर में वृद्धि होती है तथा वे बेहतर तरीके से प्रदर्शन कर पाते हैं।
केट मॉस 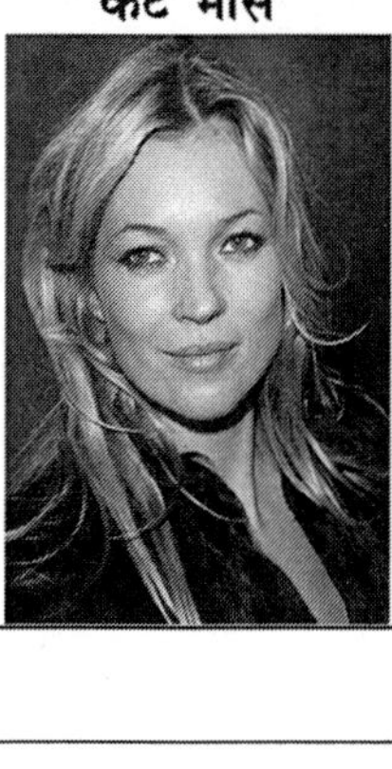	केट मॉस एक इंग्लिश सुपरमॉडल हैं। वह अपनी फिगर के लिए जानी जाती हैं और 1990 के दशक में उनकी लोकप्रिय हीरोइन चिक लुक ने ही उसे सुपरमॉडल बनाया। वह अपने विवादित निजी जीवन, हाईप्रोफाइल संबंधों, पार्टी लाइफस्टाइल और ड्रग्स लेने के लिए भी जानी जाती हैं। केट ने मॉडलिंग की लुक को बदला और

	ईटिंग डिसऑर्डर्स व साइज जीरो फैशन में अपनी भूमिका पर ग्लोबल वाद-विवाद को जन्म दिया। 2007 में वह फॉर्ब्स की सबसे ज्यादा कमाने वाली मॉडल्स की सूची में दूसरे नंबर पर आई, उनकी अनुमानित आय एक साल में करीब $9 मिलियन थी। केट ने स्वस्थ जीवनशैली अपनाने के लिहाज़ से व्हीटग्रास जूस लेने का निर्णय लिया। वह सुबह उठते ही और शाम को रिफ्रेशमेंट के तौर पर व्हीटग्रास जूस ही लेती हैं।
एलिजाबेथ हर्ले 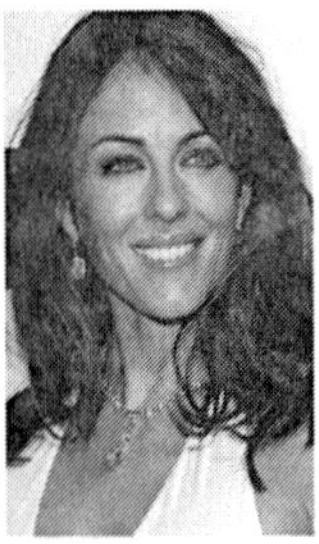	एलिजाबेथ बारह साल की आयु में एक नर्तकी बनने की इच्छा ले कर बैले बोर्डिंग स्कूल गई पर जल्दी ही वापस लौट आई। जब कॉलेज जाने का समय आया तो उसने लंदन स्टूडियो सेंटर की स्कॉलरशिप जीती, जो कि डांस व थियेटर के लिए कोर्स करवाता था। स्क्रीन टेस्ट दिया। टीवी में कुछ भूमिकाएं निभाने के बाद उनकी रीमांडो अल विएंटो (1988) नामक फिल्म आई। उसने वेस्ले स्नाइप्स की एक्शन ड्रामा पैसेंजर 57 (1992) से हॉलीवुड में कदम रखा। पहले हग ग्रंट व डिवाइन ब्राउन के साथ फिर, टॉप कॉस्मेटिक हाउस की मॉडल बनने के कारण हर्ले मीडिया में चर्चा का विषय रही। 1994 में उसने कैसल रॉक एंटरटेनमेंट की साझेदारी में सिमिएन फिल्म्स खोली। डेवलेपमेंट प्रमुख के तौर पर हर्ले को स्क्रिप्ट मिली और उसने अपनी पहली फिल्म 'एक्स्ट्रीम मेयर्स' बनाई जिसमें हग ग्रांट को लिया गया.....

	वह अपनी फिगर को छरहरा बनाए रखने के लिए प्रतिदिन योग करती है और व्हीटग्रास जूस लेना भी नहीं भूलती।
ज्यूनिथ केट पैलट्रो 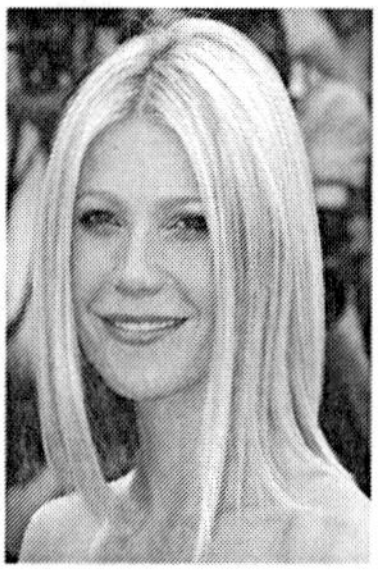	ज्यूनिथ केट पैलट्रो (जन्म 27 सितंबर, 1972) एक अमेरिकी अभिनेत्री व गायिका है। उसने 1990 में पहली बार मंचीय प्रदर्शन दिया और 1991 से फिल्मों में आने लगी। पूरे दशक में फिल्मों में काम करने के कारण काफी लोकप्रियता मिली। सीजेन (1995) व ईम्मा (1996, जिसमें मुख्य भूमिका निभाई) के बाद स्लाइडिंग डोर्जस (1998) और अ परफेक्ट मर्डर (1998) आई। पैलट्रो ने शेक्सपीयर इन लव से पूरी दुनिया में नाम कमाया। 1998 में बनी इस फिल्म के लिए उसने बेहतरीन अदाकारा के रूप में एक अकादमी अवार्ड, एक गोल्डन ग्लोब अवार्ड और दो स्क्रीन एक्टर गिल्ड अवार्ड भी जीते। 2011 की एक कॉमेडी श्रृंखला में मेहमान कलाकार के तौर पर भी एम्मी अवार्ड जीता। ज्यूनिथ पैलट्रो संयम में विश्वास नहीं रखती पर रात की कड़ी दावत के बाद अपने शरीर को स्वस्थ और जहरीले तत्वों से मुक्त करने के लिए व्हीटग्रास जूस का सेवन करती है।
	एंजलिना जोली एक अमेरिकी अदाकारा है। वह एक एकेडमी, दो स्क्रीन एक्टर गिल्ड अवार्ड व तीन गोल्डन ग्लोब अवार्ड जीत चुकी हैं और फार्ब्स ने 2009 व 2011 में उन्हें हॉलीवुड की सबसे ज्यादा पारिश्रमिक पाने वाली

एंजलिना जोली

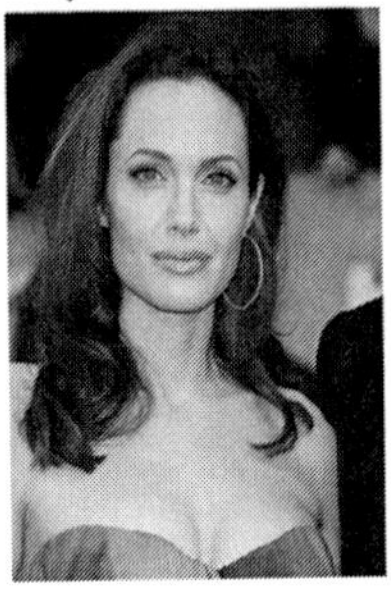

अभिनेत्री माना। वह अपने मानवतावादी कार्यों के लिए भी जानी जाती हैं क्योंकि वह शरणार्थियों के लिए बनी यूएनएचसीआर का सद्‌भावना राजदूत भी रह चुकी हैं। उन्हें दुनिया की 'सबसे खूबसूरत' महिला होने का खिताब दिया गया और इसके लिए उन्हें मीडिया की ओर से भरपूर लोकप्रियता भी मिली।

एंजलिना जब गर्भवती थीं तो प्रतिदिन व्हीटग्रास जूस लेती थीं। शिशु के जन्म के बाद फालतू चर्बी हटाने के लिए भी वह नियमित रूप से व्हीटग्रास जूस लेती रहीं। उन्होंने फिर से अभिनय आरंभ कर दिया है पर व्हीटग्रास जूस अब भी उनके प्रिय पेय पदार्थों में से है।

अध्याय-29

डाक्टरों ने कहा

व्हीटग्रास जूस जीवनशैली से जुड़े रोगों के लिए किसी ईश्वरीय उपहार से कम नहीं है। अब कोई किलर कार्डियक अटैक, डायबिटीज या डिप्रेशन नहीं रहे! मैं कह सकता हूं कि रोग अनेक और दवा एक.....व्हीटग्रास!

- डा0 रूप सिंह, एमबीबीएस, एम डी (जनरल मेडिसीन), (बेस्ट डॉक्टर अवार्ड विजेता आईएमए 2006), जयपुर

व्हीटग्रास ग्रीन ब्लड है, जो हमारी लाल व सफेद रक्त कणिकाओं को शुद्ध करता है और अनेक रोगों की चिकित्सा करता है जिनमें कैंसर व हेपेटाइटिस जैसे अनेक घातक रोग भी शामिल हैं। मैं स्वयं इसका साक्षी रहा हूं क्योंकि मैंने भी कैंसर व हेपेटाइटिस के उपचार में इसकी मदद ली है। डॉ0 बिस्वरूप राय चौधरी ने हमें सदा से ही आत्मा की खुराक (सकारात्मक विचार) व शरीर की खुराक (ग्रीन ब्लड) के मेल से, प्राकृतिक रूप से लंबी सेहत व खुशनुमा ज़िंदगी तक जाने की छोटी से छोटी राह दिखाई है। उनकी पुस्तक- 'हील विदाउट पिल' वास्तव में पठनीय है।

-डॉ0 बी के चंद्रशेखर, इनवीज़िबल डॉक्टर के लेखक व पूर्णतया स्वस्थ हो चुके कैंसर रोगी, फरीदाबाद

प्रोसेस्ड व फास्ट फूड हमारे समाज के लिए शाप हैं। इन्हें पूरी तरह से त्याग देना चाहिए। अधिकतर रोग इन्हीं की देन हैं। हमें स्वस्थ व पौष्टिक खानपान की आदतें अपनानी चाहिए। यह पुस्तक एक आम आदमी को अनेक तथ्यों से परिचित करवाते हुए एक आईओपनर का काम करती है।

-डॉ0 अशोक मेहता, एफआरसीएस, बीसी रॉय पुरस्कार विजेता, मेडिकल निर्देशक, बीएसईएसएमजी अस्पताल, मुंबई

यह पुस्तक अपने आप में संपूर्ण है। यह वर्तमान खानपान की आदतों पर सवालिया निशान लगाते हुए सेहत से भरपूर यात्रा पर ले जाती है और मेडिकल अध्ययनों व

शोधों पर आधारित संदर्भों से सभी प्रश्नों के संतुष्टिदायक उत्तर भी मिल जाते हैं। बिस्वरूप इसके लिए बधाई के पात्र हैं।

- डॉ0 एस विश्वनाथन, एफआरसीएस डायरेक्टर (योग अध्ययन केंद्र, अन्नामलाई यूनिवर्सिटी), मेडिकल सुपरीटेंडेंट, आरएमसीएमएस, चिदंबरम

इस पुस्तक का प्रमुख उद्देश्य व केंद्र यही है कि मनुष्य के भौतिक, मानसिक, मनोवैज्ञानिक व भावात्मक स्वास्थ्य के साथ-साथ उसकी संपूर्ण देखरेख हो। वास्तव में यह पुस्तक प्रशंसनीय है......

-डॉ0 शरद भट्ट (सेवानिवृत्त ले0 कर्नल, बीएससी, बीडीएस केजीएमसी (एलकेओ) जीएमपी (आईआईएम एलकेओ एक्स ज्वाइंट डायरेक्टर डेंटल सेवाएं, जीओआई

यह पुस्तक वास्तव में एक आईओपनर है, जो मेरे लिए भी पूरी तरह सच है। मैं बचावकारी स्वास्थ्य के क्षेत्र में, कॉर्पोरेट स्वास्थ्य सलाहकार के पद पर पिछले 15 वर्षों का अनुभव रखता हूं। यह पुस्तक वाकई उनके लिए एक नई शुरुआत होगी जो कि पूरे समर्पण के साथ, इसे पढ़ते हुए निरंतर अभ्यास करेंगे। एसिड व एल्केलाइन भोजन के बारे में बताने वाली सूची सचमुच लाजवाब है। टेस्टीमॉनियल्स और सफलता से जुड़े प्रसंग भी काफी प्रेरक और आश्चर्यजनक हैं।

- डॉ0 रम्य महेश एमबीबीएस, एएफआईएच, डीएचए, कॉर्पोरेट स्वास्थ्य सलाहकार, लोकमान्य अस्पताल, पुणे

बिस्वरूप इंटेलीजेंट फूड थ्योरी तो अपने आप में अद्‌भुत है। एमएसजी और एस्पारटेम पर दी गई जानकारी वाकई आंखें खोल देती है। जब से मैंने इसे पढ़ा है, तब से मैंने बाहर का भोजन खाना ही छोड़ दिया है। अब मेरे भोजन में प्राकृतिक पदार्थों का समावेश अधिक होता है....मैंने व्हीटग्रास थेरेपी लेना शुरू कर दिया है और स्वयं व्हीटग्रास भी उगाने लगा हूं...मैं इसके प्रचार में पूरा योगदान देने वाला हूं।

- डॉ0 जगदीश, बी. डी. एस, उडुपी (कर्नाटक)

'हील विदआउट पिल' वास्तव में एक पठनीय पुस्तक है.... इस पुस्तक का प्रत्येक पाठ चिंतन व मनन करने योग्य है।

- डॉ0 दाना अज़ीम, क्लीनिकल साइकोलॉजिस्ट, चेन्नई

विभिन्न आहार संबंधी कारकों के बीच का सूक्ष्म संतुलन किसी भी आम आदमी के लिए उलझन पैदा करने का कारण बन सकता है किंतु यह सही मायनों में सत्य है। डा0 बिस्वरूप राय चौधरी द्वारा बताए गए तरीके से, पूर्ण व प्राकृतिक रूप में इन कारकों को संतुलित किया जाना चाहिए।

- डॉ0 सुजाता राठी, आहार विशेषज्ञा, जीएचआरसी, माउंट आबू

इस पुस्तक में ब्रेन व बिहेवियर मॉडीफिकेशन थ्योरी के बारे में बहुत ही सरल शब्दों में समझाया गया है। आज के तनावपूर्ण जगत में यह सभी के लिए वाकई उपयोगी है।

- डॉ0 नम्रता, बीएसईएस अस्पताल, मुंबई

व्हीटग्रास तो अपने आप में एक सूंपर्ण आहार जान पड़ता है! बहुत ही रोचक!!

- डॉ0 अंकिता, एमडी, अहमदाबाद

व्हीटग्रास उपचार पर हुए विभिन्न अध्ययनों व मेडिकल पत्रिकाओं से दिए गए संदर्भों ने इसे एक चिकित्सा के रूप में स्थापित किया है तथा पूरक दवाओं के क्षेत्र में नए आयाम खोले हैं।

-डॉ0 सचिन परब, एमडी (मेडीसिन) ठाणे, मुंबई

व्हीटग्रास में एक शक्तिशाली उपचार व पोषण के स्रोत के रूप में सामने आने की पूरी संभावना व क्षमता है। इसके विषय में गहन अध्ययन से मानवजाति को और भी अधिक लाभ होगा।

- डॉ0 शुभदा नील, नील अस्पताल, पनवेल, नवी मुंबई

दुनिया की सबसे सेहतमंद प्रजातियों की जानकारी काफी रोचक रही। कच्चे फल और सब्जियों का तो कोई विकल्प ही नहीं है। बिस्वरूप ने इन्हें बढ़ावा देने की जो मुहिम चलाई है, वह सचमुच बेजोड़ है। माता-पिता को इस ओर खासतौर पर ध्यान देना चाहिए।

- डॉ0 पुनीत सक्सेना, एमडी, सूरत

व्हीटग्रास का भविष्य उज्ज्वल है। इस क्षेत्र में हुए शोधों ने यह सिद्ध कर दिया है। हालांकि इसे संपूर्ण चिकित्सा के रूप में स्थापित करने के लिए अभी कुछ और प्रयास करने होंगे।

- डॉ0 गणेश, एमडी, अहमदाबाद

इस सचित्र पुस्तक में बहुत ही सरल चिकित्सीय उपाय दिए गए हैं। संभवतः हमारे पूर्वज उन्हीं के माध्यम से अपने रोगों का उपचार करते होंगे। यह आयर्वेद की तरह है जिसमें रोगों के उपचार के लिए तुलसी व आंवले जैसी वस्तुओं का सेवन किया जाता है। यह हमें सर्दी-जुकाम जैसे आम रोगों से बचाव के उपाय भी सिखाती है। हर आयु वर्ग के प्रत्येक व्यक्ति को यह पुस्तक पढ़नी चाहिए क्योंकि यह रोगों को दूर भगाने, लंबी व स्वस्थ आयु पाने के अनेक कारगर तरीके सिखाती है। यदि एक शब्द में कहें तो यह पुस्तक वास्तव में जागृत कर देने वाली है।

- डॉ0 आर एस मेहरा, एमबीबीएस, सूरत

यह पुस्तक उन लोगों के लिए विशेष रूप से महत्व रखती है, जो एक स्वस्थ व लंबा जीवन जीना चाहते हैं। प्रकृति अपने आप में सचमुच सक्षम है। जब तक मैंने इस पुस्तक को नहीं पढ़ा था, तब तक मैं भी इसकी उपचारक क्षमताओं से अनभिज्ञ था, अब तो मैं भी मानता हूं व इस तथ्य पर बल देता हूं कि प्रकृति एक बहुत बड़ी उपचारक है। इस पुस्तक के विस्मयकारी तथ्य वाकई आंखें खोल देने वाले हैं। पूरी धरती पर एक ही रामबाण औषधि है- शाकाहारी बनें। मैं आप सभी को यह पुस्तक पढ़ने की सलाह देता हूं।

- डॉ0 पंकज शर्मा, एम.बी.ए. (अस्पताल प्रशासन, नई दिल्ली)

मै डा. बिस्वरूप राय जी को इस किताब के लिए बधाई देता हूँ। यह एक बहुत ही सार्थक प्रयास है और मैं भगवान धन्वनतरि से प्रार्थाना करता हूँ कि वो आपको स्वस्थ रखें ताकि आप इसी प्रकार से समाज कल्याण में अपना योगदान देते रहें।

- डा. राकेश अग्रवाल, बीएएमएम एमडी, एमआरएस (लंदन),
चेयरमेन- एडवायजरी बोर्ड एफआईडीए, भूतपूर्व प्रेसीडेंट
एआईआईएमजीए, फाउन्डर एफआईडीए, फरीदाबाद

हील विदआउट पिल निःसंदेह एक अच्छी और जानकारी से भरपूर पुस्तक है। ये निश्चित तौर पर जनसाधारण के लिए उपयोगी होगी।

- डॉ0 आर सिंह, फोर्टिस अस्पताल, एनआईटी, फरीदाबाद

हील विदआउट पिल अपने आप में एक श्रेष्ठ पुस्तक है। ये खासतौर पर कैंसर रोगियों के उपचार में सहायक होगी।

- डॉ0 पी.वी. पाठक, संजीवनी अस्पताल, फरीदाबाद

व्हीटग्रास एक प्राकृतिक हर्बल उत्पाद है, जिसके कोई दुष्प्रभाव नहीं हैं। यह सेहत में वृद्धि के लिए उत्तम है यानी हील विदआउट पिल।

- डॉ0 गणेश ग्रोवर, बीएससी, बीएचएमएस, एमडी, फरीदाबाद

हील विदआउट पिल एक अच्छी पुस्तक है। यह किसी भी रोग या सेहत के लिए उत्तम उपचार है।

- डॉ0 ए सिन्हा एमडी मेडिसीन, घई अस्पताल, फरीदाबाद

हील विदआउट पिल निःसंदेह एक अच्छी पुस्तक है। इस तरह की किताबें आम लोगों तक पहुंचनी चाहिए ताकि दवाओं पर निर्भरता घट सके।

- डॉ0 पंकज तनेजा, एमडी, फरीदाबाद

व्हीटग्रास शरीर की क्षतिग्रस्त कोशिकाओं के शुद्धिकरण में सहायक है, जिससे शरीर के रोगप्रतिरोधक तंत्र में सुधार होता है। इससे कैंसर के उपचार में सहायता मिलती है। हील विदआउट पिल नामक पुस्तक इसी विषय पर लिखी गई है।

- डॉ0 अरविंद सूद, होम्योपैथ, सैक्टर-16, फरीदाबाद

हील विदआउट पिल रोगियों के लिए एक अति उत्तम पुस्तक है। अच्छी व जानकारी से भरपूर। महिला रोगियों के लिए विशेष रूप से उपयोगी!

- डॉ0 शोभा दत्ता, एमडी, कृष्णा मेडिकल सेंटर, फरीदाबाद

अध्याय- 30

अंत में एक महत्वपूर्ण चर्चा

अब तक तो आप भी अच्छी तरह जान व मान गए होंगे कि व्हीटग्रास अपने आप में एक अद्‌भुत तथा विलक्षण पौधा है। यदि मैं इसे 'कामधेनु' कहूं तो अतिश्योक्ति नहीं होगी।

मैं आपके साथ ऐसे कुछ प्रश्न बांटना चाहूंगा जो मुझसे प्राय: व्हीटग्रास के बारे में पूछे जाते हैं।

1. व्हीटग्रास लोगों के बीच इतनी लोकप्रिय क्यों नहीं है और इसके असंख्य स्वास्थ्य लाभों के बावजूद फार्मास्युटिकल कंपनियां इसका प्रचार या मार्केटिंग क्यों नहीं करतीं?

उत्तर- ऐसा इसलिए है क्योंकि व्हीटग्रास अपने प्राकृतिक रूप में होती है और इसे पेटेंट नहीं किया जा सकता। दवा बनाने वाली कंपनियां ऐसे उत्पाद नहीं बेच सकतीं जो पेटेंट नहीं हो सकते। एक और प्रमुख व्यावसायिक कारण यह भी है कि यदि व्हीटग्रास आसानी से मिलने लगे और सभी इसके प्रयोग से स्वस्थ हो जाएं तो उनकी महंगी, जटिल और मृत दवाएं कौन खरीदेगा!

यहां तक कि हमारे देश के सुदूर इलाकों में जहां अस्पताल व आधुनिक चिकित्सा सुविधाएं उपलब्ध नहीं हैं, वहां अब भी इसी का प्रयोग किया जाता है।

2. व्हीटग्रास का चूर्ण व गोलियां किस हद तक प्रभावी हैं?

उत्तर- व्हीटग्रास तभी तक प्रभावी होती है जब आप इसे जूस निकालने के बीस मिनट के भीतर सेवन कर लें। गोलियों व चूर्ण में अनेक पोषक तत्व तो निर्माण की प्रक्रिया में ही नष्ट हो जाते हैं। उन्हें लेने का अर्थ होगा कि आप सूखी व पिसी लकड़ी का सेवन कर रहे हैं।

3. व्हीटग्रास का जूस निकालने की सही तकनीक क्या है?

उत्तर- अक्सर लोग इसका जूस निकालने के लिए मिक्सर-ग्राइंडर का प्रयोग करते हैं। वे इसे पीसते समय पानी भी मिलाते हैं। इस प्रक्रिया में पानी में घास का हरा रंग मिल जाता है और हकीकत में आप पोषण रहित हरे पानी का सेवन करते हैं। सही तरीका तो यही है कि आप व्हीटग्रास का जूस निकालने वाली मशीन का प्रयोग करें जो जूस निकालने के बाद केवल गूदे का ही व्यर्थ पदार्थ बचाती है। यही व्हीटग्रास

का जूस निकालने का सबसे सही तरीका है क्योंकि इस तरह जूस के सभी पोषक तत्व बने रहते हैं और यह पूरी तरह से प्रभावी होता है।

विशेष नोट: प्राय: व्हीटग्रास जूस पीने के बाद लोगों का जी मिचलाता है। यह एक सामान्य अवस्था है। पहले-पहल आपका शरीर स्वयं को इस जीवन अमृत के प्रति एडजस्ट करने की कोशिश करता है जो कि आपके शरीर से विषैले तत्व निकालने के प्रयास में है। इसे कुछ दिन लगेंगे। जब हमारा शरीर जहरीले तत्वों के प्रभाव से मुक्त हो जाएगा तो व्हीटग्रास जूस ऊर्जा के ऊंचे स्तरों, सर्दी और जुकाम के घटते प्रभाव, रक्त में बढ़ते हीमोग्लोबिन के स्तर, मजबूत हड्डियों व सामान्य रक्तचाप आदि के साथ अपने शक्तिशाली प्रभाव दिखाने लगेगा।

जब भी आप व्हीटग्रास जूस लेना आरंभ करते हैं तो डायरिया का होना एक आम दुष्प्रभाव है। यदि जूस पीना आरंभ करने के कुछ समय बाद भी डायरिया ठीक नहीं हो रहा तो हो सकता है कि व्हीटग्रास की ओवरडोज़ ली जा रही है। उस समय फालतू खुराक घटा दें।

Wheatgrass Nutrient Comparison Chart

Nutrients	Wheatgrass Per (100ml)	Equivalent To	Cost
Protein	25 g	4 Eggs	Rs 12/-
Vitamin A	513 IU	½ kg Papaya	Rs 12.50/-
Vitamin B1 (Thiamine)	0.350 mg	2 big sized Mangoes	Rs 20/-
Riboflavin	16.9 mg	1.5 kg Grapes	Rs 45/-
Pantothenic Acid	0.750 mg	2 Bananas	Rs 6/-
Niacin	8.350 mg	2.5 kg Mangoes	Rs 125/-
Folate	1110 mcg	5 Kg Papaya	Rs 125/-
Vitamin C	214.5 mg	4 Oranges	Rs 12.50/-
Vitamin E	9100 mg	347 g Almonds	Rs 140/-
Iron	24.9 mg	3 kg Spinach	Rs 30/-
Calcium	321 mg	150 ml ofmilk	Rs 6/-
Total Cost	Rs 100 per live wheatgrass tray		Rs 530/-

Time to wash and cut wheatgrass = 3 mins

Time to extract 50 ml wheatgrass juice = 3 to 5 mins

Total time = 6 to 8 mins

50 ml of wheatgrass juice meets the daily nutrient requirement of half a day.

Note: 1 tray of wheatgrass yields 70 ml to 100ml of juice

For beginners start with 25ml of wheatgrass everyday in the morning

References from medical journals

- Temple University
- The University of Texas
- Medical Society of New Jersey
- Oregon State University
- The American Journal of Surgery
- Journal of Biological Chemistry
- The Japanese Journal of Pharmacology
- New York State Journal of Medicine
- The Journal of Physiology

जीने का अंदाज

जीने का ऐसा अंदाज़ अपना लिया
कि खुद को बीमारियों का घर बना लिया

पैसा भी चाहिए, हमें शोहरत भी चाहिए
इज़्ज़त और शान-ओ-शौक़त भी चाहिए

भाग-दौड़ से कमा तो बहुत कुछ लिया
पर जीने का सलीका यूं भुला दिया

कि खुद को बीमारी का घर बना लिया
ये जीना है मौत से भी ज़्यादा बुरा......

अब हर दिन जीने को चाहिए दवा
इतनी दवा का असर ये हुआ
कि इक बीमारी खत्म तो दूजी यूं लगी
कि पलने लगी जैसे दो बहनें सगी
तन अब बीमारियों का हुआ सिलसिला
जीने का गलत अंदाज़ अपना लिया,
अरे मरने से भी ज़्यादा बुरा....

रगों में बीमारी जीती चली गई
ज़िंदगी रवानी में बहती चली गई
मेरे मरने के बाद भी चला सिलसिला
मेरे मासूम को मिली ऐसी सज़ा
नहीं वो हक़दार था जिसका ज़रा

बीमारी दिल की, कभी डायबिटीज़,
या कैंसर को ही सौगात में दे दिया
हाय तरीका जीने का गलत क्यों किया
शायद यही है मौत से भी बुरा.....

अगर ये रक्त-बीज बढ़ता गया
रगों में यूं ही पनपता गया

बढ़ता गया अगर ये नासूर सा
हर नस्ल भुगतेगी अंज़ाम इसका बुरा
जीने मरने से शायद बड़ी ये सज़ा...........
शायद यही है मौत से भी बुरा............

आओ ढूँढें रास्ता एक नया
महकाएं जिन्दगी का ये सिलसिला
क्यूँ नकली खाएं जब असली मिले
आओ कुदरत की गोद में लौट चलें

है जश्ने बहारा ये जिन्दगी
कुदरती खा कर हम खुशदिल रहें
फिर से कुदरत के लग कर गले
बहाएं खुशियों का दरिया एक नया

हो चुका होना था अब तक जो बुरा
महकाएं जिन्दगी का नया सिलसिला
कुदरत संग ढूँढेगे रास्ता अब नया,
रास्ता अब नया ...रास्ता अब नया...

–रेणु आहूजा, कवियित्री

www.kavyagagan.blogspot.com

निम्नलिखित के लिए हमसे संपर्क करें:

1. इनहाउस माइंड-बॉडी वर्कशॉप
2. हेल्थ एसएमएस सर्विसेज
3 3 माह का ऑनलाइन सर्टिफाइड हीलर ट्रेनिंग प्रोग्राम
4 सुपर स्पेशलिटी होम हॉस्पिटल का इंस्टॉलेशन
5. सुपर स्पेशलिटी होम हॉस्पिटल से संबंधित उत्पाद
6. बुक्स और सीडी

टेलीफैक्स: +91-0129-2510534

फोन: +91-9312286540 (सुबह 10 से शाम 5 बजे तक, रविवार बंद)

पता : **डायनैमिक मेमोरी प्राइवेट लि0**

बी-121, दूसरी मंजिल, ग्रीन फील्ड्स

फरीदाबाद-121003, हरियाणा (भारत)

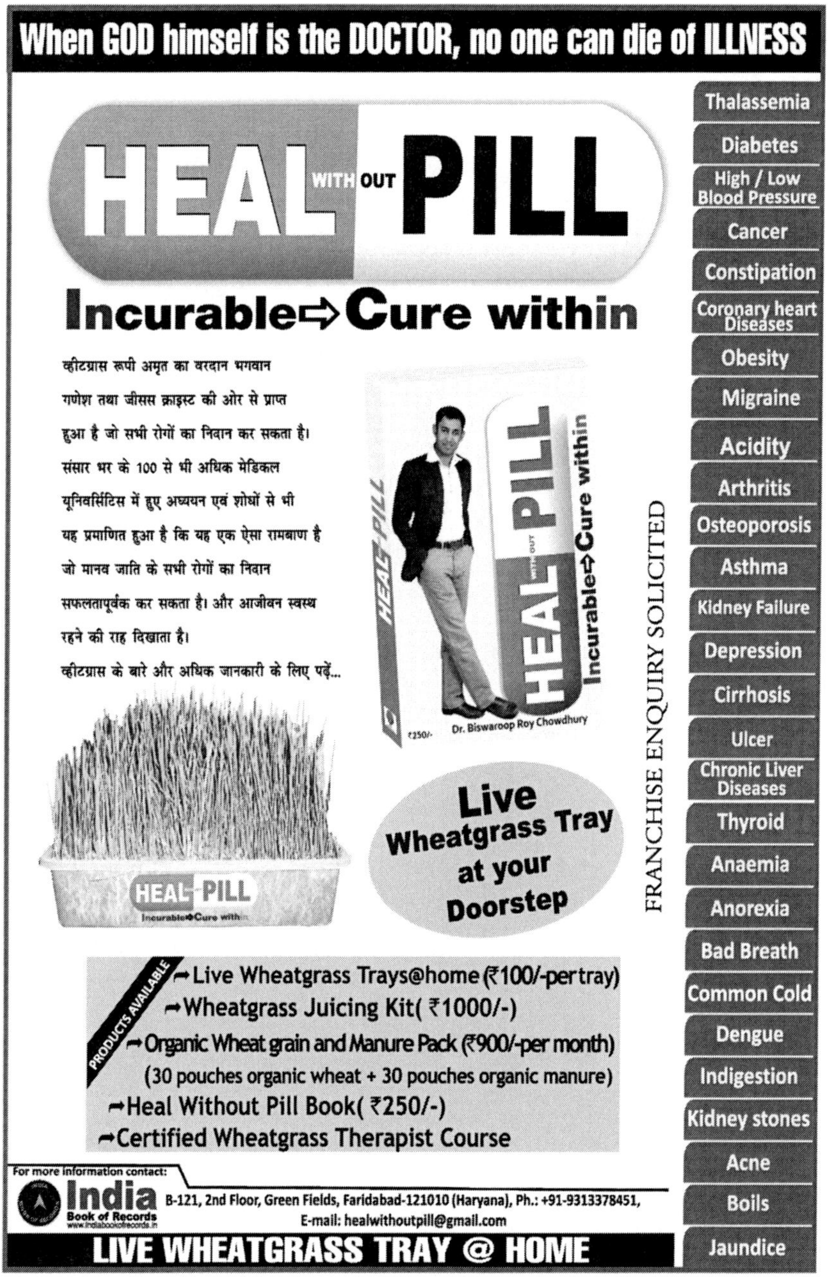
When GOD himself is the DOCTOR, no one can die of ILLNESS
HEAL WITH OUT PILL
Incurable⇨Cure within
व्हीटग्रास रूपी अमृत का वरदान भगवान गणेश तथा जीसस क्राइस्ट की ओर से प्राप्त हुआ है जो सभी रोगों का निदान कर सकता है। संसार भर के 100 से भी अधिक मेडिकल यूनिवर्सिटिस में हुए अध्ययन एवं शोधों से भी यह प्रमाणित हुआ है कि यह एक ऐसा रामबाण है जो मानव जाति के सभी रोगों का निदान सफलतापूर्वक कर सकता है। और आजीवन स्वस्थ रहने की राह दिखाता है।
व्हीटग्रास के बारे और अधिक जानकारी के लिए पढ़ें...
HEAL WITH OUT PILL
Incurable⇨Cure within
Dr. Biswaroop Roy Chowdhury
₹250/-
HEAL PILL
Incurable⇨Cure within
Live Wheatgrass Tray at your Doorstep
FRANCHISE ENQUIRY SOLICITED
Thalassemia
Diabetes
High / Low Blood Pressure
Cancer
Constipation
Coronary heart Diseases
Obesity
Migraine
Acidity
Arthritis
Osteoporosis
Asthma
Kidney Failure
Depression
Cirrhosis
Ulcer
Chronic Liver Diseases
Thyroid
Anaemia
Anorexia
Bad Breath
Common Cold
Dengue
Indigestion
Kidney stones
Acne
Boils
Jaundice
PRODUCTS AVAILABLE
➙Live Wheatgrass Trays@home (₹100/-per tray)
➙Wheatgrass Juicing Kit(₹1000/-)
➙Organic Wheat grain and Manure Pack (₹900/-per month)
(30 pouches organic wheat + 30 pouches organic manure)
➙Heal Without Pill Book(₹250/-)
➙Certified Wheatgrass Therapist Course
For more information contact:
India Book of Records
B-121, 2nd Floor, Green Fields, Faridabad-121010 (Haryana), Ph.: +91-9313378451,
E-mail: healwithoutpill@gmail.com
LIVE WHEATGRASS TRAY @ HOME